Exerçons-nous

Conjugaison

350 exercices - 1 000 verbes à conjuguer

J. Bady, I. Greaves, A. Petetin
Professeurs aux Cours de Civilisation
française de la Sorbonne

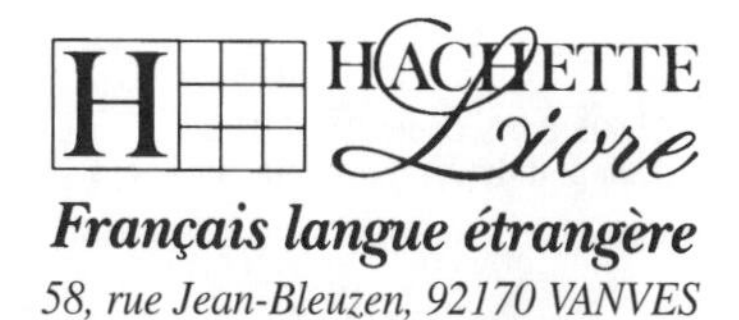

Français langue étrangère
58, rue Jean-Bleuzen, 92170 VANVES

Introduction

Qui peut s'exprimer en français sans connaître les conjugaisons ? Ce livre est un nouvel outil pour les apprendre en faisant des exercices basés sur des modèles.

- Sur la page de gauche, nous proposons des **verbes modèles**. Ils sont représentatifs d'une catégorie ou particuliers.
- Sur la page de droite, on trouve des **exercices** directement liés aux modèles proposés.
- Deux chapitres de **révision** donnent à l'étudiant l'occasion de vérifier les connaissances acquises, au moyen notamment d'extraits de textes d'auteurs.
- En fin de volume, les **index** permettent de retrouver immédiatement chaque verbe selon le temps recherché.

Nous avons conservé la distinction traditionnelle des verbes en **trois groupes** selon la terminaison de l'infinitif (1er groupe en **-er**, 2e groupe en **-ir**, 3e groupe en **-ir**, **-re** et **-oir**). ÊTRE, AVOIR et ALLER sont présentés à part.
Nous suivons les verbes mode par mode (indicatif, subjonctif, conditionnel, impératif, participe, infinitif), temps par temps, groupe par groupe. Le temps simple est suivi par le temps composé correspondant (présent / passé), sauf à l'indicatif où il nous a semblé plus facile d'étudier l'imparfait aussitôt après le présent.

Comment lire la page de gauche ?

Elle commence, en général, par la règle de formation du temps.

- Les **verbes modèles** sont présentés ensuite, sur **fond blanc**, conjugués à un temps au moins, et sont répertoriés dans l'index des modèles en fin de volume.
- Les verbes sur **fond gris**, conjugués ou seulement cités, ne sont pas considérés comme modèles au temps étudié. Ils sont là **à titre d'exemple**.
- Les *italiques* désignent des irrégularités (FAIRE au présent ou au futur de l'indicatif). Ils signalent aussi un changement d'auxiliaire ou de participe passé dans les exemples.
- Les **caractères gras** :

– attirent l'attention sur les variations des terminaisons chaque fois qu'elles apparaissent pour la première fois (*donn**ais***, p. 38) ou qu'elles posent un problème permanent (p. 84) ;
– soulignent dans les pages suivantes les lettres du radical qui présentent une difficulté pour un étudiant étranger (*di**s**ais*, p. 46), difficulté parfois phonétique (*étud**ie***, p. 10).

Parfois, il arrive qu'un verbe entier (**ÊTRE**, **AVOIR**, p. 104) ou la partie difficile d'un verbe (radical et terminaison, ***tiens***, p. 22) soit en gras.

Maquette de couverture : V.O.
Maquette intérieure et réalisation : Mosaïque.
ISSN : 1142-768X
ISBN : 2.01.1550661

Si cette présentation peu orthodoxe déroute les lecteurs habitués à un système plus traditionnel, elle permettra d'aider l'étudiant à trouver la forme juste et de l'inviter à repérer lui-même systématiquement les terminaisons.

- Le soulignement du radical indique que ce radical sert à former un autre temps.
- Les *Attention* alertent l'étudiant sur une particularité de la conjugaison étudiée.
- Les *et aussi*... ouvrent, dans le chapitre de l'indicatif présent, des listes de verbes qui se conjuguent comme le verbe modèle.

À l'intérieur d'une page, les verbes ne sont pas présentés par ordre alphabétique, mais par ordre de **fréquence d'usage** (PEINDRE avant CRAINDRE). Ils sont toujours regroupés selon l'infinitif, mais aussi parfois selon la terminaison (passé simple en **-is** ou **-us**), selon celle du participe passé (**-i**, **-u**, etc.) ou selon l'auxiliaire ÊTRE OU AVOIR.
Quelques verbes rares ne sont présentés qu'à un seul temps, le plus usuel (POINDRE OU FRIRE).

Si un verbe est précédé de ***se*** ou ***s'***, c'est parce qu'il n'existe qu'à la forme pronominale (S'ÉVANOUIR). Parmi les autres verbes cités, certains peuvent exister également sous la forme pronominale (APPELER / S'APPELER, ASSEOIR / S'ASSEOIR, TAIRE / SE TAIRE).

Comment lire la page de droite ?

Elle commence toujours par des exercices d'apprentissage simples, suivis d'autres plus difficiles, pour permettre à des étudiants de plusieurs niveaux de trouver matière à s'exercer. Le vocabulaire s'enrichit de la même façon du haut en bas de la page, qui se termine parfois par un court texte d'auteur ou par des exercices de révision.

Le choix des **1000 verbes** de l'ouvrage a été fait, principalement, en fonction de leur fréquence d'usage ; il a été guidé aussi par les particularités ou les difficultés qu'offrent certains verbes (ACQUÉRIR, DISSOUDRE, NUIRE...).

Enfin, quelques verbes, relativement rares, ne figurent dans l'ouvrage que par leur emploi dans un texte d'auteur. Ainsi, BICHONNER et BOUCHONNER qu'on trouvera dans un texte de Jean-Paul Sartre. Ils ne seront peut-être pas très utiles à l'étudiant, mais ils introduisent un peu de fantaisie dans un monde parfois austère...

Les auteurs

VERBE ÊTRE

Forme affirmative	
je	**suis**
tu	**es**
il (elle)	**est**
nous	**sommes**
vous	**êtes**
ils (elles)	**sont**

Je suis français.
On est à Paris.
Nous sommes en France.
Elles sont gentilles.

Forme négative			
je	ne	**suis**	pas
tu	n'	**es**	pas
il (elle)	n'	**est**	pas
nous	ne	**sommes**	pas
vous	n'	**êtes**	pas
ils (elles)	ne	**sont**	pas

Je ne suis pas allemand.
Elle n'est pas à Moscou.
Nous ne sommes pas au Pérou.
Ils ne sont pas méchants.

Trois formes interrogatives

Je suis... ?	Est-ce que je suis... ?	Suis-je... ?
Tu es... ?	Est-ce que tu es... ?	Es-tu... ?
Il (elle) est... ?	Est-ce qu'il (elle) est... ?	Est-il (elle)... ?
Nous sommes... ?	Est-ce que nous sommes... ?	Sommes-nous... ?
Vous êtes... ?	Est-ce que vous êtes... ?	Êtes-vous... ?
Ils (elles) sont... ?	Est-ce qu'ils (elles) sont... ?	Sont-ils (elles)... ?
Il est midi ?	*Est-ce qu'il est midi ?*	*Est-il midi ?*
Vous êtes malade ?	*Est-ce que vous êtes malade ?*	*Êtes-vous malade ?*
Ils sont chez toi ?	*Est-ce qu'ils sont chez toi ?*	*Sont-ils chez toi ?*

Attention :

		C'est... ? Est-ce... ?
C'est	Ce n'est pas	Est-ce que c'est... ?
Ce sont	Ce ne sont pas	Est-ce que ce sont... ?

C'est un animal, ce n'est pas un oiseau, est-ce que c'est un lion ?
Ce sont des fleurs, ce ne sont pas des roses, est-ce que ce sont des tulipes ?
Ce sont des étrangers, ce ne sont pas des Français, est-ce que ce sont des touristes ?

1 **Conjuguer au présent de l'indicatif et à toutes les personnes :** ÊTRE à Paris.

2 **Mettre le pronom correct devant le verbe :**

1. ... es 2. ... sommes 3. ... êtes 4. ... est 5. ... suis 6. ... sont 7. ... n'est pas 8. ... n'es pas.

3 **Mettre le verbe ÊTRE à la forme correcte :**

1. Il ... beau, elle ... blonde.
2. Peter et Alexandre ... en France.
3. Philippe et toi, vous ... mes amis.
4. Toi, tu ... anglais, moi, je ... belge.
5. Paul et moi, nous ... grands.
6. Brigitte et Jean ... très sportifs.

4 **Mettre le verbe à la forme négative :**

1. Il est à la maison.
2. Tu es au restaurant.
3. Nous sommes en Asie.
4. Vous êtes dans le jardin.
5. Elles sont chez le coiffeur.
6. Je suis au téléphone.

5 **Mettre la phrase à l'une des formes interrogatives :**

1. Tu es à l'heure.
2. Nous sommes en retard.
3. Je suis en avance.
4. Il est d'accord.
5. Ils sont mariés.
6. Elles sont libres.
7. Vous êtes contents.
8. Elle est prête.
9. Tu es amoureux.
10. C'est loin.
11. C'est une fleur.
12. Elle est belle.

6 **Mettre à la forme interrogative, puis négative :**

1. C'est un beau garçon.
2. Ce sont des enfants.
3. C'est un mauvais roman.
4. C'est une jolie fille.
5. Ce sont des gens honnêtes.
6. C'est le bon moment pour parler.
7. C'est un nouveau disque.
8. C'est une bonne époque pour voyager.
9. C'est la fin des vacances.
10. Ce sont les horaires des trains.

7 **Répondre à la question :**

1. Est-ce que la photo est bonne ? Oui, ... Non, ...
2. Est-ce que tu es espagnol ? Oui, ... Non, ...
3. Est-ce que ton ami est gentil ? Oui, ... Non, ...
4. Est-ce que c'est un bon livre ? Oui, ... Non, ...
5. Est-ce que c'est en France ? Oui, ... Non, ...
6. Est-ce que vous êtes prêts ? Oui, ... Non, ...
7. Est-ce qu'ils sont drôles ? Oui, ... Non, ...
8. Est-ce que tu es pressé ? Oui, ... Non, ...

8 **Remplacer les ... par *ce, c', il, elle, ils, elles* et conjuguer le verbe ÊTRE :**

1. ... un animal sauvage.
2. ... amusante.
3. ... légers.
4. ... des histoires dramatiques.
5. ... intéressantes.
6. ... une élection importante.
7. ... sportive.
8. ... un grand restaurant.
9. ... des amis d'enfance.
10. ... sympathique.
11. ... des vêtements d'été.
12. ... un Danois.
13. ... un beau cadeau.
14. ... intelligents.
15. ... des candidats sérieux.
16. ... suédois.

VERBE AVOIR

Forme affirmative

j'	**ai**
tu	**as**
il (elle)	**a**
nous	**avons**
vous	**avez**
ils (elles)	**ont**

Tu as un passeport.
Vous avez des enfants.
Ils ont de la chance.

Forme négative

je	n'	**ai**	pas
tu	n'	**as**	pas
il (elle)	n'	**a**	pas
nous	n'	**avons**	pas
vous	n'	**avez**	pas
ils (elles)	n'	**ont**	pas

Il n'a pas les yeux verts.
Nous n'avons pas l'heure.
Je n'ai pas ce disque.

Trois formes interrogatives

J'ai... ?	Est-ce que j'ai... ?	Ai-je... ?
Tu as... ?	Est-ce que tu as... ?	As-tu... ?
Il (elle) a... ?	Est-ce qu'il (elle) a... ?	A-**t**-il (elle)... ?
Nous avons... ?	Est-ce que nous avons... ?	Avons-nous... ?
Vous avez... ?	Est-ce que vous avez... ?	Avez-vous... ?
Ils (elles) ont... ?	Est-ce qu'ils (elles) ont... ?	Ont-ils (elles)... ?

Tu as faim ?	*Est-ce que tu as faim ?*	*As-tu faim ?*
Ils ont la clé ?	*Est-ce qu'ils ont la clé ?*	*Ont-ils la clé ?*
Vous avez peur ?	*Est-ce que vous avez peur ?*	*Avez-vous peur ?*
Il a de l'argent ?	*Est-ce qu'il a de l'argent ?*	*A-t-il de l'argent ?*

Attention :

Il y a...	Il n'y a pas...	Il y a... ? Est-ce qu'il y a... ? Y a-t-il... ?

Il y a un problème ? Non, il n'y a pas de problème.
Est-ce qu'il y a des monuments célèbres à Paris ? Oui, il y a la Tour Eiffel.
Y a-t-il du pain sur la table ? Non, il n'y a pas de pain, il y a des bouteilles.

1 **Conjuguer au présent de l'indicatif et à toutes les personnes :** AVOIR faim.

2 **Mettre le pronom correct devant le verbe :**

1. ... avez 2. ... a 3. ...ai 4. ... ont 5. ... avons 6. ... as 7. ... n'ai pas 8. ...n'a pas.

3 **Mettre le verbe à la forme correcte :**

1. Nous ... une maison, ils ... un bateau, j'... une voiture de course.
2. Tu ... des problèmes, vous ... aussi des difficultés.
3. Ils ... deux enfants, j'... un fils unique, il ... les yeux bleus.
4. Est-ce que vous ... un jardin ? Oui, et nous ... des arbres fruitiers.
5. Est-ce que vos arbres ... des fruits ? Oui, ils ... beaucoup de cerises.

4 **Mettre la phrase à la forme négative :**

1. Fabrice a vingt ans.
2. Tu as froid.
3. Nous avons peur.
4. Vous avez l'heure.
5. Paola a faim.
6. Vous avez chaud.
7. Ils ont sommeil.
8. Il a la grippe.
9. J'ai besoin de boire.
10. Elle a très soif.
11. J'ai mal au bras.
12. Tu as l'air malade.

5 **Mettre les phrases à l'une des formes interrogatives :**

1. Vous avez ce parfum.
2. Nous avons leur adresse.
3. Ils ont raison.
4. Patrick a une moto.
5. Tu as mal à la tête.
6. Elle a les cheveux longs ou courts.
7. J'ai le temps de prendre un bain.
8. Tu as de la chance.
9. Vous avez du feu.
10. Ils ont des amis.

6 **Faire une phrase avec les éléments donnés :**

1. dans le ciel – des nuages – il y a.
2. chez moi – grand fauteuil – il n'y a pas de.
3. au musée d'Orsay – des sculptures – il y a.
4. du monde – il y a – sur les Champs-Elysées.
5. une fontaine – il y a – devant la maison.

7 **RÉVISION**

Choisir le verbe ÊTRE ou le verbe AVOIR et accorder :

1. Nous ... étudiants, nous ... beaucoup de livres.
2. Vous ... au restaurant, vous ... faim et le repas ... délicieux.
3. J'... du travail, je ... fatigué, je n'... pas envie de sortir.
4. Elle ... une bicyclette, elle ... écologiste.
5. Tu ... peu de temps, tu ... pressé, tu n'... pas le temps de déjeuner.
6. Il ... riche, il ... une voiture de course, il ... très fier de sa voiture.
7. On ... sur une montagne, on ... une vue magnifique.
8. Ils ... tristes, ils ... du chagrin, ils ... des ennuis très sérieux.
9. Elle ... des enfants, c'... une mère de famille.
10. Elles ... devant la gare, elles ... des valises mais elles n'... pas de chariot.

VERBES DU 1er GROUPE

en -er comme DONNER

Pour former le présent d'un verbe du 1er groupe,
prendre le **radical** ou la base (par exemple donn-) et ajouter la terminaison :
-e, -es, -e, -ons, -ez, -ent.

Forme affirmative

je	donn**e**
tu	donn**es**
il (elle)	donn**e**
nous	donn**ons**
vous	donn**ez**
ils (elles)	donn**ent**

Je donne un cadeau.
Il donne un coup de pied.
Vous donnez un coup de fil.
Elles donnent des baisers.

Forme négative

je	ne	donn**e**	pas
tu	ne	donn**es**	pas
il (elle)	ne	donn**e**	pas
nous	ne	donn**ons**	pas
vous	ne	donn**ez**	pas
ils (elles)	ne	donn**ent**	pas

Elle ne donne rien.
Je ne donne pas ma photo.
Nous ne donnons pas d'argent.
Ils ne donnent pas de conseils.

Trois formes interrogatives

Je donne… ?	Est-ce que je donne… ?	(Donné-je… ?) (rare)
Tu donnes… ?	Est-ce que tu donnes… ?	Donnes-tu… ?
Il (elle) donne… ?	Est-ce qu'il (elle) donne… ?	Donne-**t**-il (elle)… ?
Nous donnons… ?	Est-ce que nous donnons… ?	Donnons-nous… ?
Vous donnez… ?	Est-ce que vous donnez… ?	Donnez-vous… ?
Ils (elles) donnent… ?	Est-ce qu'ils (elles) donnent… ?	Donnent-ils (elles)… ?

Est-ce que tu donnes ton numéro de téléphone ?
Donnes-tu ton numéro de téléphone ?
Tu donnes ton numéro de téléphone ?

Attention : Comme beaucoup d'autres verbes, LAVER existe aussi à la forme pronominale :

SE LAVER

Forme affirmative

je	me	lave
tu	te	laves
il	se	lave
nous	nous	lavons
vous	vous	lavez
ils	se	lavent

Forme négative

je	ne me	lave	pas
tu	ne te	laves	pas
il	ne se	lave	pas
nous	ne nous	lavons	pas
vous	ne vous	lavez	pas
ils	ne se	lavent	pas

1 **Conjuguer au présent de l'indicatif :**
DONNER des fleurs, ÉCOUTER de la musique.

2 **Après le radical des verbes, ajouter la terminaison :**

1. DANSER, CHANTER : Tu dans..., elle chant....
2. RÊVER, RESTER : Nous rêv..., vous rest... silencieux.
3. POUSSER, FERMER : Je pouss... et je ferm... la porte.
4. ARRÊTER, TRAVERSER : Tu arrêt... la voiture. Il travers... la rue.
5. AIMER, DÉTESTER : Nous aim... le sport, ils détest... cela.

3 **Ajouter la terminaison et mettre les verbes à la forme négative :**

1. Il expliqu... la situation.
2. Elles parl... bien le russe.
3. Vous trouv... la bonne solution.
4. Nous port... nos valises.
5. Je mont... souvent à cheval.
6. Je post... les lettres.
7. Ils frapp... à la porte.
8. Nous décoll... bientôt.
9. Vous pens... à tout.
10. Le film dur... trois heures.

4 **Ajouter la terminaison et mettre les verbes à l'une des formes interrogatives :**

1. J'allum... la lumière.
2. Ta fille dépens... beaucoup.
3. Tu apport... le courrier.
4. Elles téléphon....
5. Vous gard... les enfants ce soir.
6. Il aid... son frère.
7. Tu entr... sans bruit.
8. Vous montr... vos papiers.
9. Ils déjeun... au restaurant.
10. Le métro fonctionn... très tard.

5 **Mettre le verbe indiqué au présent de l'indicatif :**

1. PLEURER : Est-ce que tu ... quelquefois ? – Non, je ne ... jamais : j'ai dix ans ! Mais les bébés ... tout le temps.
2. HABITER : Est-ce que vous ... à Paris ? – Non, nous ... à Lyon, mais nos cousins ... à Paris.
3. ARRIVER : Est-ce que ton patron ... toujours à l'heure ? – Oui, il ... même en avance, mais sa secrétaire et moi, nous ... souvent en retard.
4. MARCHER : Est-ce que tu ... beaucoup ? – Oui, je ... dans la forêt, mais Luc ne ... pas longtemps, il est tout de suite fatigué !

6 **Remplacer les ... par un des verbes suivants :**
CHANTER, ÉCOUTER, DISCUTER, DANSER, INVITER, PARLER, PASSER, REGARDER, RESTER, RENTRER.

1. – Comment est-ce que tu ... tes soirées ?
2. – J' ... de la musique pendant que toute ma famille ... la télévision.
3. – Quelquefois, j' ... des amis ; on ... et on ... de tout et de rien.
4. – Est-ce que, parfois, vous ... des chansons ?
5. – Oui, et on ... aussi. Mes amis ... très tard dans la nuit. Puis, chacun ... chez soi.

7 **Utiliser le verbe dans une phrase au présent :**

Exemple : rencontrer → Tu rencontres un ami.

A. 1. visiter 2. raconter 3. prêter
B. 1. chercher 2. demander 3. critiquer
C. 1. dessiner 2. fatiguer 3. adopter
D. 1. tomber 2. conjuguer 3. accepter

VERBES DU 1er GROUPE

en -ier, -uer, -ouer, -éer, -gner, -iller

Prendre le **radical** et ajouter la terminaison :
-e, -es, -e, -ons, -ez, -ent.

-ier comme ÉTUDIER

j'	étud**i**e
tu	étud**i**es
il (elle)	étud**i**e
nous	étud**i**ons
vous	étud**i**ez
ils (elles)	étud**i**ent

J'étudie le français.
Vous n'étudiez pas le piano.
Est-ce qu'il étudie sérieusement ?
Étudient-elles à l'université ?

-uer comme CONTINUER

je	contin**u**e
tu	contin**u**es
il (elle)	contin**u**e
nous	contin**u**ons
vous	contin**u**ez
ils (elles)	contin**u**ent

Nous continuons notre route.
Elle ne continue pas ses études.
Est-ce que tu continues à fumer ?
Continuez-vous à écrire ?

-ouer comme JOUER

je	**jou**e
tu	**jou**es
il (elle)	**jou**e
nous	**jou**ons
vous	**jou**ez
ils (elles)	**jou**ent

Les enfants jouent ensemble.
Tu ne joues pas de violon.
Est-ce que vous jouez au loto ?
Jouent-ils au football samedi ?

-éer comme CRÉER

je	cr**é**e
tu	cr**é**es
il (elle)	cr**é**e
nous	cr**é**ons
vous	cr**é**ez
ils (elles)	cr**é**ent

Il crée de belles chansons.
Elles ne créent rien.
Est-ce que vous créez ce rôle ?
Crées-tu ton spectacle bientôt ?

-gner comme GAGNER

je	ga**gn**e
tu	ga**gn**es
il (elle)	ga**gn**e
nous	ga**gn**ons
vous	ga**gn**ez
ils (elles)	ga**gn**ent

Vous gagnez beaucoup d'argent.
Tu ne gagnes pas bien ta vie.
Est-ce qu'il gagne la course ?
Gagne-t-il souvent au casino ?

-iller comme TRAVAILLER

je	trava**ill**e
tu	trava**ill**es
il (elle)	trava**ill**e
nous	trava**ill**ons
vous	trava**ill**ez
ils (elles)	trava**ill**ent

Tu travailles dur.
Nous ne travaillons pas le soir.
Est-ce qu'ils travaillent beaucoup ?
Travaillez-vous avec plaisir ?

1 **Mettre les verbes au présent de l'indicatif :**

1. Je (SKIER) toute la journée.
2. Nous (JOUER) aux cartes.
3. Tu (CONTINUER) à parler.
4. J'(OUBLIER) l'heure.
5. Tu (CONFIER) ton secret.
6. Ils (REMERCIER) leurs amis.
7. Les voitures (POLLUER) l'atmosphère.
8. Nous (DISTRIBUER) les cadeaux.
9. L'accident (CRÉER) un embouteillage.
10. Vous (AVOUER) votre erreur.

2 **Mettre les verbes au présent de l'indicatif :**

1. Elle (RÉVEILLER) son fils.
2. Le soleil (BRILLER).
3. Je (SIGNER) la lettre.
4. Tu (HABILLER) les enfants.
5. Elles (MAQUILLER) les acteurs.
6. Nous (GAGNER) au jeu.
7. Ils (ACCOMPAGNER) la vieille dame.
8. Vous (TRAVAILLER) très tard.
9. Tu (TÉMOIGNER) à un procès.
10. Vous (ENSEIGNER) l'espagnol.

3 **Remplacer *nous* par *je* :**

1. Nous photographions les monuments.
2. Nous louons une maison de campagne.
3. Nous effectuons des opérations.
4. Nous varions les menus des repas.
5. Nous modifions le programme du voyage.

4 **Mettre à la personne du pluriel qui correspond :**

1. Tu paries.
2. Je travaille.
3. Il salue.
4. Je témoigne.
5. Elle veille.
6. Il échoue.
7. Tu bâilles.
8. Je crie.
9. Tu saignes.
10. Tu éternues.
11. Je négocie.
12. Il brille.

5 **Mettre au présent :**

A. à la forme négative

1. Nous vérifi... tous les résultats.
2. Ils sign... leurs livres.
3. Je surveill... le feu.
4. Tu envi... ton collègue.
5. Vous constitu... votre société.

B. à une forme interrogative

1. Nous appréci... cet hôtel.
2. Vous soign... les malades.
3. En ce moment, l'inflation diminu... .
4. Ce produit tu... les insectes.
5. Tu évalu... bien les difficultés.

6 **Mettre les verbes au présent :**

Je (RÉVEILLER) les enfants. Ils (BÂILLER). Ils (SOMMEILLER) encore. Je les (DÉSHABILLER) et je les (BAIGNER). Ils (CRIER), ils (JOUER). Et moi, je (CONTINUER) : je (SURVEILLER) le petit déjeuner. Je (VÉRIFIER) leurs cartables car ils (OUBLIER) toujours quelque chose. Puis, je les (ACCOMPAGNER) à l'école.

Là, ils (ÉTUDIER), ils (TRAVAILLER).

Le soir, quand ils (REGAGNER) la maison, ils me (CONFIER) leurs secrets, (AVOUER) leurs bêtises. J'(ENVIER) leur énergie, j'(APPRÉCIER) leur vitalité, mais ils me «(TUER)» !

VERBES DU 1er GROUPE
en **-cer, -ger, -ayer, -uyer, -oyer**

Prendre le **radical** et ajouter la terminaison :
-e, -es, -e, -ons, -ez, -ent.

-cer comme AVANCER

j'	avance
tu	avances
il	avance
nous	avan**ç**ons
vous	avancez
ils	avancent

Nous avançons notre travail.
Les voitures n'avancent plus.
Est-ce que ta montre avance ?

-ger comme CHANGER

je	change
tu	changes
il	change
nous	chan**ge**ons
vous	changez
ils	changent

Nous changeons de l'argent.
Elle ne change jamais d'avis.
Est-ce que tu changes de cravate ?

-ayer comme ESSAYER

j'	essa**i**e	ou	j'	essa**y**e
tu	essa**i**es	ou	tu	essa**y**es
il	essa**i**e	ou	il	essa**y**e
nous	essa**y**ons		nous	essa**y**ons
vous	essa**y**ez		vous	essa**y**ez
ils	essa**i**ent	ou	ils	essa**y**ent

Tu essaies d'apprendre les verbes français.
Il n'essaie jamais les nouveaux produits.
Pourquoi est-ce que vous n'essayez pas ?

-uyer comme ESSUYER

j'	essu**i**e
tu	essu**i**es
il	essu**i**e
nous	essu**y**ons
vous	essu**y**ez
ils	essu**i**ent

Elle essuie la vaisselle après le dîner.
Vous n'essuyez pas vos larmes.
Est-ce que tu essuies la poussière ?

-oyer comme EMPLOYER

j'	emplo**i**e
tu	emplo**i**es
il	emplo**i**e
nous	emplo**y**ons
vous	emplo**y**ez
ils	emplo**i**ent

Ils emploient beaucoup d'ouvriers.
Nous n'employons jamais d'huile d'olive.
Est-ce qu'il emploie bien son argent de poche ?

1 Remplacer *je* par *nous* et adapter la phrase :

1. Je commence des études.
2. Je ne voyage pas souvent.
3. J'annonce mon mariage.
4. Je ne change pas d'appartement.
5. J'interroge la vendeuse.
6. J'exerce mon métier.
7. Je mange un croissant.
8. Je déplace le rendez-vous.
9. Je divorce bientôt.
10. Je nage tous les jours.

2 Mettre les verbes au présent :

A.

1. Tu (ESSAYER) de parler, mais tu (BÉGAYER).
2. Nous ne (EMPLOYER) pas la bonne méthode.
3. Il (APPUYER) l'échelle contre le mur.
4. Nous (RENVOYER) le rendez-vous au mois prochain.
5. Ils (ESSUYER) leurs pieds avant d'entrer.
6. Je (PAYER) les factures.
7. Est-ce que tu (TUTOYER) ton professeur ?
8. Le diamant (RAYER) le verre.
9. Vous (APPUYER) le pied sur la pédale d'accélérateur.
10. Qu'est-ce que tu (NETTOYER) ?

B.

1. AMÉNAGER : Les voisins … leur appartement. Nous … le nôtre.
2. RENONCER : Est-ce que vous … à votre croisière ? Non, nous n'y … pas.
3. INFLUENCER : Les médias … les lecteurs. Nous … nos amis.
4. EXIGER : Nous … une réponse immédiate.
5. ENNUYER : Tu … ton mari, nous … nos amis et eux, ils … tout le monde.
6. EMPLOYER : Vous … toujours des mots bizarres. Je … des mots plus simples.
7. FORCER : Nous ne … personne à nous croire.
8. OBLIGER : Nous ne … personne à nous écouter.
9. EFFRAYER : Les feux d'artifice … les animaux.
10. RÉDIGER : Vous … une lettre de protestation, nous … une lettre de remerciement.

3 Mettre les verbes du texte au présent :

Aujourd'hui, on (FESTOYER) chez les Roc. Pour aller dans leur maison, nous (CÔTOYER) une rivière ; sur les arbres, les feuilles (ROUGEOYER), dans les prés, l'herbe (VERDOYER), dans le ciel, les oiseaux (TOURNOYER).
À notre arrivée, le feu (FLAMBOYER) dans la cheminée. Nous (AVANCER) dans la pièce, nous (LANCER) quelques bonjours à l'un ou à l'autre, puis nous (ENGAGER) la conversation avec un jeune passionné d'équitation. Avec lui, nous (PLONGER) dans le monde des chevaux, des courses, des concours hippiques.

4 Trouver le verbe de la même famille et faire une phrase :

Exemple : la force → forcer → Il force la serrure.

A.
1. le voyage
2. l' aboiement
3. l' envoi
4. le rangement

B.
1. la menace
2. la protection
3. l' influence
4. le remplacement

C.
1. la noyade
2. l' exercice
3. le balai
4. le partage

D.
1. le commencement
2. la correction
3. le vouvoiement
4. le déménagement

VERBES DU 1er GROUPE

en -er avec accent ou double consonne

Prendre le **radical**, le modifier comme dans les modèles et ajouter la terminaison :
-e, -es, -e, -ons, -ez, -ent.

LEVER

je	lève
tu	lèves
il	lève
nous	levons
vous	levez
ils	lèvent

et aussi...
ACHEVER, AMENER, CREVER, ÉLEVER, EMMENER, ENLEVER, MALMENER, MENER, PARSEMER, PESER, PRÉLEVER, PROMENER, RAMENER, RELEVER, SEMER, SOULEVER, SURÉLEVER, SURMENER, etc.

ESPÉRER

j'	espère
tu	espères
il	espère
nous	espérons
vous	espérez
ils	espèrent

et aussi...
ABRÉGER, ACCÉDER, ACCÉLÉRER, ADHÉRER, AÉRER, ALLÉGUER, ALTÉRER, AVÉRER, CÉDER, CÉLÉBRER, COMPLÉTER, CONSIDÉRER, COOPÉRER, DÉCÉDER, DÉLIBÉRER, DIGÉRER, ÉNUMÉRER, EXAGÉRER, EXASPÉRER, GÉRER, INQUIÉTER, INSÉRER, INTÉGRER, INTERCÉDER, INTERPRÉTER, LACÉRER, LÉCHER, LÉGIFÉRER, LÉGUER, LÉSER, LIBÉRER, MODÉRER, OBSÉDER, OPÉRER, PÉNÉTRER, PERSÉVÉRER, POSSÉDER, PRÉCÉDER, PRÉFÉRER, PROCÉDER, PROLIFÉRER, PROSPÉRER, PROTÉGER, RÉCUPÉRER, REFLÉTER, RÉGLER, RÉGNER, RÉMUNÉRER, REPÉRER, RÉPÉTER, RÉVÉLER, SÉCHER, SUCCÉDER, SUGGÉRER, TOLÉRER, TRANSFÉRER, etc.

-eter comme ACHETER

j'	achète
tu	achètes
il	achète
nous	achetons
vous	achetez
ils	achètent

et aussi...
CROCHETER, FURETER, HALETER, RACHETER, etc.

-eter comme JETER

je	jette
tu	jettes
il	jette
nous	jetons
vous	jetez
ils	jettent

et aussi...
CACHETER, CLIQUETER, DÉCACHETER, DÉCHIQUETER, EMPAQUETER, ÉPOUSSETER, ÉTIQUETER, FEUILLETER, PROJETER, REJETER, etc.

-eler comme PELER

je	pèle
tu	pèles
il	pèle
nous	pelons
vous	pelez
ils	pèlent

et aussi...
CISELER, CONGELER, DÉCELER, DÉCONGELER, DÉGELER, DÉMANTELER, ÉCARTELER, GELER, HARCELER, MODELER, SURGELER, etc.

-eler comme APPELER

j'	appelle	je	m'	appelle
tu	appelles	tu	t'	appelles
il	appelle	il (elle)	s'	appelle
nous	appelons	nous	nous	appelons
vous	appelez	vous	vous	appelez
ils	appellent	ils (elles)	s'	appellent

et aussi...
AMONCELER, ATTELER, CHANCELER, ENSORCELER, ÉPELER, ÉTINCELER, FICELER, GROMMELER, MORCELER, NIVELER, RAPPELER, RENOUVELER, RUISSELER, etc.

1 **Conjuguer au présent de l'indicatif :** ÉLEVER un enfant, ESPÉRER un bon résultat.

2 **Mettre les verbes entre parenthèses au présent de l'indicatif :**

1. Il (ACHEVER) enfin sa phrase.
2. Nous (PRÉFÉRER) rester à la maison, tu (PRÉFÉRER) sortir.
3. Ils (EMMENER) leur grand-mère à la campagne, nous (EMMENER) notre grand-père à la montagne.
4. Je (ACCÉLÉRER) facilement sur l'autoroute. Nous (ACCÉLÉRER) aussi.
5. Elle (LEVER) la tête, nous (LEVER) les yeux.

3 **Mettre si nécessaire un accent :**

1. CREVER : Je creve.
2. COMPLÉTER : tu completes.
3. OPÉRER : tu operes.
4. CÉLÉBRER : je celebre.
5. CÉDER : nous cedons.
6. LIBÉRER : ils liberent.
7. ENLEVER : j'enleve.
8. PESER : nous pesons.
9. AMENER : il amene.
10. POSSÉDER : nous possedons.
11. INTERPRÉTER : il interprete.
12. SÉCHER : il seche.
13. SOULEVER : vous soulevez.
14. RÉPÉTER : elles repetent.

4 **Conjuguer au présent de l'indicatif :** JETER un vieux sac, ACHETER un nouveau sac.

5 **Mettre les verbes entre parenthèses au présent de l'indicatif :**

1. Tu (PROJETER) les photos de tes vacances.
2. Nous (FEUILLETER) un livre, ils (FEUILLETER) des magazines.
3. J'(ACHETER) des légumes au marché, vous (ACHETER) du pain.
4. La vendeuse (ÉTIQUETER) les produits.
5. Ils (HALETER) après leur course.

6 **Conjuguer au présent de l'indicatif :** APPELER un ami, PELER une pomme.

7 **Mettre les verbes entre parenthèses au présent de l'indicatif :**

1. Ce matin, il (GELER).
2. Comment est-ce que tu (S'APPELER) ?
3. Vous (RAPPELER) à Marc cette idée.
4. Ta bague (ÉTINCELER) au soleil.
5. Tu ne (RENOUVELER) pas ton contrat.
6. Nous (CONGELER) du poisson.
7. J'(ÉPELER) les mots difficiles.
8. Les nuages (S'AMONCELER).
9. Je ne (SE RAPPELER) pas son nom.
10. Ces calculs (S'AVÉRER) faux.

8 **Remplacer *je* par *nous* et adapter la phrase :**

1. J'adhère à ce club de tennis. Nous ...
2. Je projette un film. Nous ...
3. J'interprète une sonate de Chopin. Nous ...
4. Je me rappelle notre première rencontre. Nous ...
5. J'élève la voix. Nous ...
6. Je rachète une voiture. Nous ...
7. Je dégèle un gigot d'agneau. Nous ...
8. J'achève la préparation d'un bon dîner. Nous ...
9. Je me libère pour partir avec toi. Nous ...
10. Je m'inquiète pour sa santé. Nous ...

VERBE TRÈS IRRÉGULIER
ALLER

Forme affirmative

je	**vais**
tu	**vas**
il	**va**
nous	**allons**
vous	**allez**
ils	**vont**

Tu vas à Paris.
Nous allons au cinéma.
Je vais très bien.

Forme négative

je	ne	**vais**	pas
tu	ne	**vas**	pas
il	ne	**va**	pas
nous	n'	**allons**	pas
vous	n'	**allez**	pas
ils	ne	**vont**	pas

Elle ne va pas à Rome.
Vous n'allez pas vite.
Ça ne va pas du tout.

Trois formes interrogatives

Je vais... ?	Est-ce que je vais... ?	Vais-je... ?
Tu vas... ?	Est-ce que tu vas... ?	Vas-tu... ?
Il va... ?	Est-ce qu'il va... ?	Va-t-il... ?
Nous allons... ?	Est-ce que nous allons... ?	Allons-nous... ?
Vous allez... ?	Est-ce que vous allez... ?	Allez-vous... ?
Ils vont... ?	Est-ce qu'ils vont... ?	Vont-ils... ?

L'avion va de Nice à Pau ?
Les affaires vont bien ?
Je vais trop vite ?

Est-ce que tu vas à la gare ?
Est-ce qu'ils vont se promener ?
Est-ce que nous allons à pied ?

Vas-tu en Pologne ?
Va-t-il chez le coiffeur ?
Comment allez-vous ?

Attention : S'EN ALLER

Forme affirmative

je	m'	en	vais
tu	t'	en	vas
il	s'	en	va
nous	nous	en	allons
vous	vous	en	allez
ils	s'	en	vont

Elle s'en va tout de suite.
Est-ce que tu t'en vas sans moi ?
Nous nous en allons bientôt.

Forme négative

je	ne m'	en	vais	pas
tu	ne t'	en	vas	pas
il	ne s'	en	va	pas
nous	ne nous	en	allons	pas
vous	ne vous	en	allez	pas
ils	ne s'	en	vont	pas

Je ne m'en vais pas avant midi.
Vous ne vous en allez pas avec eux.
Ils ne s'en vont pas pour un an.

1 **Conjuguer au présent de l'indicatif :** ALLER en France, S'EN ALLER très loin.

2 **Terminer les verbes au présent :**

1. Ils v... au théâtre.
2. Je v... à la pharmacie.
3. Il s'en v... tout seul.
4. Tu v... à l'université.
5. Nous all... en Grèce.
6. Vous vous en all... dans le Nord.

3 **Mettre le verbe à la personne demandée, puis mettre à la forme négative :**

1. Tu (ALLER) souvent à ma rencontre.
2. Ces couleurs (ALLER) bien ensemble.
3. Nous (ALLER) jusqu'au bout de la rue.
4. Je (ALLER) mieux qu'hier.
5. Cette machine (ALLER) s'arrêter.
6. Vous (ALLER) rentrer demain.
7. Tu (ALLER) chercher Antoine.
8. Nous (S'EN ALLER) tout de suite.
9. Cette tache (S'EN ALLER) avec ce produit.
10. Les voyageurs (S'EN ALLER) avant ce soir.

4 **Compléter les questions à partir des réponses données :**

1. Comment ... – Je vais bien merci !
2. Où ... – Nous allons à Saint-Malo.
3. Pourquoi ... – Il s'en va parce qu'il a un rendez-vous.
4. Quand ... – Ils s'en vont le 10 octobre en Australie.
5. Est-ce que ... – Non, je ne vais pas à la piscine.
6. Depuis quand ... – Nous allons à ce club de tennis depuis cet été.
7. Jusqu'où ... – Je vais jusqu'en Indonésie.
8. Combien de ... – Nous allons acheter cinq places de concert.
9. Comment ... – Il va gagner sa vie comme vendeur.
10. Pourquoi ... – Ils s'en vont vite à cause d'une alerte à la bombe.

5 **Introduire les verbes** ÊTRE, AVOIR, ALLER **ou** S'EN ALLER **au présent selon le sens :**

Sur un trottoir, un marchand parle aux passants :
Mesdames, Messieurs, est-ce que vous ... curieux ? Est-ce que vous ... du sens pratique ? Oui, j'en ... sûr. Alors, je ... vous montrer quelque chose. C' ... un objet qui ... vous étonner. Il ... très simple, et pourtant, il ... de nombreux usages. Mesdames, Messieurs, j'... le plaisir de vous présenter ce couteau magique. Avec lui, vous ... changer toutes vos habitudes. Tous les autres couteaux ... être inutiles. Avec la première lame, vous ... préparer tous vos légumes. Ces pommes ... des pépins ? Nous ... utiliser cette autre lame. Vous ... de la viande à couper ? Nous ... une troisième lame sur notre couteau. ..., Mesdames, Messieurs, personne ne ... sans son couteau magique !

6 **RÉVISION**

Mettre ces verbes de mouvement au présent et répondre aux questions :

1. RENTRER : À quelle heure est-ce que tu ... ce soir ?
2. RETOURNER : Quand est-ce que vous ... dans votre pays ?
3. RESTER : Combien de temps est-ce que tu ... ici ?
4. ARRIVER : Quel jour est-ce que tes amis ... à Paris ?
5. PASSER : À quel moment le facteur ...-t-il ?
6. ENTRER : Pourquoi les gens ne ... -ils pas encore dans le stade ?
7. TOMBER : Pourquoi est-ce que je ... toujours sur elle dans cette rue ?
8. MENER : Où ce chemin ...-t-il ?
9. RAMENER : Est-ce qu'ils ... Eliane chez elle à la fin de la soirée ?
10. EMMENER : Est-ce que vous ... vos enfants en Italie ?

VERBES DU 2e GROUPE
en **-ir comme FINIR**

Pour former le présent d'un verbe du 2e groupe,
prendre le **radical** ou la base (par exemple fin-) et ajouter la terminaison :
-is, -is, -it, -issons, -issez, -issent.

Forme affirmative

je	fin**is**
tu	fin**is**
il	fin**it**
nous	fin**issons**
vous	fin**issez**
ils	fin**issent**

Je finis la lecture du livre.
Il finit son verre de cognac.
Finissez-vous déjà votre repas ?
Est-ce qu'elles finissent leur match ?

Forme négative

je	ne	fin**is**	pas
tu	ne	fin**is**	pas
il	ne	fin**it**	pas
nous	ne	fin**issons**	pas
vous	ne	fin**issez**	pas
ils	ne	fin**issent**	pas

Tu ne finis pas toute la pizza.
Elle ne finit jamais rien.
Nous ne finissons pas les chocolats.
Ils ne finissent jamais à l'heure.

et aussi...

ABOLIR, ABOUTIR,
ACCOMPLIR, S'ACCROUPIR,
ADOUCIR, AFFAIBLIR,
AFFRANCHIR, AGIR,
AGRANDIR, ALOURDIR,
ALUNIR, AMAIGRIR,
AMERRIR, AMINCIR,
AMOINDRIR, AMORTIR,
ANÉANTIR, APLANIR,
APLATIR, APPAUVRIR,
APPLAUDIR,
APPROFONDIR, ARRONDIR,
ASSAGIR, ASSOMBRIR,
ASSORTIR, ASSOUPIR,
ASSOURDIR, ATTENDRIR,
ATTERRIR, AVERTIR,

BANNIR, BARRIR, BÂTIR,
BLANCHIR, BLÊMIR,
BLEUIR, BLOTTIR,
BONDIR, BRUNIR,

CHOISIR, COMPATIR,
CONVERTIR,

DÉFINIR, DÉGUERPIR,
DÉMOLIR, DÉPÉRIR,
DÉSOBÉIR, DESSAISIR,
DÉSUNIR, DIVERTIR,
DURCIR,

ÉBAHIR, ÉBLOUIR,
ÉCLAIRCIR, ÉLARGIR,
EMBELLIR, EMBOUTIR,
ENDURCIR, ENFOUIR,
ENGLOUTIR, ENLAIDIR,
ENRICHIR, ENSEVELIR,
ENVAHIR, ÉPAISSIR,
ÉPANOUIR, ÉTABLIR,
ÉTOURDIR, S'ÉVANOUIR,

FAIBLIR, FLÉCHIR,
FLEURIR, FOURNIR,
FRAÎCHIR, FRANCHIR,
FRÉMIR,

GARANTIR, GARNIR,
GÉMIR, GRANDIR, GRAVIR,
GROSSIR, GUÉRIR,

INTERVERTIR, INVESTIR,

JAILLIR, JAUNIR, JOUIR,

MAIGRIR, MEURTRIR,
MINCIR, MOISIR, MUNIR,
MÛRIR,

NOIRCIR, NOURRIR,

OBÉIR, OBSCURCIR,

PÂLIR, PÉRIR, PERVERTIR,
POLIR, POURRIR, PUNIR,

RACCOURCIR, RADOUCIR,
RAFRAÎCHIR, RAJEUNIR,
RALENTIR, RAMOLLIR,
RÉAGIR, REBONDIR,
RÉFLÉCHIR, REFROIDIR,
RÉJOUIR, REMPLIR,
RESPLENDIR, RÉTABLIR,
RETENTIR, RÉTRÉCIR,
RÉUNIR, RÉUSSIR, RÔTIR,
ROUGIR, RUGIR,

SAISIR, SALIR, SÉVIR,
SUBIR, SURGIR,

TERNIR, TIÉDIR, TRAHIR,
TRAVESTIR,

UNIR,

VERDIR, VERNIR, VIEILLIR,
VOMIR,
etc.

Attention : **HAÏR**

je	ha**is**
tu	ha**is**
il	ha**it**
nous	haïssons
vous	haïssez
ils	haïssent

Je hais les dimanches.
Tu hais le mensonge.
Elle ne hait pas cet homme, elle l'aime.
Ils se haïssent depuis ce jour-là.

1 **Donner le présent de l'indicatif de :** CHOISIR un disque.

2 **Terminer les verbes :**

1. Tu grand... , il gross... .
2. Vous rélféch... , j'ag... .
3. Je maigr... , elle minc... .
4. Nous démol... , ils bât... .
5. Elles brun..., elles rajeun... .
6. Il pâl..., il s'évanou... .

3 **Mettre la phrase à l'une des formes interrogatives :**

1. Tu (RÉUSSIR) l'expérience.
2. On (CHOISIR) ses voisins.
3. Les voitures (RALENTIR).
4. Nous nous (RÉUNIR) assez souvent.
5. Ces vins (VIEILLIR) bien.
6. L'herbe (JAUNIR) au soleil.

4 **Mettre à la forme négative :**

1. Les arbres (FLEURIR) et les fruits (MÛRIR) tôt cette année.
2. L'avion (ATTERRIR) tout doucement, les passagers (APPLAUDIR).
3. Vous les (AVERTIR) de votre retard.
4. Ces jeans (RÉTRÉCIR) au lavage !
5. Je (RÉAGIR) bien, tu t'en (RÉJOUIR).

5 **Finir les phrases :**

Avec cette poudre magique,
1. vous ne grossissez plus, au contraire, vous ...
2. vous ne vieillissez plus, au contraire, vous ...
3. vous n' enlaidissez plus, au contraire, vous ...
4. vous ne vous appauvrissez plus, au contraire, vous ...

6 **Ajouter le sujet et parfois le complément pour faire une phrase au présent :**

1. ... réunir ...
2. ... nourrir...
3. ... désobéir à ...
4. ... haïr...
5. ... se rafraîchir.
6. ... se refroidir.
7. ... punir...
8. ... investir de l'argent.
9. ... avertir d'un danger.

7 **Mettre le texte au présent :**

C'est l'aube, le ciel (BLEUIR) à l'horizon, le paysage (S'ÉCLAIRCIR) peu à peu. Au loin, des éléphants (BARRIR), un lion (RUGIR), des antilopes (FRANCHIR) la rivière. Soudain, elles (FRÉMIR) et (DÉGUERPIR). Un tigre (BONDIR), (JAILLIR) d'un arbre, (GRAVIR) une pente, (SURGIR) près du troupeau. Un cri (RETENTIR). L'herbe (ROUGIR), l'animal blessé (FAIBLIR), ses pattes (FLÉCHIR). Alors, le tigre (SAISIR) sa proie. Dans le ciel, là-haut, le soleil (RESPLENDIR).

8 **Trouver les verbes de la même famille que les adjectifs suivants :**

Exemple : grand → grandir ou agrandir.

1. blanc
2. noir
3. vert
4. vieux
5. sombre
6. beau
7. tendre
8. clair
9. doux
10. dur

9 **Trouver les verbes de la même famille que les noms suivants :**

1. le bout
2. l' abolition
3. la haine
4. l'obscurité
5. l'union
6. l'obéissance
7. le choix
8. la trahison
9. l'invasion
10. la réussite
11. la guérison
12. la saleté

VERBES DU 3e GROUPE
en -ir

Pour former le présent d'un verbe du 3e groupe en **-ir**, il faut savoir que le **radical peut varier** et que la terminaison est : **-s, -s, -t, -ons, -ez, -ent.**
(Sauf *ouvrir, cueillir*, etc. qui ont une terminaison en -e, -es, -e, -ons, -ez, -ent.)

DORMIR

je	dor**s**
tu	dor**s**
il	dor**t**
nous	dormons
vous	dormez
ils	dorment

Il dort profondément.
Est-ce que tu dors ?
Les enfants ne dorment pas encore.

PARTIR

je	par**s**
tu	par**s**
il	par**t**
nous	partons
vous	partez
ils	partent

Je pars à l'étranger.
Est-ce qu'elle part en train ?
Nous ne partons plus.

et aussi...
CONSENTIR, DÉMENTIR, SE DÉPARTIR, DESSERVIR, DORMIR, ENDORMIR, MENTIR, PRESSENTIR, REDORMIR, RENDORMIR, REPARTIR, SE REPENTIR, RESSENTIR, RESSERVIR, RESSORTIR, SENTIR, SERVIR, SORTIR.

La vendeuse sert les clients.
Est-ce que tu sors ce soir ?
Je ne mens pas souvent.

COURIR

je	cour**s**
tu	cour**s**
il	cour**t**
nous	courons
vous	courez
ils	courent

et aussi...
ACCOURIR, CONCOURIR, DÉVÊTIR, DISCOURIR, ENCOURIR, PARCOURIR, RECOURIR, REVÊTIR, SECOURIR, VÊTIR.

Comment court-il ? Il court vite.
Vous ne courez pas de risques.

BOUILLIR

je	bou**s**
tu	bou**s**
il	bou**t**
nous	bouillons
vous	bouillez
ils	bouillent

Est-ce que l'eau bout ?
Je bous d'impatience.

OUVRIR

j'	*ouvr**e***
tu	*ouvr**es***
il	*ouvr**e***
nous	ouvrons
vous	ouvrez
ils	ouvrent

et aussi...
COUVRIR, DÉCOUVRIR, ENTROUVRIR, RECOUVRIR, ROUVRIR, OFFRIR, SOUFFRIR.

Tu ouvres des huîtres.
Je ne souffre pas du tout.
Est-ce qu'on offre un cadeau à Léa ?

CUEILLIR

je	*cueill**e***
tu	*cueill**es***
il	*cueill**e***
nous	cueillons
vous	cueillez
ils	cueillent

et aussi...
ACCUEILLIR, ASSAILLIR, DÉFAILLIR, RECUEILLIR, TRESSAILLIR, etc.

Nous ne cueillons pas de fleurs.
Est-ce qu'ils cueillent du raisin ?
Elle accueille les invités.

1 **Conjuguer au présent de l'indicatif :** SORTIR par tous les temps,
COURIR sur la plage,
OFFRIR des fleurs.

2 **Mettre les verbes au présent, puis au pluriel :**

1. Tu (SERVIR) le thé.
2. Cette fleur (SENTIR) très bon.
3. J'(OUVRIR) la fenêtre.
4. Tu (RESSORTIR) après le dîner.
5. Je (PARCOURIR) les rues de la ville.
6. Il (DÉCOUVRIR) la mer.
7. Je (DORMIR) longtemps.
8. Le blessé (SOUFFRIR) beaucoup.
9. Il (MENTIR) souvent.
10. Tu (ACCUEILLIR) tes amis.

3 **Mettre les verbes au présent puis à la forme négative :**

A.

1. L'eau (BOUILLIR) déjà.
2. On (RESSERVIR) le fromage.
3. Je (DESSERVIR) la table.
4. Nous (SE SERVIR) d'un fax.
5. Cette machine (SERVIR) à cirer le sol.
6. Je (SE SENTIR) toujours très bien ici.
7. Vous (RESSENTIR) de l'amitié pour lui.
8. Ils (PRESSENTIR) le danger.
9. Elle (CONSENTIR) à venir.
10. Ils (REPARTIR) lundi soir.

B.

1. L'enfant (S'ENDORMIR) toujours vite.
2. Nous (SE RENDORMIR) après l'orage.
3. Ils (ACCOURIR) au moindre bruit.
4. Vous (SECOURIR) les victimes.
5. Le ciel (SE COUVRIR) de nuages.
6. Les bruits (COUVRIR) les voix.
7. La radio (DÉMENTIR) la nouvelle.
8. Il (REVÊTIR) un costume de scène.
9. Je (SE REPENTIR) d'avoir trop parlé.
10. Elles (RECUEILLIR) les chats perdus.

4 **Mettre les verbes à la personne correspondante du pluriel et adapter la phrase :**

1. Tu parcours la région à pied.
2. Je sens un courant d'air.
3. Il sort de chez son banquier.
4. J'ouvre un compte en banque.
5. Cette histoire court les rues.
6. Je lui offre mon aide.
7. La porte s'ouvre toute seule.
8. Tu dors debout.
9. Je repars la mort dans l'âme.
10. Tu cueilles des roses.

5 **RÉVISION**

Mettre les verbes de ces textes au présent :

A. Quand tu (OUVRIR) l'œil le matin, tu (BOUILLIR) d'impatience de te lever, tu (COURIR) à la fenêtre pour voir le temps qu'il fait, tu (SORTIR) sur le balcon, tu (SE SENTIR) léger, et tu (PARTIR) au travail plein d'énergie.

B. Un présentateur de la télévision française (INTERROGER) une actrice au journal télévisé de vingt heures :
– Que (RESSENTIR)-vous quand vous (PARTIR) présenter un film à l'étranger ?
– D'abord, avant le départ, je (SE SENTIR) nerveuse, je ne (DORMIR) pas.
– Que (AIMER)-vous faire lorsque vous (ARRIVER) ?
– Je (PARCOURIR) les rues, je (COURIR) les magasins, je (DÉCOUVRIR) la ville.
– Comment est-ce que les gens de la rue vous (ACCUEILLIR) ?
– Ils m'(OUVRIR) leurs portes, ils m'(ASSAILLIR) de questions, je leur (OUVRIR) mon cœur, ils m'(OFFRIR) des fleurs, ils me (SERVIR) de guide quand je (SORTIR) de mon hôtel, ils (ÊTRE) merveilleux !

VERBES DU 3e GROUPE
en **-ir**

Le **radical varie** et la terminaison est : **-s, -s, -t, -ons, -ez, -ent**.

TENIR

je	t**iens**
tu	t**iens**
il	t**ient**
nous	tenons
vous	tenez
ils	t**iennent**

et aussi…
S'ABSTENIR, APPARTENIR, CONTENIR, DÉTENIR, ENTRETENIR, MAINTENIR, OBTENIR, RETENIR, SOUTENIR.

Il tient son amie par la main.
Ils ne tiennent pas à partir.
Nous n'appartenons pas à ce club.
Comment obtiens-tu ce résultat ?

VENIR

je	v**iens**
tu	v**iens**
il	v**ient**
nous	venons
vous	venez
ils	v**iennent**

Je viens à trois heures.
Tu ne viens pas.
Il vient de partir.

et aussi…
ADVENIR, CIRCONVENIR, CONTREVENIR, CONVENIR, DEVENIR, DISCONVENIR, INTERVENIR, PARVENIR, PRÉVENIR, PROVENIR, REVENIR, SUBVENIR, SURVENIR.

SE SOUVENIR

je	me	souv**iens**
tu	te	souv**iens**
il	se	souv**ient**
nous	nous	souvenons
vous	vous	souvenez
ils	se	souv**iennent**

Te souviens tu de nos amours ?
Non, je ne m'en souviens pas.
Je ne me souviens de rien.

MOURIR

je	m**eurs**
tu	m**eurs**
il	m**eurt**
nous	mourons
vous	mourez
ils	m**eurent**

On ne meurt qu'une fois.
Je meurs de faim !

ACQUÉRIR

j'	acqu**iers**
tu	acqu**iers**
il	acqu**iert**
nous	acquérons
vous	acquérez
ils	acqu**ièrent**

et aussi…
CONQUÉRIR, S'ENQUÉRIR, QUÉRIR, RECONQUÉRIR, REQUÉRIR.

Tu acquiers un château.
Acquièrent-ils de l'expérience ?

FUIR

je	fuis
tu	fuis
il	fuit
nous	fuyons
vous	fuyez
ils	fuient

Je fuis à toutes jambes.
Vous fuyez vos responsabilités.
Son regard fuit le mien.
Le temps s'enfuit.
Les années s'enfuient.

S'ENFUIR

je	m'	enfuis
tu	t'	enfuis
il	s'	enfuit
nous	nous	enfuyons
vous	vous	enfuyez
ils	s'	enfuient

1 **Conjuguer au présent de l'indicatif :** VENIR à la maison, ACQUÉRIR de la force, MOURIR de rire.

2 **Mettre les verbes au présent, puis au pluriel et adapter la phrase :**

1. Tu (VENIR) avec moi.
2. Elle (DEVENIR) jolie.
3. Il (SE SOUVENIR) de tout.
4. Je (REVENIR) tout de suite.
5. Tu me (TENIR) la main.
6. Cette maison t'(APPARTENIR).
7. Tu (CONQUÉRIR) ta liberté.
8. Tu (MOURIR) de peur.
9. Je (FUIR) la ville le dimanche.
10. Le voleur (S'ENFUIR) par le toit.

3 **Construire la phrase au présent avec les sujets donnés :**

1. PRÉVENIR les voisins : Je ..., vous ...
2. NE PAS RETENIR les numéros de téléphone : Tu ..., ils ...
3. CONTENIR du rhum : Cette bouteille ..., ces bouteilles ...
4. NE PAS DÉTENIR tous les pouvoirs : Il ..., ils ...
5. INTERVENIR tout le temps dans la conversation : Tu ..., vous ...
6. PARVENIR à les faire rire : Je ..., nous ...
7. PROVENIR d'en haut : La fuite d'eau ...
8. ACQUÉRIR des connaissances : L'élève ..., les élèves ...
9. SOUTENIR mon point de vue : Est-ce que tu ... ? Est-ce que vous ... ?
10. CONQUÉRIR des parts de marché : L'entreprise ..., les entreprises ...
11. NE JAMAIS OBTENIR satisfaction : Elle ..., elles ...
12. S'ENFUIR de la prison : Est-ce que le prisonnier... ? Est-ce que les prisonniers... ?
13. VENIR de me téléphoner : Tu ..., vous ...
14. S'ENQUÉRIR de ta santé : Je ..., nous ...
15. APPARTENIR à un parti politique : Il ..., elles ...

4 **Placer ces verbes dans le texte et mettre au présent :**
ACQUÉRIR, INTERVENIR, OBTENIR, SE TENIR, SURVENIR.

La réunion ... dans une salle ensoleillée. L'un après l'autre, les participants ... et aucun incident ne ... pendant la discussion. Chacun ... ainsi des informations suffisantes et le directeur ... la certitude de la décision à prendre.

5 **RÉVISION**

A. Former des verbes sur les noms masculins suivants :

1. accueil
2. départ
3. démenti
4. discours
5. entretien
6. mensonge
7. secours
8. sentiment
9. service
10. soutien

B. Mettre les verbes du texte au présent :

Le médecin : « Bonjour, Mademoiselle, pourquoi (VENIR)-vous me voir ? »
Caroline : « Docteur, je (VENIR) vous consulter car j'(APPARTENIR) à la catégorie des gens qui (FUMER).
Le médecin : « Est-ce que vous (TENIR) à vous arrêter de fumer ? Vous le (SOUHAITER) vraiment ? »
Caroline : « Oui, docteur, j'y (TENIR) absolument, j'en (MOURIR) d'envie. En fait, je ne (AVOIR) plus aucun plaisir à fumer, et puis je (RESPIRER) mal, je (TOUSSER), je ne (SE SENTIR) pas bien. Parfois, je (S'ABSTENIR) de fumer pendant plusieurs jours, mais je ne (PARVENIR) pas à m'arrêter complètement, je n'(OBTENIR) jamais de résultats durables. »
Le médecin : « S'arrêter définitivement de fumer (REQUÉRIR) beaucoup de courage et de volonté. »
Caroline (SENTIR) alors que le médecin (FUIR) son regard et quelque chose (RETENIR) son attention. Le médecin (TENIR) à la main un gros cigare !

VERBES DU 3e GROUPE
en **-endre, -ondre, -andre, -erdre, -ordre, -oudre**

Le **radical** peut **varier** et la terminaison est : **-ds, -ds, -d, -ons, -ez, -ent** (sauf *résoudre*).

ATTENDRE

j'	atten**ds**
tu	atten**ds**
il	atten**d**
nous	atten**d**ons
vous	atten**d**ez
ils	atten**d**ent

RÉPONDRE

je	répon**ds**
tu	répon**ds**
il	répon**d**
nous	répon**d**ons
vous	répon**d**ez
ils	répon**d**ent

PERDRE

je	per**ds**
tu	per**ds**
il	per**d**
nous	per**d**ons
vous	per**d**ez
ils	per**d**ent

Tu attends l'avion.
Vous n'attendez rien de lui.
Est-ce qu'ils t'attendent ?

Je confonds les jumeaux.
Tu ne perds pas de temps.
Vous vous tordez de rire.

et aussi...

CONDESCENDRE, DÉFENDRE, DÉPENDRE, DESCENDRE, DÉTENDRE, ENTENDRE, ÉTENDRE, FENDRE, PENDRE, PRÉTENDRE, REDESCENDRE, RENDRE, REVENDRE, SOUS-ENTENDRE, SOUS-TENDRE, SUSPENDRE, TENDRE, VENDRE

CONFONDRE, CORRESPONDRE, FONDRE, SE MORFONDRE, PONDRE, TONDRE,

RÉPANDRE,

REPERDRE, DÉMORDRE, MORDRE, TORDRE, etc.

PRENDRE

je	prends
tu	prends
il	prend
nous	*pre**n**ons*
vous	*pre**n**ez*
ils	*pre**nn**ent*

Vous prenez un café.
Est-ce qu'il prend un bain ?
Ils ne prennent pas de thé.

et aussi...

APPRENDRE, COMPRENDRE, ENTREPRENDRE, S'ÉPRENDRE, SE MÉPRENDRE, RÉAPPRENDRE, REPRENDRE, SURPRENDRE, etc.

Ils apprennent l'italien.
Tu comprends tout.
Cela me surprend beaucoup.

RÉSOUDRE

je	*résou**s***
tu	*résou**s***
il	*résou**t***
nous	*réso**lv**ons*
vous	*réso**lv**ez*
ils	*réso**lv**ent*

et aussi...

ABSOUDRE, DISSOUDRE.

Il résout son problème.
Ils résolvent le conflit.

COUDRE

je	couds
tu	couds
il	coud
nous	*cou**s**ons*
vous	*cou**s**ez*
ils	*cou**s**ent*

et aussi...

DÉCOUDRE, RECOUDRE.

Vous cousez bien.
Ils ne cousent jamais.

MOUDRE

je	mouds
tu	mouds
il	moud
nous	*mou**l**ons*
vous	*mou**l**ez*
ils	*mou**l**ent*

et aussi...

REMOUDRE, etc.

Vous moulez du café.
Ils moulent du poivre.

1 **Conjuguer au présent de l'indicatif :** RENDRE la monnaie,
ENTREPRENDRE des recherches,
PERDRE son temps.

2 **Mettre les verbes au présent, puis au pluriel :**

1. Je (APPRENDRE) le français.
2. Le jardinier (TONDRE) la pelouse.
3. Je (DESCENDRE) l'escalier.
4. Il (VENDRE) la maison.
5. J'(ENTENDRE) un cri.
6. Tu (COMPRENDRE) mal.
7. Il (CONFONDRE) deux dates.
8. Tu (RÉSOUDRE) une énigme.
9. Je (MOUDRE) du café.
10. Elle (PERDRE) souvent ses clés.

3 **Poser la question, puis répondre par une phrase négative ou positive :**

1. Est-ce que tu – ATTENDRE – Théodore depuis longtemps ?
2. Est-ce que la neige – FONDRE – vite à Paris ?
3. Est-ce qu'elle – RÉSOUDRE – ses problèmes toute seule ?
4. Est-ce que nous lui – TENDRE – la main ?
5. Combien d'œufs est-ce que cette poule – PONDRE – chaque jour ?
6. Est-ce qu'il – PERDRE – la mémoire ?
7. Est-ce que je – PRENDRE – mon parapluie ?
8. Est-ce que ces nouvelles te – SURPRENDRE ?
9. Est-ce que vous me – RENDRE – mon argent aujourd'hui ?
10. Est-ce que les prisonniers – SE MORFONDRE – en prison ?

4 **Mettre le verbe au présent et trouver un complément (attention aux prépositions) :**

1. Les avocats (DÉFENDRE) ...
2. Le chien (MORDRE) ...
3. La couturière (DÉCOUDRE) ...
4. Les enfants (DÉPENDRE) ...
5. Tu écoutes puis tu (RÉPONDRE) ...
6. Vous (REDESCENDRE) ...
7. Tu (ÉTENDRE) ...
8. Je (SE TORDRE) ...
9. Le bûcheron (FENDRE) ...
10. Le sucre (SE DISSOUDRE) ...

5 **Trouver le verbe de la même famille et compléter la phrase :**

1. La détente : Ils se .... avant de reprendre leur réunion.
2. La correspondance : Les deux amies .... chaque semaine.
3. La reprise : Tu ... des forces de jour en jour.
4. Le sous-entendu : Dans sa lettre, il ... un événement prochain.
5. La prétention : Vous ... que vous allez gagner ce match ? Ce n'est pas sûr.

6 **Trouver un synonyme dans les verbes proposés à la page précédente :**

1. Vous mélangez toujours ces deux prénoms.
2. Il fait courir une rumeur dans la ville.
3. J'accroche mon imperméable au portemanteau.
4. Il interdit de fumer dans son bureau.
5. Tu te décides enfin à répondre.
6. Ils se couchent sur le sable.

VERBES DU 3e GROUPE
en -eindre, -aindre et -oindre

Le **radical varie** et la terminaison est : **-s, -s, -t, -ons, -ez, -ent**.

PEINDRE

je	p**eins**
tu	p**eins**
il	p**eint**
nous	p**eign**ons
vous	p**eign**ez
ils	p**eign**ent

et aussi...

ASTREINDRE, ATTEINDRE, DÉPEINDRE, DÉTEINDRE, ENFREINDRE, ÉTEINDRE, ÉTREINDRE, FEINDRE, REPEINDRE, RESTREINDRE, TEINDRE, etc.

Il peint des paysages et des portraits.
Est-ce que vous peignez parfois les fenêtres de votre maison ?
Je peins à l'huile, à l'aquarelle, au pinceau ou au rouleau.

CRAINDRE

je	cr**ains**
tu	cr**ains**
il	cr**aint**
nous	cr**aign**ons
vous	cr**aign**ez
ils	cr**aign**ent

et aussi...

CONTRAINDRE, PLAINDRE.

Les chiens craignent l'orage.
Nous ne craignons rien.
Est-ce que tu crains d'échouer ?

Tu te plains toujours !
Pourquoi est-ce qu'il se plaint ?
Elles se plaignent du climat.

JOINDRE

je	**joins**
tu	**joins**
il	**joint**
nous	**joign**ons
vous	**joign**ez
ils	**joign**ent

et aussi...

ADJOINDRE, DISJOINDRE, ENJOINDRE, POINDRE, REJOINDRE, etc.

Est-ce que je joins Sylvia par téléphone ou par fax ?
Nous nous joignons à la foule des promeneurs.
Il joint le geste à la parole.

POINDRE ne se conjugue qu'à la troisième personne du singulier.

Le soleil point à l'horizon.
L'aube point, le coq chante.

1 Conjuguer les verbes au présent de l'indicatif :

ATTEINDRE son but, SE PLAINDRE de tout , REJOINDRE sa famille.

2 Mettre au présent les verbes proposés :

A.

1. ÉTEINDRE :	J'ét...,	tu ét..,	nous ét...,	ils ét...
2. CRAINDRE :	Tu cr...,	elle cr..,	nous cr...,	elles cr...
3. JOINDRE :	Je j...,	il j...,	vous j...,	ils j...

B.

1. Ce film (DÉPEINDRE) bien cette époque.
2. Pablo ne (ÉTEINDRE) jamais l'électricité dans sa chambre.
3. Est-ce que vous (CONTRAINDRE) votre fils à manger de tout ?
4. Il ment et il (FEINDRE) la surprise.
5. Ta chemise verte (DÉTEINDRE) dans l'eau.
6. Pourquoi est-ce que tu (PEINDRE) ta chambre en rouge vif ?
7. Cette malade (SE PLAINDRE) de douleurs à l'estomac.
8. Beaucoup de gens (SE TEINDRE) les cheveux.
9. Tu (S'ASTREINDRE) à un régime trop sévère.
10. Ces jeunes garçons (ENFREINDRE) les règlements sans hésitation.
11. Le soleil (POINDRE) à l'horizon ; c'est l'aube.
12. A chaque fin de mois, ils (JOINDRE) difficilement les deux bouts.
13. Les policiers (ENJOINDRE) aux manifestants de se disperser.
14. Ce gouvernement (RESTREINDRE) les subventions dans son budget.
15. Le ministre (S'ADJOINDRE) deux collaborateurs compétents.

3 RÉVISION des verbes en -DRE : trouver l'infinitif et donner la terminaison :

A.

1. Je ven...
2. Tu recou...
3. Il répan...
4. Tu ton...
5. Elle confon...
6. Je tor...
7. Tu per...
8. Elle appren...
9. Tu mou...

B.

1. Nous ren...
2. Vous répon...
3. Ils pei...
4. Nous plai...
5. Vous rejoi...
6. Elles attei...
7. Nous surpre...
8. Vous suspen...
9. Ils rés...

C.

1. Elle entrepr...
2. Elle pei...
3. Il redescen...
4. Elles pren...
5. Il compren...
6. Elle plai...
7. Ils détei...
8. Elles enten...
9. Il prét...

4 RÉVISION des verbes en -DRE : écrire la phrase au présent :

1. Tu ... : ATTENDRE l'arrêt à la station et DESCENDRE du train.
2. James ... : VENDRE tout et REJOINDRE une amie dans une île déserte.
3. Les étudiants ... : APPRENDRE une langue et RÉPONDRE avec hésitation.
4. Le marcheur ... : ATTEINDRE le sommet du col et REDESCENDRE à pied.
5. Je ... : FENDRE une bûche.
6. Nous ... : REPEINDRE les volets et ÉTENDRE la peinture avec soin.
7. Vous ... : FEINDRE de ne rien savoir, PRÉTENDRE tout ignorer .
8. Elle ... : CONDESCENDRE à réaliser ce projet. Son chef ... : l'y CONTRAINDRE.
9. Le chien ... : MORDRE l'enfant et PRENDRE la fuite.
10. Juan ... : ne RÉSOUDRE pas son problème et SE MORFONDRE dans sa chambre.

VERBES DU 3e GROUPE
en **-ire et -ure**

Le **radical varie** et la terminaison est : **-s, -s, -t, -ons, -ez, -ent** (sauf *vous dites*).

LIRE

je	lis
tu	lis
il	lit
nous	li**s**ons
vous	li**s**ez
ils	li**s**ent

et aussi...
ÉLIRE, RÉÉLIRE, RELIRE, SUFFIRE,
CONTREDIRE, DÉDIRE, INTERDIRE, MÉDIRE, PRÉDIRE.

Est-ce que tu lis souvent des poèmes ?
Nous lisons toujours les petites annonces.
Ils ne lisent jamais le journal.

DIRE

je	dis
tu	dis
il	dit
nous	di**s**ons
vous	***dites***
ils	di**s**ent

et aussi...
REDIRE.

Est-ce que tu dis la vérité ?
Je ne dis rien.
Vous me dites de venir chez vous.

MAUDIRE se conjugue comme **FINIR** 2e groupe.
Vous maudissez votre pauvreté.

ÉCRIRE

j'	écris
tu	écris
il	écrit
nous	écri**v**ons
vous	écri**v**ez
ils	écri**v**ent

et aussi...
CIRCONSCRIRE, DÉCRIRE, INSCRIRE, PRESCRIRE, PROSCRIRE, RÉCRIRE, RÉINSCRIRE, RETRANSCRIRE, SOUSCRIRE, TRANSCRIRE.

J'écris une lettre d'amour.
Est-ce que vous écrivez à vos parents ?
Ils ne m'écrivent jamais.

RIRE

je	ris
tu	ris
il	rit
nous	rions
vous	riez
ils	rient

et aussi...
SOURIRE.

Ce garçon rit aux éclats.
Il dit des bêtises et nous rions.
Ils rient de sa maladresse.

CONCLURE

je	conclus
tu	conclus
il	conclut
nous	concluons
vous	concluez
ils	concluent

et aussi...
EXCLURE, INCLURE, etc.

Il conclut enfin son exposé.
Nous concluons un contrat.
Les deux pays concluent un accord.

FRIRE ne se conjugue qu'aux trois personnes du singulier : je fris, tu fris, il frit.
Le poisson frit dans la poêle.

1 **Conjuguer au présent de l'indicatif :**
LIRE le journal, ne rien DIRE, RIRE aux éclats, S'INSCRIRE à l'université.

2 **Terminer les verbes :**

1. Vous reli... ce roman, je le li... .
2. Tu souri..., nous souri... aussi.
3. Il écri..., nous récri... notre lettre.
4. Je di... tout, vous ne di... rien.
5. Tu interdi... l'entrée, ils interdi... la sortie.
6. Vous décri... votre ville, ils décri... leur village.

3 **Mettre les verbes au présent :**

1. Vous (REDIRE) la même chose.
2. La voyante (PRÉDIRE) l'avenir.
3. J'arrête mon travail. Cela (SUFFIRE).
4. Tu me (CONTREDIRE) toujours.
5. Je (RELIRE) souvent ce poème.
6. Les Français (ÉLIRE) leur président.
7. Est-ce que vous m'(INTERDIRE) de fumer ?
8. Est-ce qu'ils (INSCRIRE) leur fils à l'école ?
9. Elles sont aimables. Elles (SOURIRE) toujours.
10. Vous (CONCLURE) une bonne affaire.

4 **Mettre les verbes au présent, puis à la forme négative :**

1. Les médecins (PRESCRIRE) des sirops.
2. Vous (PROSCRIRE) l'alcool.
3. Vous (MÉDIRE) quelquefois.
4. Nous (SOUSCRIRE) à vos exigences.
5. Vous (SE DÉDIRE) de votre promesse.
6. Vous (RIRE) encore de ses blagues.
7. J'(EXCLURE) cette possibilité.
8. L'escalope (FRIRE) doucement.
9. Ils (SE SUFFIRE) à eux-mêmes.
10. Les policiers (CONCLURE) à un crime.

5 **Mettre les verbes à la personne demandée :**

1. DIRE une bêtise : tu..., vous...
2. MÉDIRE : elle..., vous...
3. SE DÉDIRE : je me..., vous vous...
4. PRÉDIRE un malheur : nous..., vous...
5. MAUDIRE le sort : tu..., vous...
6. INTERDIRE le stationnement : il..., nous...
7. REDIRE les mêmes mots : nous..., vous...
8. CONTREDIRE tout le monde : ils..., vous...

6 **Trouver l'infinitif des verbes de la même famille que les noms et faire une phrase au présent :**

1. la lecture
2. l'écriture
3. la conclusion
4. le rire
5. la malédiction
6. le sourire
7. l'interdiction
8. la suffisance
9. l'élection
10. l'inscription
11. la prédiction
12. l'exclusion
13. la description
14. la médisance
15. la contradiction
16. la prescription

7 **Mettre les verbes au présent :**

Éléonore (ÉCRIRE) sa lettre de candidature. Elle (DÉCRIRE) ses compétences, elle (MAUDIRE) son manque d'expérience, elle (EXCLURE) les détails inutiles et elle (CONCLURE). Puis elle (RELIRE) sa lettre. Elle est satisfaite.

8 **Remplacer les expressions par un verbe synonyme :**
CONCLURE, DÉCRIRE, S'INSCRIRE, LIRE, SOURIRE.

1. Il fait une description de son village.
2. Est-ce que tu fais la conclusion de ton exposé ?
3. Elles ne font pas de sourires.
4. Est-ce que vous faites la lecture de ce poème ?
5. Nous prenons une inscription à l'université.

VERBES DU 3e GROUPE

en **-ivre, -uivre, -uire, -aire, -oire**

Le **radical varie** et la terminaison est : **-s, -s, -t, -ons, -ez, -ent**.

VIVRE	
je	vis
tu	vis
il	vit
nous	vi**v**ons
vous	vi**v**ez
ils	vi**v**ent

et aussi...

REVIVRE, SURVIVRE.

Ils vivent d'amour et d'eau fraîche.
Nous ne vivons pas en Autriche.
Où vivez-vous en ce moment ?

SUIVRE	
je	suis
tu	suis
il	suit
nous	sui**v**ons
vous	sui**v**ez
ils	sui**v**ent

et aussi...

S'ENSUIVRE, POURSUIVRE.

J'ai peur : un homme me suit.
Mes enfants suivent des cours de karaté.
Tu ne suis jamais la mode.

TRADUIRE	
je	traduis
tu	traduis
il	traduit
nous	tradui**s**ons
vous	tradui**s**ez
ils	tradui**s**ent

et aussi...

CONDUIRE, CONSTRUIRE, COPRODUIRE, CUIRE, DÉDUIRE, DÉTRUIRE, ENDUIRE, INDUIRE, INSTRUIRE, INTRODUIRE, LUIRE, NUIRE, PRODUIRE, RECONDUIRE, RECONSTRUIRE, REPRODUIRE, RÉDUIRE, SÉDUIRE, etc.

Nous traduisons ce livre du japonais en anglais.
Son regard traduit une grande peur.

PLAIRE	
je	plais
tu	plais
il	pla**î**t
nous	plai**s**ons
vous	plai**s**ez
ils	plai**s**ent

et aussi...

COMPLAIRE, DÉPLAIRE, *TAIRE*.

Qu'est-ce qui vous plaît ici ?
Rien ne nous plaît.

(SE) TAIRE se conjugue comme **PLAIRE**, sauf : *il (se) tait.*

FAIRE : verbe très irrégulier. *Voir p. 36.*

DISTRAIRE	
je	distrais
tu	distrais
il	distrait
nous	distra**y**ons
vous	distra**y**ez
ils	distraient

et aussi...

ABSTRAIRE, EXTRAIRE, SOUSTRAIRE, etc.

Qu'est-ce qui vous distrait ?
Les films nous distraient.

CROIRE	
je	crois
tu	crois
il	croit
nous	cro**y**ons
vous	cro**y**ez
ils	croient

Croyez-vous aux extra-terrestres ?
Je ne crois pas cet homme.

1 **Conjuguer au présent de l'indicatif :** VIVRE à l'étranger, CONDUIRE mal, SE TAIRE.

2 **Terminer les verbes :**

A. 1. Nous vi… à Paris, vous vi… à Lyon.
2. Je poursui… mon chemin, vous poursui… votre voyage.
3. Depuis leur accident, ils survi… .
4. Est-ce que tu sui… un régime ?
5. Depuis sa guérison, il revi… .

B. 1. Tu condui… vite, je condui… lentement.
2. Ils rédui… leurs dépenses.
3. Que produi… cette région ?
4. Dom Juan sédui… les femmes.
5. J'introdui… la clé dans la serrure.
6. Qu'est-ce que vous tradui… ?
7. Nous coprodui… un film.
8. Le poulet cui… dans le four.
9. Les ouvriers construi… un pont.
10. Je reprodui… un tableau.

3 **Utiliser les verbes donnés au présent :**

1. PLAIRE : Je lui…, il me …, nous nous … .
2. PLAIRE : Ces chansons nous … .
3. DÉPLAIRE : Le jeu de cet acteur me … .
4. SE TAIRE : Tu ne parles pas, tu te…, nous nous … aussi.
5. SE COMPLAIRE : Ils se … à dire des bêtises.

4 **Conjuguer au présent de l'indicatif :** SE DISTRAIRE, ne CROIRE personne.

5 **Mettre les verbes au présent :**

A. 1. Ce spectacle nous (DISTRAIRE), ces clowns nous (DISTRAIRE).
2. Vous (DISTRAIRE) les enfants, il faut les laisser travailler.
3. Nous (SOUSTRAIRE) 3 de 5 : il reste 2.
4. Ce scientifique (S'ABSTRAIRE) facilement du monde extérieur.
5. Le dentiste (EXTRAIRE) la dent d'un patient.

B. 1. Est-ce que vous (CROIRE) cet homme politique ?
2. Non, nous ne le (CROIRE) pas.
3. Je (CROIRE) à ma bonne étoile, et toi, (CROIRE)-tu à la tienne ?
4. Il (CROIRE) que je suis stupide !
5. Elles ne (CROIRE) pas au progrès, mais nous, nous y (CROIRE).

6 **Trouver les verbes de la même famille que ces noms et faire une phrase au présent :**

1. la vie
2. la conduite
3. la cuisson
4. la nuisance
5. le plaisir
6. la traduction
7. la construction
8. la réduction
9. la croyance
10. l'abstraction
11. l'extraction
12. l'introduction
13. la séduction
14. la distraction
15. la suite
16. l'autodestruction
17. la coproduction
18. la poursuite
19. la déduction
20. la soustraction

7 **Remplacer les verbes ou expressions par un verbe synonyme :**
CONDUIRE, DÉTRUIRE, DISTRAIRE, S'INTRODUIRE, PLAIRE, NUIRE, RÉDUIRE, SUIVRE.

1. Il est au volant de sa voiture.
2 Les dessins animés amusent les enfants.
3. Cette année, on diminue les impôts.
4. Les ouvriers démolissent la maison.
5. Il marche derrière cette femme.
6. Est-ce que ce bijou est à ton goût ?
7. Le voleur pénètre dans la maison.
8. Ces accusations lui causent du tort.

VERBES DU 3e GROUPE

en **-aître, -oître, -ttre, -pre, -cre**

Le radical varie et la terminaison est : **-s, -s, -t, -ons, -ez, -ent** (sauf *il vainc*).

CONNAÎTRE

je	connais
tu	connais
il	connaît
nous	connai**ss**ons
vous	connai**ss**ez
ils	connai**ss**ent

et aussi...

APPARAÎTRE, COMPARAÎTRE, DISPARAÎTRE, MÉCONNAÎTRE, NAÎTRE, PARAÎTRE, RÉAPPARAÎTRE, RECONNAÎTRE, RENAÎTRE, REPARAÎTRE, TRANSPARAÎTRE, etc.

Est-ce que tu connais mon pays ?
Vous vous y connaissez en peinture.
Il ne connaît pas grand chose à l'aviation.

CROÎTRE

je	cro**î**s
tu	cro**î**s
il	cro**î**t
nous	cro**iss**ons
vous	cro**iss**ez
ils	cro**iss**ent

et aussi...

ACCROÎTRE, DÉCROÎTRE, etc.

La lune croît et décroît.
Nos bénéfices s'accroissent.

METTRE

je	me**ts**
tu	me**ts**
il	me**t**
nous	mettons
vous	mettez
ils	mettent

et aussi...

ADMETTRE, COMMETTRE, COMPROMETTRE, DÉMETTRE, ÉMETTRE, S'ENTREMETTRE, OMETTRE, PERMETTRE, PROMETTRE, REMETTRE, RETRANSMETTRE, SOUMETTRE, TRANSMETTRE, etc.

Tu mets ton sac sur la table.
Il se met dans une mauvaise situation.
Ils se mettent à rire.

BATTRE

je	ba**ts**
tu	ba**ts**
il	ba**t**
nous	battons
vous	battez
ils	battent

et aussi...

ABATTRE, COMBATTRE, DÉBATTRE, S'ÉBATTRE, RABATTRE, etc.

Cet homme bat-il sa femme ?
Vous battez votre adversaire au tennis.
Ces garçons se battent tout le temps.

ROMPRE

je	romps
tu	romps
il	rompt
nous	rompons
vous	rompez
ils	rompent

et aussi...

CORROMPRE, INTERROMPRE.

Le cheval rompt sa corde.
Vous rompez le silence.
Pourquoi est-ce que tu l'interromps ?

VAINCRE

je	vaincs
tu	vaincs
il	*vainc*
nous	vain**qu**ons
vous	vain**qu**ez
ils	vain**qu**ent

et aussi...

CONVAINCRE.

Ils vainquent leurs ennemis.
Nous vainquons notre peur.
Tu ne convaincs personne.

1 Conjuguez au présent de l'indicatif :

PARAÎTRE content, METTRE une lettre à la poste, VAINCRE sa timidité.

2 Terminer les verbes :

1. Le soleil appar... à l'horizon.
2. Nous reconn... sa voix.
3. Vous dispar... de temps en temps.
4. Tu adme... ton erreur.
5. Je rom... mes relations avec toi.
6. Ils ba... les cartes.

3 Mettre le verbe à la forme correcte, puis mettre au pluriel à la personne indiquée :

1. Je (PROMETTRE) d'être à l'heure. Nous...
2. Il ne (CONNAÎTRE) pas mon numéro de téléphone. Ils...
3. Ton ami (PARAÎTRE) sympatique. Tes amis...
4. Tu (ABATTRE) un arbre. Vous...
5. Tu (VAINCRE) tes adversaires. Vous...

4 Mettre le verbe à la forme correcte, puis au singulier :

1. Vous (ROMPRE) votre contrat.
2. Ils (COMPARAÎTRE) devant le tribunal.
3. Nous (VAINCRE) leur résistance.
4. Ils (CORROMPRE) le témoin.
5. Nous (MÉCONNAÎTRE) l'importance de cette découverte.
6. Vous (COMBATTRE) l'injustice.

5 Mettre le verbe à la forme correcte, puis répondre aux questions à la forme négative :

1. Est-ce que ce magasin (ADMETTRE) les chiens ?
2. Est-ce qu'il (NAÎTRE) autant de filles que de garçons ?
3. La lumière (TRANSPARAÎTRE)-elle à travers les rideaux ?
4. Est-ce que ces entreprises (ACCROÎTRE) leur production ?
5. Est-ce que le chef d'orchestre (BATTRE) bien la mesure ?
6. Est-ce que vous (SE DÉBATTRE) contre les difficultés de la vie ?
7. Est-ce qu'ils (INTERROMPRE) leur partie de cartes ?
8. Est-ce que vous (CONVAINCRE) les autres par vos arguments ?
9. Est-ce que cet arbre (CROÎTRE) dans nos régions ?
10. Est-ce qu'ils (SE SOUMETTRE) à vos questions ?
11. Est-ce que tu (SE METTRE) au travail ?
12. Est-ce que tout le monde (SE CONNAÎTRE) ici ?
13. Est-ce que vous me (PERMETTRE) de fumer ?
14. Est-ce que la radio (RETRANSMETTRE) ce concert ?
15. Est-ce que tu (COMPROMETTRE) ta carrière ?

6 Retrouver un verbe de la même famille que ces noms :

A. la connaissance
l'émission
l'apparition
la promesse
le combat

B. l'admission
la croissance
la corruption
la transparence
la rupture

C. le batteur
la conviction
la permission
la mise en scène
l'interruption

D. la victoire
la parution
la naissance
le débat
la disparition

VERBES DU 3e GROUPE
en **-oir**

La terminaison du présent est : **-s, -s, -t, -ons, -ez, -ent**.
Regardez comment le radical varie.

VOIR

je	vois
tu	vois
il	voit
nous	vo**y**ons
vous	vo**y**ez
ils	voient

et aussi...
ENTREVOIR, PRÉVOIR, REVOIR.

Qu'est-ce que vous voyez ?
Tu ne vois pas plus loin que le bout de ton nez.
Tu mens ! Cela se voit.

Quel temps est-ce que la météo prévoit ?
Ils entrevoient la possibilité de partir.
Nous nous revoyons souvent.

DEVOIR

je	d**oi**s
tu	d**oi**s
il	d**oi**t
nous	devons
vous	devez
ils	d**oi**vent

Excusez-nous, nous devons partir.
Ils me doivent beaucoup d'argent.
Quelle heure est-il ? Il doit être 5 heures.

RECEVOIR

je	re**çoi**s
tu	re**çoi**s
il	re**çoi**t
nous	recevons
vous	recevez
ils	re**çoi**vent

et aussi...
APERCEVOIR, CONCEVOIR, DÉCEVOIR, PERCEVOIR.

Je ne reçois jamais de lettres.
Est-ce que vous recevez des menaces ?
Ils reçoivent des invités.

SAVOIR

je	**sai**s
tu	**sai**s
il	**sai**t
nous	savons
vous	savez
ils	savent

Est-ce que vous savez conduire ?
Non, je ne sais pas.
Il est parti, tu sais.

EMOUVOIR

j'	ém**eu**s
tu	ém**eu**s
il	ém**eu**t
nous	émouvons
vous	émouvez
ils	ém**eu**vent

et aussi...
MOUVOIR, PROMOUVOIR.

Cette musique m'émeut.
Ces acteurs émeuvent le public.
Tu t'émeus pour peu de chose.

1 **Conjuguer au présent de l'indicatif :** VOIR un copain, DEVOIR partir, SAVOIR nager.

2 **Mettre les verbes au présent :**

A. 1. Est-ce que vous (VOIR) bien avec vos lunettes ?
2. Je ne (VOIR) pas la différence entre ces deux mots.
3. Quel temps (PRÉVOIR)-on pour demain ?
4. Est-ce que tu (REVOIR) parfois ton ex-mari ?
5. Nous ne (VOIR) plus Loïc, mais ses cousins le (VOIR) encore.

B. 1. Il est tard : nous (DEVOIR) rentrer chez nous.
2. Ils ont beaucoup marché, ils (DEVOIR) être fatigués.
3. Qu'est-ce que vous (APERCEVOIR) là-bas ?
4. Ils ne (RECEVOIR) jamais personne.
5. Tu me (DÉCEVOIR). Je ne (CONCEVOIR) pas de vivre comme toi.

C. 1. Est-ce que tu (SAVOIR) parler japonais ?
2. Ils ne (SAVOIR) pas la vérité.
3. Il ne (SAVOIR) pas où aller.
4. Est-ce que vous (SAVOIR) danser ? Non, nous ne (SAVOIR) pas.
5. Ces photos de l'accident nous (ÉMOUVOIR).

3 **Répondre aux questions. Utiliser la 1re personne du singulier :**

1. Est-ce que vous devez de l'argent à votre propriétaire ? Oui...
2. Est-ce que vous savez mentir ? Non...
3. Est-ce que vous voyez souvent vos beaux-parents ? Non...
4. Est-ce que vous recevez beaucoup de cadeaux ? Oui...
5. Est-ce que vous vous apercevez de son émotion ? Oui...

4 **Terminer les phrases :**

1. Tu ne sais pas jouer du violon, mais eux, ils...
2. Vous ne me décevez pas, mais moi, je vous ...
3. Nous ne vous devons pas d'argent, mais Serge vous en ...
4. Je ne vois rien, mais vous, vous...
5. Il s'émeut facilement, mais toi, tu ...

5 **Trouver l'infinitif des verbes de la même famille que ces noms et faire une phrase au présent :**

1. la réception
2. le savant
3. l'émotion
4. la promotion
5. la prévision
6. la conception
7. l'entrevue
8. la déception

6 **Remplacer les verbes ou expressions par un verbe synonyme :**
CONCEVOIR, DEVOIR de l'argent, S'ÉMOUVOIR, RECEVOIR, SAVOIR.

1. Elle organise une réception pour ses amis ce soir.
2. Nous avons une conception différente de la situation.
3. Ils éprouvent facilement des émotions.
4. Est-ce que vous êtes au courant de cela ?
5. Est-ce que tu as des dettes ?

VERBES TRÈS IRRÉGULIERS DU 3e GROUPE

FAIRE

je	fais
tu	fais
il	fait
nous	fai**s**ons
vous	fai**tes**
ils	f**ont**

et aussi...
CONTREFAIRE, DÉFAIRE, REFAIRE, SATISFAIRE, etc.

Qu'est-ce que vous faites ?
Rien, nous ne faisons rien.

BOIRE

je	bois
tu	bois
il	boit
nous	b**uv**ons
vous	b**uv**ez
ils	boi**v**ent

Est-ce que vous buvez de la vodka ?
Je ne bois jamais d'alcool.

POUVOIR

je	p**eux**
tu	p**eux**
il	p**eut**
nous	pouvons
vous	pouvez
ils	p**eu**vent

Pouvez-vous courir ?
Non, je ne peux pas.

VOULOIR

je	v**eux**
tu	v**eux**
il	v**eut**
nous	voulons
vous	voulez
ils	v**eu**lent

Voulez-vous danser ?
Oui, je veux bien.

VALOIR

je	v**aux**
tu	v**aux**
il	v**aut**
nous	valons
vous	valez
ils	valent

et aussi...
ÉQUIVALOIR, PRÉVALOIR, REVALOIR.

Combien vaut cette montre ?
Ces appareils ne valent rien.

PLEUVOIR ne se conjugue qu'à la troisième personne du singulier et, parfois, du pluriel.
Il pleut. Je suis mouillé(e). *Les bombes pleuvent sur la ville. (Rare)*

FALLOIR ne se conjugue qu'à la troisième personne du singulier.
Il faut faire attention !

Attention : (S')**ASSEOIR** se conjugue de deux façons

je	(m')	assois	ou	je	(m')	assieds
tu	(t')	assois	ou	tu	(t')	assieds
il	(s')	assoit	ou	il	(s')	assied
nous	(nous)	assoyons	ou	nous	(nous)	asseyons
vous	(vous)	assoyez	ou	vous	(vous)	asseyez
ils	(s')	assoient	ou	ils	(s')	asseyent

Est-ce que tu assieds (tu assois) ton bébé dans son lit ?
Maintenant, il s'assied (il s'assoit) tout seul.

1 **Donner le présent de l'indicatif de :** FAIRE du yoga, BOIRE peu.

2 **Mettre les verbes au présent :**

A. 1. Qu'est-ce que vous (FAIRE) ? Je (FAIRE) des mots croisés.
2. Pénélope (DÉFAIRE) et (REFAIRE) toujours le même travail.
3. Nous (FAIRE) des économies, et toi, en (faire)-tu ?
4. Cette solution nous (SATISFAIRE).
5. Ils ne se (SATISFAIRE) jamais de ce qu'ils ont.

B. 1. Est-ce que tu (BOIRE) souvent du champagne ?
2. Non, j'en (BOIRE) rarement.
3. Bruno (BOIRE) de la Téquila, et vous, est-ce que vous en (BOIRE) ?
4. Non, nous n'en (BOIRE) pas, c'est trop fort !
5. Ils t'admirent : ils (BOIRE) tes paroles.

3 **Donner le présent de l'indicatif de :** ne pas POUVOIR parler, VOULOIR dormir.

4 **Mettre les verbes au présent :**

A. 1. Est-ce que tu (POUVOIR) m'accompagner ? Non, je ne (POUVOIR) pas.
2. Il (VOULOIR) partir en vacances, mais il ne (POUVOIR) pas.
3. Est-ce que vous (VOULOIR) du thé ?
4. Nous (VOULOIR) vous annoncer une grande nouvelle.
5. Ils (VOULOIR) voir ce spectacle, malheureusement, ils ne (POUVOIR) pas.

B. 1. Combien (VALOIR) ces boucles d'oreille ?
2. Il (VALOIR) mieux ne pas en parler.
3. Son silence (ÉQUIVALOIR) à un refus.
4. Est-ce que 200 grammes de poisson (ÉQUIVALOIR) à 100 grammes de viande ?
5. Il (PLEUVOIR). Il (FALLOIR) rentrer.

C. 1. Est-ce que vous (S'ASSEOIR) ou est-ce que vous restez debout ?
2. Nous (S'ASSEOIR) autour de la table.
3. Le promeneur (S'ASSEOIR) sur un banc.
4. Je (S'ASSEOIR) ici, et toi, tu (S'ASSEOIR) là.
5. Les spectateurs (S'ASSEOIR) à leur place.

5 **Répondre aux questions. Utiliser le verbe de la question au présent :**

A. 1. Qu'est-ce que vous faites ?
2. Qu'est-ce que vous voulez ?
3. Pouvez-vous m'entendre ?
4. Vous asseyez-vous ici ?
5. Qu'est-ce que vous buvez ?

B. 1. Est-ce que tu (POUVOIR) venir ?
2. Est-ce que nous (POUVOIR) rester ?
3. Est-ce que tu (VOULOIR) une glace ?
4. Vous ne (VOULOIR) pas lui parler ?
5. Les chiens (POUVOIR)-ils entrer ici ?

6 **Trouver l'infinitif du verbe de la même famille que les noms suivants et faire une phrase au présent :**

1. la pluie
2. la satisfaction
3. la valeur
4. la volonté
5. le fait
6. la puissance
7. la contrefaçon
8. la boisson
9. l'équivalence

ÊTRE, AVOIR, VERBES DU 1er GROUPE ET ALLER

ÊTRE		AVOIR	
j'	ét**ais**	j'	av**ais**
tu	ét**ais**	tu	av**ais**
il	ét**ait**	il	av**ait**
nous	ét**ions**	nous	av**ions**
vous	ét**iez**	vous	av**iez**
ils	ét**aient**	ils	av**aient**

Verbes du 1er groupe et ALLER

Pour former l'imparfait de l'indicatif d'un verbe,
prendre le **radical** de la première personne du pluriel au présent (par exemple donn-),
et ajouter la terminaison : **-ais, -ais, -ait, -ions, -iez, -aient**.

	Présent	Imparfait	
DONNER	nous donnons	je	donn**ais**
		tu	donn**ais**
		il	donn**ait**
		nous	donn**ions**
		vous	donn**iez**
		ils	donn**aient**
REGARDER	nous regardons	je	regard**ais**
MONTRER	nous montrons	je	montr**ais**
ACCEPTER	nous acceptons	j'	accept**ais**
REFUSER	nous refusons	je	refus**ais**
(SE) LAVER	nous (nous) lavons	je (me) lav**ais**	
ALLER	nous allons	j'	all**ais**
		tu	all**ais**
		il	all**ait**
		nous	all**ions**
		vous	all**iez**
		ils	all**aient**
S'EN ALLER	nous nous en allons	je m'en all**ais**	

1 **Conjuguer à l'imparfait de l'indicatif :** ÊTRE sûr de soi, AVOIR raison.

2 **Mettre ces verbes à l'imparfait :**

1. Ce (ÊTRE) l'hiver. Je (ÊTRE) dehors, je (AVOIR) froid.
2. Il y (AVOIR) de la neige. Elle (ÊTRE) devant la cheminée, elle (AVOIR) chaud.
3. Vous (ÊTRE) gêné car vous (AVOIR) tort et vous (NE PAS AVOIR) d'excuse.
4. Le bar (ÊTRE) vide. Tu (ÊTRE) ivre, tu (NE PLUS AVOIR) la force de rentrer.
5. Notre erreur (ÊTRE) grave. Nous (AVOIR) honte, nous (NE PAS ÊTRE) fiers.
6. La circulation (ÊTRE) difficile. Ils (ÊTRE) furieux, ils (AVOIR) du retard.

3 **Conjuguer à l'imparfait :** CULTIVER son jardin, ARROSER ses fleurs, ALLER bien.

4 **Terminer les verbes à l'imparfait :**

1. Tu ador ... ta poupée, tu l' embrass ... , tu la montr ... à tout le monde.
2. Sur l'autoroute, les voitures s'approch ..., puis dépass ... le camion.
3. Le soleil se couch ...; peu à peu, ses rayons éclair ... toute la plage.
4. J'entr ... toujours brusquement, je ne frapp ... jamais à la porte.
5. Souvent, vous vous disput ..., cela gên ... les voisins, vous vous excus ... .
6. Il refus ... toujours de rester. A minuit, il s'en all ..., il se dépêch ... .

5 **Compléter les questions et répondre à l'imparfait :**

L'an dernier,

1. est-ce que tu habit... à l'étranger ?
2. est-ce que ton pays te manqu... ?
3. est-ce qu'ils déjeun... parfois dans ce bistrot ?
4. est-ce que vous dîn... toujours tous ensemble ?
5. est-ce que tu laiss... déjà pousser tes cheveux ?
6. où all...-vous marcher tous les jours ?
7. est-ce que, tes amis et toi, vous dans... tous les samedis ?
8. est-ce que tu te maquill... déjà ?
9. est-ce que Grégoire te téléphon... chaque soir ?
10. est-ce que tu imagin... ta vie actuelle ?

6 **Compléter les verbes du texte :**

Ils all... partir, ils ét... prêts, ils av... leurs bagages. Nous ét... sur le pas de la porte, nous av... l'air triste, nous all... rester seuls. Pauline ét... en larmes, Thomas av... le cœur serré, et toi, tu av... l'air absent, mais tu ét... attentif à tout. Moi, j'ét... silencieux, j'av... envie de fuir. J' all... trouver le temps long sans eux.

7 **Mettre les verbes de ce texte à l'imparfait :**

Je me souviens quand je (ÊTRE) petit, le soir, des hommes inconnus (ARRIVER) à la maison. Pour moi, ils (TOMBER) du ciel. Ils (S'INSTALLER) dans des fauteuils, ils (PARLER), ils (BAVARDER) de tout et de rien. Parfois, quelqu'un (RACONTER) sa vie ou bien (ÉVOQUER) le passé. Souvent, ils (DISCUTER) de politique, l'un d'entre eux (SE FÂCHER), les autres l'(OBSERVER) ou le (CRITIQUER).
Moi, dans mon coin, je (S'IMAGINER) qu'ils (ÊTRE) très importants, je (SE DEMANDER) s'ils (AVOIR) des secrets d'état, s'ils (DÉCIDER) devant moi de la marche du monde. Tous (SEMBLER) très sérieux, mais je ne (DEVINER) pas pourquoi ce (ÊTRE) chez moi que tout cela (SE PASSER).

VERBES DU 1er GROUPE

Prendre le **radical** de la première personne du pluriel au présent,
et ajouter la terminaison : **-ais, -ais, -ait, -ions, -iez, -aient**.

ÉTUDIER

Présent		Imparfait	
		j'	étud**i**ais
		tu	étud**i**ais
		il	étud**i**ait
nous	étudions	nous	étud**ii**ons
		vous	étud**ii**ez
		ils	étud**i**aient

ESSAYER

Présent		Imparfait	
		j'	essa**y**ais
		tu	essa**y**ais
		il	essa**y**ait
nous	essayons	nous	essa**yi**ons
		vous	essa**yi**ez
		ils	essa**y**aient

	Présent	Imparfait
CONTINUER	nous continuons	je continuais nous contin**ui**ons
JOUER	nous jouons	je jouais nous **joui**ons
CRÉER	nous créons	je créais nous cr**éi**ons
GAGNER	nous gagnons	je gagnais nous ga**gni**ons
TRAVAILLER	nous travaillons	je travaillais nous trava**illi**ons
AVANCER	nous avançons	j' avançais nous avan**ci**ons
CHANGER	nous changeons	je chan**ge**ais nous chan**gi**ons
ESSUYER	nous essuyons	j' essuyais nous essu**yi**ons
EMPLOYER	nous employons	j' employais nous emplo**yi**ons
LEVER	nous levons	je **le**vais
ESPÉRER	nous espérons	j' esp**é**rais
ACHETER	nous achetons	j' ach**e**tais
JETER	nous jetons	je **jet**ais
PELER	nous pelons	je p**el**ais
(S')APPELER	nous (nous) appelons	je (m') appe**l**ais

1 Donner la terminaison de l'imparfait :

1. Tu mang...
2. Il avanc...
3. Je pay...
4. Elle enseign...
5. Je surveill...
6. Tu jou...
7. Il navigu...
8. Tu expliqu...
9. Je soulev...
10. Il neig...
11. J'achet...
12. Elle s'appel...

2 Mettre le verbe à l'imparfait, puis la phrase au pluriel :

1. Je change souvent d'amis.
2. Il essaie un pantalon.
3. Tu commences à comprendre.
4. Je m'ennuie rarement.
5. Le chien aboie sans arrêt.
6. Tu te baignes dans le lac.
7. Je me méfie de lui.
8. Tu t'habitues à cette vie.
9. Je me moque de toi.

3 Mettre le verbe au présent avec *nous*, puis à l'imparfait aux personnes indiquées :

Exemple : Tu (JOUER) mal. → Nous jouons mal. Tu jouais mal.

A.
1. Je (LEVER) la tête.
2. Tu (ESPÉRER) réussir.
3. Elles (ACHETER) des fruits.
4. Nous (JETER) de vieux papiers.
5. Vous (PELER) des oranges.
6. Il (S'APPELER) Victor.
7. Vous (POSSÉDER) un château.
8. Il (PROJETER) un voyage.
9. Je (CONGELER) des légumes.
10. Les étoiles (ÉTINCELER).
11. Nous (ENLEVER) nos gants.
12. Tu (S'INQUIÉTER) souvent.

B.
1. Il (OUBLIER) tout.
2. Tu (MENACER) de partir.
3. Nous (SE RÉVEILLER) tôt.
4. Le soleil (BRILLER).
5. La situation (ÉVOLUER).
6. Ils (ENCOURAGER) les sportifs.
7. Le chômage (DIMINUER).
8. Les couleurs (FLAMBOYER).
9. Je (AVOUER) mon erreur.
10. Vous (EMMENER) quelqu'un.

4 Dans ces textes, mettre les verbes à l'imparfait :

A. L'existence active qu'il (MENER) le (CHANGER) tellement du paisible régime scolaire qu'il (S'ÉTONNER) d'avoir pu supporter si longtemps : la classe grise, les devoirs de robinets et de trains, les leçons d'histoire [...]. A présent, [...] on le (HABILLER), on le (MAQUILLER), on le (PRIER) de mimer les peines, les joies d'un petit garçon. [...] Des inconnus (S'OCCUPER) de lui, le (CRITIQUER), le (JUGER), le (ADMIRER).

Henri Troyat, *Grandeur nature,* © Éd. Plon, 1936.

B. On (S'ENNUYER) épouvantablement, tous les jours (RESSEMBLER) au dimanche; dans la rue, les gens (MARCHER) sérieusement, verticalement, et sur la plage, ils (SE DÉSHABILLER), (SE BAIGNER), (SE NOYER), (SE SAUVER), (SE RHABILLER) et (SE CONGRATULER) avec une désolante ponctualité. [...]
Une ou deux fois par mois un gros propriétaire (ORGANISER) des courses de taureaux : ce (ÊTRE) ma seule distraction.

Jacques Prévert, Paroles, *Souvenirs de famille,* © Éd. Gallimard, 1972.

5 Replacer ces verbes dans le texte et les mettre à l'imparfait :

APPUYER, S'ARRÊTER, S'ENGAGER, ÉPROUVER, ÉTONNER, DEMEURER, LONGER, PASSER, TOMBER.

Sur le palier de l'entresol, Pauline ... une appréhension qui l'... toujours. Elle ... devant le restaurant chinois, ... la vitrine de l'antiquaire, ... sur le bouton de la porte cochère, ... dans l'escalier, ... devant le battant de bois noirci, et ... immobile, la clef en suspens. Une angoisse lui ... sur les épaules, paralysant le geste esquissé.

Thérèse de Saint-Phalle, *Le Tournesol,* © Éd. Gallimard, 1968.

VERBES DU 2e GROUPE ET DU 3e GROUPE en -ir

Prendre le **radical** de la première personne du pluriel au présent, et ajouter la terminaison : **-ais, -ais, -ait, -ions, -iez, -aient.**

Verbes du 2e groupe

	Présent	Imparfait	
FINIR	nous finissons	je	fin**iss**ais
		tu	fin**iss**ais
		il	fin**iss**ait
		nous	fin**iss**ions
		vous	fin**iss**iez
		ils	fin**iss**aient
HAÏR	nous haïssons	je	ha**ïss**ais
S'ÉVANOUIR	nous nous évanouissons	je m'	évanou**iss**ais

Verbes du 3e groupe en -ir

	Présent	Imparfait	
DORMIR	nous dormons	je	dor**m**ais
		tu	dor**m**ais
		il	dor**m**ait
		nous	dor**m**ions
		vous	dor**m**iez
		ils	dor**m**aient
PARTIR	nous partons	je	par**t**ais
MENTIR	nous mentons	je	men**t**ais
SENTIR	nous sentons	je	sen**t**ais
SORTIR	nous sortons	je	sor**t**ais
SERVIR	nous servons	je	ser**v**ais
COURIR	nous courons	je	cou**r**ais
OUVRIR	nous ouvrons	j'	ouv**r**ais
BOUILLIR	nous bouillons	je	bou**ill**ais
CUEILLIR	nous cueillons	je	cue**ill**ais
MOURIR	nous mourons	je	mou**r**ais
ACQUÉRIR	nous acquérons	j'	acqu**ér**ais
FUIR	nous fuyons	je	fu**y**ais, nous fu**y**ions
S'ENFUIR	nous nous enfuyons	je	m'enfu**y**ais
TENIR	nous tenons	je	te**n**ais
VENIR	nous venons	je	ve**n**ais
SE SOUVENIR	nous nous souvenons	je	me souve**n**ais

1 Trouver le présent à la première personne du pluriel, puis l'imparfait à la personne proposée :

A.
1. GRANDIR : nous ..., tu ...
2. S'ENRICHIR : nous ..., ils ...
3. FAIBLIR : nous ..., je ...
4. FINIR : nous ..., elle ...
5. RÉUNIR : nous ..., tu ...
6. ROUGIR : nous ..., elle ...
7. DÉMOLIR : nous ..., vous ...
8. RÉUSSIR : nous ..., nous ...
9. OBÉIR : nous ..., ils ...
10. CHOISIR : nous ..., tu ...

B.
1. PARTIR : nous ..., tu ...
2. COURIR : nous ..., je ...
3. OUVRIR : nous ..., elle ...
4. SENTIR : nous ..., nous ...
5. DORMIR : nous ..., ils ...
6. TENIR : nous ..., je ...
7. VENIR : nous ..., tu ...
8. FUIR : nous ..., il ...
9. SOUFFRIR : nous ..., ils ...
10. PARVENIR : nous ..., nous ...

2 Trouver la terminaison de l'imparfait :

A.
1. Il pâl..., il s'évanou...
2. Je gross..., tu maigr...
3. La balle rebond...
4. Vous applaud...
5. Les enfants désobé... parfois.

B.
1. Je serv... le café.
2. Les trains repart...
3. Tu ne reten... rien.
4. Cela t'apparten...
5. Nous reven... souvent.

3 Mettre chaque phrase à l'imparfait :

1. Le chat part, il court, il bondit, il s'enfuit.
2. Quand elle dort bien, elle rajeunit, elle redevient aimable.
3. Ton copain survient sans prévenir, il surgit toujours à l'improviste.
4. Cette petite fille ment, sa rougeur la trahit.
5. Le lierre envahit la façade de la maison et recouvre les fenêtres.

4 Mettre chaque phrase au singulier :

1. Nous nous souvenions de notre enfance et nous nous attendrissions.
2. Ils mouraient de faim, ils devenaient agressifs.
3. Nous choisissions un spectacle et nous sortions chaque soir.
4. Vous ne parveniez pas à trouver la solution, vous réfléchissiez.
5. Ces petits avions parcouraient de longs trajets et atterrissaient.

5 RÉVISION

Dans ces textes, mettre les verbes à l'imparfait :

A. La chambre (ÊTRE) glacée. Janine (SENTIR) le froid la gagner en même temps que (S'ACCÉLÉRER) la fièvre. Elle (RESPIRER) mal ; [...] une sorte de peur (GRANDIR) en elle. Elle (SE RETOURNER), le vieux lit (CRAQUER) sous son poids. Son mari (DORMIR) déjà. [...] Les bruits étouffés de la ville (PARVENIR) jusqu'à elle. [...]

Albert Camus, *L'Exil et le royaume*, © Éd. Gallimard, 1957.

B. Les bûchers (BRÛLER) une grande partie de la nuit, tandis que les femmes (S'ACTIVER), (BALAYER), (JETER) de l'eau sur les braises, ou bien (AJOUTER) des branches. Quand le brasier (DÉCLINER), ce (ÊTRE) le moment qu'Ananta (PRÉFÉRER). Giribala (SE COUCHER) par terre, près des braises, et la petite fille (SE BLOTTIR) contre elle, (ENFOUIR) sa tête sous le grand châle. [...] Mais elle (NE PAS DORMIR).

J.M.G. Le Clézio, *La Quarantaine*, © Éd. Gallimard, 1995.

VERBES DU 3e GROUPE

Prendre le **radical** de la première personne du pluriel au présent, et ajouter la terminaison : **-ais, -ais, -ait, -ions, -iez, -aient**.

en **-endre, -ondre, -andre, -erdre, -ordre, -oudre**

ATTENDRE

Présent	Imparfait	
	j'	atten**d**ais
	tu	atten**d**ais
	il	atten**d**ait
nous atten**d**ons	nous	atten**d**ions
	vous	atten**d**iez
	ils	atten**d**aient

PRENDRE

Présent	Imparfait	
	je	pre**n**ais
	tu	pre**n**ais
	il	pre**n**ait
nous pre**n**ons	nous	pre**n**ions
	vous	pre**n**iez
	ils	pre**n**aient

	Présent	Imparfait
RÉPONDRE	nous répon**d**ons	je répon**d**ais
RÉPANDRE	nous répan**d**ons	je répan**d**ais
PERDRE	nous per**d**ons	je per**d**ais
MORDRE	nous mor**d**ons	je mor**d**ais
RÉSOUDRE	nous rés**olv**ons	je rés**olv**ais
MOUDRE	nous mou**l**ons	je mou**l**ais
COUDRE	nous cou**s**ons	je cou**s**ais

en **-eindre, -aindre, -oindre**

	Présent	Imparfait	
PEINDRE	nous pei**gn**ons	je	pei**gn**ais
		tu	pei**gn**ais
		il	pei**gn**ait
		nous	pei**gn**ions
		vous	pei**gn**iez
		ils	pei**gn**aient
CRAINDRE	nous crai**gn**ons	je	crai**gn**ais
JOINDRE	nous joi**gn**ons	je	joi**gn**ais

1 **Mettre le verbe au présent, puis à l'imparfait :**

1. Nous – ATTENDRE.
2. Tu – RÉPONDRE.
3. Il – PERDRE.
4. Je – PRENDRE.
5. Vous – RENDRE.
6. Ils – ENTENDRE.
7. Tu – CONFONDRE.
8. Il – COMPRENDRE.
9. Je – REVENDRE.
10. Il – MORDRE.
11. Vous – DESCENDRE.
12. Cela – DÉPENDRE.

2 **Mettre au présent avec *nous*, puis à l'imparfait aux personnes proposées :**

A. 1. RÉSOUDRE le problème : nous ..., il ..., ils ...
2. RECOUDRE un bouton : nous ..., je ..., nous ...
3. DISSOUDRE une assemblée : nous ..., tu ..., vous ...

B. 1. REPEINDRE une pièce : nous ..., je ...
2. SE PLAINDRE souvent : nous ..., tu ...
3. REJOINDRE son ami : nous ..., elle ...
4. ÉTEINDRE la lampe : nous ..., vous ...
5. CRAINDRE le danger : nous ..., nous ...
6. SE TEINDRE les cheveux : nous ..., ils ...

3 **Mettre les phrases au présent, puis à l'imparfait :**

1. Ils (RÉAPPRENDRE) leurs lecons.
2. Elle (ENTREPRENDRE) quelque chose de difficile.
3. Tu (APPRENDRE) tout, mais tu ne (COMPRENDRE) pas vraiment.
4. Vous (REPRENDRE) toujours un dessert.
5. Je (SURPRENDRE) Camille, mais elle (PRENDRE) un air indifférent.

4 **Mettre les phrases à l'imparfait :**

1. Nous prenons souvent le train et descendons au terminus.
2. Moi, je comprends bien cette situation, toi, tu prétends la changer.
3. Chaque fois qu'il tord le bras de son frère, celui-ci le mord.
4. Je tonds la pelouse pendant que tu fends du bois.
5. La rumeur s'étend ; elle se répand dans la ville. Cela me rend malade.
6. Vous vous méprenez, vous me confondez avec quelqu'un d'autre.
7. Tu me contrains à accepter mais cela ne résout pas ton problème.
8. Quand Daniel atteint son but, il feint la modestie.
9. Ils restreignent leur activité, ils s'astreignent au repos.
10. Est-ce que tu réponds toujours ? Cela dépend de mon humeur.
11. Ils ne changent pas d'idée, ils n'en démordent pas.
12. Vous vous ennuyez, vous vous morfondez dans ce village.
13. Je me détends rarement, je ne m'étends jamais sur mon lit.
14. Vous défendez mal votre opinion, vous sous-entendez trop de choses.
15. Un sac à dos pend à son épaule alors qu'il redescend l'escalier.

5 **RÉVISION**

Dans ces textes, mettre les verbes à l'imparfait :

A. Tous les matins, il (ATTENDRE) le courrier. Vers 9 heures, il (DESCENDRE) le chercher. Dans sa boîte aux lettres il (PRENDRE) les enveloppes. Il (CRAINDRE) toujours un peu les factures. Il (REVENIR) dans sa chambre, (OUVRIR) les lettres et (RÉPONDRE) à chacune. Vers 11 heures, il (SUSPENDRE) son travail et (SE DÉTENDRE) un peu.

B. En été, on (DÉJEUNER) sur une grande terrasse qui (REGARDER) la Seine et on (PRENDRE) le café dans le jardin qui (OCCUPER) tout le toit de l'immeuble. Il y (AVOIR) une piscine. Personne ne (SE BAIGNER).

Marguerite Duras, *L'Amant*, © Éd. de Minuit, 1984.

VERBES DU 3e GROUPE
en -ire, -ure, -uire, -ivre, -uivre, -aire, -oire

Prendre le **radical** de la première personne du pluriel au présent, et ajouter la terminaison : **-ais, -ais, -ait, -ions, -iez, -aient**.

	Présent	Imparfait	
DIRE	nous disons	je	disais
		tu	disais
		il	disait
		nous	disions
		vous	disiez
		ils	disaient
LIRE	nous lisons	je	lisais
ÉCRIRE	nous écrivons	j'	écrivais
		nous	écrivions
RIRE	nous rions	je	riais
		nous	riions
CONCLURE	nous concluons	je	concluais
		nous	concluions
TRADUIRE	nous traduisons	je	traduisais
VIVRE	nous vivons	je	vivais
SUIVRE	nous suivons	je	suivais
FAIRE	nous faisons	je	faisais
PLAIRE	nous plaisons	je	plaisais
(SE) TAIRE	nous (nous) taisons	je (me)	taisais
DISTRAIRE	nous distrayons	je	distrayais
		nous	distrayions

BOIRE

Indicatif : nous buvons

je	*buvais*
tu	*buvais*
il	*buvait*
nous	*buvions*
vous	*buviez*
ils	*buvaient*

CROIRE

Indicatif : nous croyons

je	*croyais*
tu	*croyais*
il	*croyait*
nous	*croyions*
vous	*croyiez*
ils	*croyaient*

1 **Mettre le verbe à l'imparfait :**

1. Tu lis.
2. Il dit.
3. Vous concluez.
4. Je ris.
5. Il vit.
6. Ils écrivent.
7. Nous suivons.
8. Je traduis.
9. Tu fais.
10. Vous croyez.
11. Tu plais.
12. Ils se taisent.
13. Vous distrayez.
14. Je bois.
15. Ils maudissent.
16. Nous élisons.
17. Tu décris.
18. Nous sourions.
19. Nous excluons.
20. Cela suffit.

2 **Mettre le verbe à l'imparfait :**

1. Qu'est-ce que vous (DIRE) ? – Je ne (DIRE) rien.
2. Qu'est-ce que vous (ÉCRIRE) ? – Je ne (ÉCRIRE) pas grand chose.
3. Qu'est-ce que vous (CROIRE) ? – Je ne (CROIRE) rien du tout.
4. Est-ce que vous (SUIVRE) un régime ? – Non, je n'en (SUIVRE) pas.
5. Est-ce que vous (LIRE) ? – Non, je ne (LIRE) pas.
6. Avec qui est-ce que vous (VIVRE) ? – Je ne (VIVRE) avec personne.
7. À qui est-ce que vous (PLAIRE) ? – Je ne (PLAIRE) à personne.
8. Est-ce que vous vous (DISTRAIRE) parfois ? – Non, je ne me (DISTRAIRE) jamais.
9. Est-ce que vous (RIRE) quelquefois ? – Non, je ne (RIRE) jamais.
10. Qu'est-ce que vous (FAIRE) alors ? – Je (SE TAIRE), je (MAUDIRE) la vie !

3 **Mettre la phrase à l'imparfait, puis au pluriel :**

1. Je poursuis mes études.
2. Le médecin prescrit un traitement, il inscrit le nom des médicaments.
3. Ce chanteur séduit le public.
4. Je n'exclus aucune hypothèse, je ne conclus rien.
5. Son discours produit toujours de l'effet sur ses auditeurs.
6. Il boit trop, il s'autodétruit chaque jour.
7. Tu te tais, mais tes yeux traduisent ton bonheur.
8. Je me distrais et je crois oublier mon chagrin.
9. Tu défais ton noeud de cravate.
10. Elle se construit un personnage, elle contrefait sa voix.

4 **Mettre le verbe à l'imparfait, puis refaire la phrase à la personne proposée :**

1. Il se contredit souvent et se dédit quelquefois. Ils ...
2. Il se complaît à dire des bêtises. Nous ...
3. Cette accusation nuit à sa réputation. Ces accusations ...
4. Vous médisez et vous prédisez toujours des catastrophes. Cassandre ...
5. La lune luit dans le ciel. Les étoiles ...
6. Vous élisez les députés. On ...
7. Marcel écrit ses souvenirs, il décrit la maison de son enfance, il revit son passé. Je ...
8. Mon père proscrit certains mots, il m'interdit de les utiliser. Tu ...
9. Cette personne se conduit très mal, elle me déplaît. Ces gens ...
10. Cette situation ne nous satisfait pas, elle nous fait réfléchir. Ces événements ...

5 **RÉVISION**

Mettre les verbes du texte à l'imparfait :

Je (ÉCRIRE) allongé sur le lit. Ensuite, je (ÉTEINDRE) la lumière et je (ATTENDRE) dans le noir. Elle (REVENIR) vers trois heures du matin, toujours seule. [...] Elle (OUVRIR) doucement la porte. Je (FAIRE) semblant de dormir.

Patrick Modiano, *Du plus loin de l'oubli*, © Éd. Gallimard, 1996.

VERBES DU 3e GROUPE

en **-aître, -oître, -ttre, -pre, -cre, -oir**

Prendre le **radical** de la première personne du pluriel au présent, et ajouter la terminaison : **-ais, -ais, -ait, -ions, -iez, -aient**.

	Présent	**Imparfait**
CONNAÎTRE	nous connaissons	je connai**ss**ais tu connai**ss**ais il connai**ss**ait nous connai**ss**ions vous connai**ss**iez ils connai**ss**aient
CROÎTRE	nous croissons	je croi**ss**ais
METTRE	nous mettons	je me**tt**ais
BATTRE	nous battons	je ba**tt**ais
ROMPRE	nous rompons	je rom**p**ais
VAINCRE	nous vainquons	je vain**qu**ais
VOIR	nous voyons	je vo**y**ais tu vo**y**ais il vo**y**ait nous vo**yi**ons vous vo**yi**ez ils vo**y**aient
DEVOIR	nous devons	je de**v**ais
RECEVOIR	nous recevons	je rece**v**ais
SAVOIR	nous savons	je sa**v**ais
ÉMOUVOIR	nous émouvons	j' émou**v**ais
POUVOIR	nous pouvons	je pou**v**ais
VOULOIR	nous voulons	je vou**l**ais
VALOIR	nous valons	je va**l**ais
(S') ASSEOIR	nous (nous) asseyons	je (m') asse**y**ais
	nous (nous) assoyons	je (m') asso**y**ais
PLEUVOIR		il pleu**v**ait
FALLOIR		il fa**ll**ait

1 **Mettre le verbe à l'imparfait, puis au pluriel :**

1. Il apparaît.
2. Je permets.
3. Tu reconnais.
4. Tu admets.
5. Il promet.
6. Elle disparaît.
7. Il connaît.
8. Je combats.
9. Tu transmets.
10. Je me bats.
11. Il met.
12. Tu interromps.

2 **Mettre au présent avec *nous*, puis à l'imparfait aux personnes proposées :**

1. Je peux : nous ... je ...
2. Il voit : nous ... il ...
3. Vous savez : nous ... vous ...
4. Tu veux : nous ... tu
5. Il vaut : nous ... il ...
6. Vous devez : nous ... vous ...
7. Il doit : nous ... tu ...
8. Elle s'assied : nous ... elle ...
9. Ils voient: nous ... ils ...
10. Je reçois : nous ... je ...
11. Ils peuvent : nous ... ils ...
12. Il s'assoit : nous ... nous ...

3 **Mettre chaque verbe à l'imparfait :**

A.
1. Il voit souvent cette amie, il reçoit aussi des lettres d'elle.
2. Tu dois partir, tu ne peux pas rester ici. Il pleut trop.
3. Ils se débattent dans une sombre affaire, ils ne voient plus personne.
4. Quand nous nous apercevons d'une erreur, nous devons la corriger.
5. Je ne veux pas répondre mais je sais ce qu'il faut faire.

B.
1. Le soleil disparaît derrière les nuages, mais réapparaît souvent.
2. Vous voyez toujours tout en noir. Il faut être plus optimiste.
3. La chaleur croît, les enfants s'ébattent au bord de la rivière.
4. Ils interrompent la séance et remettent la suite au lendemain.
5. Nous nous convainquons peu à peu de la nécessité de partir.

4 **Mettez les phrases au pluriel et à l'imparfait :**

A.
1. Cette affaire compromet le début de sa carrière politique.
2. Tu commets trop d' injustices et tu émets des opinions inacceptables !
3. Le publiciste conçoit et promeut un nouveau produit.
4. Il aime le jeu, il n'abat jamais ses cartes trop tôt.
5. J' omets souvent de lui demander son avis, je ne lui soumets pas les documents avant les réunions, il l'admet difficilement !

B.
Il ne voit personne. Il ne sait rien des voisins. Il ne reçoit aucun coup de fil. Il met rarement le nez dehors. Il peut vivre ainsi. Quand il pleut et qu'il faut sortir, il doit se forcer. Il se convainc que la situation ne peut pas évoluer, que cela ne vaut pas la peine d'espérer. Il ne veut pas croire à la chance.

5 **RÉVISION**

Mettre les verbes du texte à l'imparfait :

Dans notre enfance, nous (ALLER) passer nos vacances en Bretagne. Le matin du départ, ma mère (RANGER) nos affaires, mes frères et moi, nous (SORTIR) les valises, mon père (VERROUILLER) la porte d'entrée, puis il (PLACER) tout dans le coffre et nous (GRIMPER) dans la voiture qui (DÉMARRER). A notre arrivée, nous (BONDIR) dans le jardin, (COURIR) à travers la maison, nous (RECONNAÎTRE) les lieux, (FAIRE) irruption dans toutes les pièces.
Rien n'avait changé, personne n'avait déplacé les objets. Ils nous (ATTENDRE) depuis de longs mois. Nos jeux d'enfants (POUVOIR) recommencer.

ÊTRE, AVOIR, VERBES DU 1er GROUPE

Accord des participes passés

Pour former le passé composé d'un verbe, conjuguer le verbe **AVOIR au présent** (AVOIR est alors un auxiliaire) et ajouter le **participe passé** du verbe.

(Les verbes conjugués avec ÊTRE sont expliqués pages 60 et 62.)

ÊTRE
Participe passé : été

j'	**ai**	**été**
tu	**as**	**été**
il	**a**	**été**
nous	**avons**	**été**
vous	**avez**	**été**
ils	**ont**	**été**

AVOIR
Participe passé : eu

j'	**ai**	**eu**
tu	**as**	**eu**
il	**a**	**eu**
nous	**avons**	**eu**
vous	**avez**	**eu**
ils	**ont**	**eu**

Est-ce que tu as été malade, est-ce que tu as eu de la fièvre ?
Oui, j'ai été malade, j'ai eu de la fièvre.
Non, je n'ai pas été malade, je n'ai pas eu de fièvre.

Verbes du 1er groupe conjugués avec AVOIR

Participe passé en -é

DONNER

j'	**ai**	donn**é**
tu	**as**	donn**é**
il	**a**	donn**é**
nous	**avons**	donn**é**
vous	**avez**	donn**é**
ils	**ont**	donn**é**

As-tu donné quelque chose à Gilles ?
Oui, je lui ai donné un cadeau.
Non, je ne lui ai rien donné.

ÉTUDIER	**j'ai**	étudi**é**
JOUER	**j'ai**	jou**é**
CRÉER	**j'ai**	cré**é**
ESSAYER	**j'ai**	essay**é**
EMPLOYER	**j'ai**	employ**é**
ACHETER	**j'ai**	achet**é**
APPELER	**j'ai**	appel**é**

A-t-on déjà payé le loyer ?
Oui, on l'a déjà payé.
Non, on ne l'a pas encore payé.

Accord du participe passé

Quand le verbe est conjugué avec AVOIR, on accorde le participe passé avec le **COD** (complément d'objet direct) mais seulement si celui-ci est **placé devant le verbe :**

Où as-tu rencontré Sonia (COD) *? Je **l'**ai rencontré**e** au Népal.*
À qui as-tu donné ces cadeaux (COD) *? Je **les** ai donné**s** à mon petit frère.*
*Tu sais, les cadeaux **que** tu m'as donnés sont magnifiques.*
*As-tu acheté des fleurs ? Oui, j'**en** ai acheté* (avec *en* = COD : il n'y a pas d'accord).
*J'ai eu peur des orages qu'**il** y a **eu*** (avec la forme impersonnelle : il n'y a pas d'accord).

1 **Conjuguer au passé composé de l'indicatif :** NE PAS AVOIR de chance, ÊTRE malade.

2 **Mettre les phrases au passé composé :**

1. Il est jeune, il est beau.
2. Tu es témoin de cet accident.
3. Vous êtes gentil pour moi.
4. Je suis sans nouvelles de toi.
5. Nous sommes dans les affaires.
6. J'ai de quoi vivre.
7. Tu as le temps de réfléchir.
8. Elles ont un bon diplôme.
9. Vous avez des soucis.
10. Il n'y a rien de grave.

3 **Conjuguer au passé composé :** TRAVAILLER toute la journée, DANSER toute la nuit.

4 **Mettre les verbes au passé composé :**

A.

1. Il (PARLER) longtemps.
2. Enfin, tu (TROUVER) la solution.
3. Je (RENCONTRER) des amis.
4. Nous (ADOPTER) un enfant.
5. Vous (CRITIQUER) ses actes.
6. Les deux frères (DISCUTER).
7. Tu (REFUSER) de me répondre.
8. Je (CHERCHER) à comprendre.
9. Nous (NAGER) pendant une heure.
10. Où (ENREGISTRER)-on ce disque ?

B.

1. J'oublie le rendez-vous.
2. Ils louent un bateau.
3. Tu tues le temps.
4. Elle recrée l'atmosphère d' antan.
5. Est-ce que je t'ennuie ?
6. Nous grillons un feu rouge.
7. Est-ce que vous saignez ?
8. Qu' est-ce que vous négociez ?
9 Jusqu'à quelle heure travailles-tu ?
10. Le chômage diminue.

C.

1. Elle élève seule ses trois enfants.
2. Je préfère me taire.
3. Ils achètent une voiture.
4. Nous jetons un coup d'œil.
5. Comment est-ce que vous réglez ?
6. Est-ce que tu espères le revoir ?
7. Est-ce qu'il harcèle sa secrétaire ?
8. Qu'est-ce qu'ils projettent ?
9. Vous appelez au secours.
10. Pourquoi m'appelles-tu ?

5 **Mettre les phrases au passé composé et accorder les participes passés :**

1. Est-ce que tu acceptes ce cadeau ? – Oui, je l'accepte avec plaisir.
2. Quelle est la ville que nous visitons ? – Nous visitons Nantes.
3. Est-ce qu'il invente ces histoires ? – Oui, il les invente facilement.
4. Est-ce qu' elles racontent des blagues ? – Oui, elles en racontent souvent.
5. Est-ce qu'il y a des orages ? – Oui, il y en a.
6. Est-ce que vous avez de la peine ? – Oui, j'en ai beaucoup.
7. Cette maison est-elle à vendre ? – Oui, elle l'est .
8. Est-ce que vous compostez les billets ? – Oui, je les composte.
9. Est-ce que tu es content de lui parler ? – Oui, j'en suis très content.
10. De quoi ont-ils peur ? – Ils ont peur d'être ridicules.
11. Est-ce que tu remercies ton père ? – Oui, je le remercie.
12. Est-ce que vous marchez beaucoup ? – Oui, nous marchons beaucoup.
13. Est-ce qu'il range ses affaires ? – Non, il ne les range pas du tout.
14. Travaillez-vous beaucoup ce soir ? – Non, je ne travaille pas.
15. Ces musiciens donnent-ils des concerts ? – Oui, ils en donnent d'excellents.

VERBES DU 2e GROUPE ET VERBES DU 3e GROUPE en -ir

Conjuguer le verbe **AVOIR au présent** et ajouter le **participe passé** du verbe.
(Les verbes conjugués avec ÊTRE sont expliqués pages 60 et 62.)

Verbes du 2e groupe

Participe passé en -i

FINIR

j'	**ai**	fin**i**
tu	**as**	fin**i**
il	**a**	fin**i**
nous	**avons**	fin**i**
vous	**avez**	fin**i**
ils	**ont**	fin**i**

HAÏR j' **ai** haï

Verbes du 3e groupe en -ir

Participe passé en -i

DORMIR

j'	**ai**	dorm**i**
tu	**as**	dorm**i**
il	**a**	dorm**i**
nous	**avons**	dorm**i**
vous	**avez**	dorm**i**
ils	**ont**	dorm**i**

PARTIR		*p. 60*
SORTIR		*p. 60*
MENTIR	j' **ai**	ment**i**
SENTIR	j' **ai**	sent**i**
SERVIR	j' **ai**	serv**i**
BOUILLIR	j' **ai**	bouill**i**
CUEILLIR	j' **ai**	cueill**i**
FUIR	j' **ai**	fu**i**
S'ENFUIR		*p. 62*

Participe passé en -u

TENIR	j' **ai**	ten**u**
APPARTENIR	j' **ai**	apparten**u**
MAINTENIR	j' **ai**	mainten**u**
OBTENIR	j' **ai**	obten**u**
RETENIR	j' **ai**	reten**u**
SOUTENIR	j' **ai**	souten**u**
VENIR		*p. 60*
COURIR	j' **ai**	cour**u**
ACCOURIR	j' **ai**	accour**u**
CONCOURIR	j' **ai**	concour**u**
DISCOURIR	j' **ai**	discour**u**
ENCOURIR	j' **ai**	encour**u**
PARCOURIR	j' **ai**	parcour**u**
RECOURIR	j' **ai**	recour**u**
SECOURIR	j' **ai**	secour**u**

Participe passé en -is

ACQUÉRIR	j' **ai**	acqu**is**
CONQUÉRIR	j' **ai**	conqu**is**

Participe passé en -ert

OUVRIR	j' **ai**	ouv**ert**
COUVRIR	j' **ai**	couv**ert**
DÉCOUVRIR	j' **ai**	découv**ert**
ENTROUVRIR	j' **ai**	entrouv**ert**
OFFRIR	j' **ai**	off**ert**
SOUFFRIR	j' **ai**	souff**ert**
MOURIR		*p. 60*

1 **Conjuguer au passé composé :** RÉFLÉCHIR au problème, OBTENIR satisfaction.

2 **Mettre les verbes des phrases au passé composé :**

A. 1. Cette petite fille grandit vite.
2. Tu n'obéis pas, alors, je te punis.
3. Il rougit, il pâlit, il réagit.
4. Nous vieillissons.
5. Vous réunissez vos amis.
6. Est-ce qu'ils démolissent tout ?

B. 1. La fusée alunit, les hélicoptères atterrissent, l'hydravion amerrit.
2. Le pétrole jaillit du sol, les usines envahissent le désert.
3. Est-ce que les policiers approfondissent leur enquête ?
4. Au cirque, le dompteur éblouit les jeunes enfants.
5. Tu investis ton argent à la Bourse. Tu acquiers des actions.
6. Le vent faiblit, le voilier ralentit sa course.
7. Le chien surgit, le voleur déguerpit à toute vitesse.
8. Le parlement abolit une loi.
9. Toi, tu accomplis un exploit, moi, je ne réussis rien.
10. Vous avertissez les pompiers, leurs sirènes retentissent tout de suite.

3 **Mettre les verbes au passé composé :**

A. 1. Elle (ACCUEILLIR) ses enfants.
2. L'eau (BOUILLIR) dans la bouilloire.
3. Je (DORMIR) toujours longtemps.
4. Nous (CUEILLIR) des framboises.
5. Pourquoi (MENTIR)-tu ?
6. L'accident (FAILLIR) arriver.
7. Le garçon (DESSERVIR) la table.
8. Je (RESSENTIR) une vraie surprise.
9. Mes chats (FUIR) devant ce chien.
10. Vous (SERVIR) d'abord les enfants.

B. 1. Il ouvre ses volets.
2. Tu découvres l'indépendance.
3. J'entrouvre la porte.
4. Nous t'offrons un séjour à la mer.
5. Ils souffrent de la chaleur.
6. Vous tenez votre promesse.
7. Elle entretient bien sa maison.
8. Je ne retiens rien.
9. Ces livres appartiennent à mon père.
10. Tu détiens un secret.

4 **Mettre les verbes des phrases au passé composé :**

1. Tu ressens un grand doute, tu consens enfin à m'écouter.
2. Elle tressaille , elle défaille à la vue de cet homme.
3. Les animaux sentent le danger, ils fuient à toute vitesse.
4. Les journalistes assaillent le ministre, ils recueillent toutes ses paroles.
5. Je ne dors pas, je pressens une catastrophe.
6. La radio annonce : « Les forces de l'ordre contiennent les manifestants ».
7. Qui détient le pouvoir ? Qui maintient la paix ?
8. Nous obtenons la libération des otages.
9. La jeune fille court. Elle parcourt un long trajet sans s'arrêter.
10. Vous retenez une table au restaurant puis une chambre à l'hôtel.

5 **RÉVISION**

Mettre chaque verbe au présent, à l'imparfait, puis au passé composé :

1. C'(ÊTRE)
2. Il y (AVOIR)
3. Je (PENSER)
4. Tu (TOUSSER)
5. Tu (OUBLIER)
6. Ils (JOUER)
7. Nous (PAYER)
8. Il (BRICOLER)
9. Vous (CHOISIR)
10. Elles (MENTIR)
11. Je (MAINTENIR)
12. Ils (FINIR)
13. Tu (COURIR)
14. Ils (DÉCOUVRIR)
15. Je (CONQUÉRIR)
16. Cela me (CHOQUER)

VERBES DU 3e GROUPE

Conjuguer le verbe **AVOIR au présent** et ajouter le **participe passé** du verbe.
(Les verbes conjugués avec ÊTRE sont expliqués pages 60 et 62.)

en **-endre, -ondre, -andre, -erdre, -ordre, -oudre, -eindre, - aindre, oindre**

Participe passé en -u

ATTENDRE

j'	ai	attend**u**
tu	as	attend**u**
il	a	attend**u**
nous	avons	attend**u**
vous	avez	attend**u**
ils	ont	attend**u**

RÉPONDRE j' ai répond**u**
RÉPANDRE j' ai répand**u**
PERDRE j' ai perd**u**
MORDRE j' ai mord**u**

COUDRE *j' ai cous**u***
MOUDRE *j' ai moul**u***
RÉSOUDRE *j' ai résol**u***

Participe passé en -s ou -t

PRENDRE

j'	ai	pr**is**
tu	as	pr**is**
il	a	pr**is**
nous	avons	pr**is**
vous	avez	pr**is**
ils	ont	pr**is**

PEINDRE

j'	ai	pein**t**
tu	as	pein**t**
il	a	pein**t**
nous	avons	pein**t**
vous	avez	pein**t**
ils	ont	pein**t**

CRAINDRE j' ai crain**t**
JOINDRE j' ai join**t**
DISSOUDRE j' ai diss**ous**
(mais : diss**oute**, diss**outes**)

en **-ttre, -pre, -cre, -aître, -oître**

BATTRE

j'	ai	batt**u**
tu	as	batt**u**
il	a	batt**u**
nous	avons	batt**u**
vous	avez	batt**u**
ils	ont	batt**u**

ROMPRE j' ai romp**u**
VAINCRE j' ai vainc**u**

CONNAÎTRE

j'	ai	conn**u**
tu	as	conn**u**
il	a	conn**u**
nous	avons	conn**u**
vous	avez	conn**u**
ils	ont	conn**u**

METTRE

j'	ai	m**is**
tu	as	m**is**
il	a	m**is**
nous	avons	m**is**
vous	avez	m**is**
ils	ont	m**is**

CROÎTRE j' ai cr**û**

1 Mettre les verbes au passé composé :

A. 1. Est-ce que tu (ATTENDRE) longtemps ?
2. Qu'est-ce qu'il te (RÉPONDRE) ?
3. Nous (VENDRE) notre maison.
4. Elle (PERDRE) beaucoup d'argent.
5. Où est-ce que tu (CONNAÎTRE) Paula ?
6. Pourquoi me (INTERROMPRE)-vous ?

B. 1. Où est-ce que je (METTRE) mon sac ?
2. Est-ce qu'ils (PRENDRE) un taxi ?
3. Est-ce que tu (APPRENDRE) la nouvelle ?
4. Qu'est-ce qu'il (PROMETTRE) ?
5. Tu (NE RIEN COMPRENDRE) !
6. Ton départ me (SURPRENDRE).

C. 1. Est-ce qu'il (ÉTEINDRE) la lumière ?
2. Nous (CRAINDRE) de nous perdre.
3. Ils (NE PAS ATTEINDRE) leur but.
4. Vous le (PLAINDRE).

D. 1. Je (PEINDRE) le plafond.
2. Tu (BATTRE) les œufs en neige.
3. Je (ROMPRE) le silence.
4. Ils (NE PAS DÉMORDRE) de leur opinion.

2 Mettre les verbes au passé composé et répondre aux questions : (Attention à l'accord des participes passés.)

1. Est-ce qu'il te (RENDRE) tes clés ou est-ce qu'il les (PERDRE) ?
2. Est-ce qu'ils (ABATTRE) tous les arbres ?
3. Est-ce que vous (ADMETTRE) votre erreur ?
4. Est-ce qu'ils (REJOINDRE) leurs amis ?
5. Est-ce que tu (DÉCOUDRE) l'ourlet de ta robe ?
6. Est-ce que vous (REMETTRE) ces lettres à leurs destinataires ?
7. Est-ce que tu (DÉPEINDRE) la situation ?
8. Est-ce que le président (DISSOUDRE) l'assemblée ?

3 Utiliser le verbe donné au passé composé pour former la question et y répondre :

1. VENDRE : Est-ce que / vos tableaux / vous ?
2. METTRE : Où / ses chaussettes / il ?
3. RECONNAÎTRE : Comment / Laura / tu ?
4. TENDRE : Pourquoi / lui / un piège / elle ?
5. REPEINDRE : De quelle couleur / votre salle de bains / vous ?
6. RENDRE VISITE : Quand / à ta grand-mère / tu ?
7. PROMETTRE : Qu'est-ce que / à leurs enfants / ils ?
8. PERDRE : En quelle année / sa femme / il ?
9. COMMETTRE : Quel crime / je ?
10. FEINDRE : Pourquoi / la surprise / tu ?

4 Remplacer les … par les verbes proposés au passé composé :

1. RECONNAÎTRE – CONFONDRE : Je ne … pas … Peter, je le … avec son frère.
2. DÉFENDRE – SOUMETTRE : Il … son projet, il le … au vote des députés.
3. COMBATTRE – DÉBATTRE : Nous … nos adversaires. Nous … le projet de loi.
4. CORRESPONDRE – SUSPENDRE : Ils … longtemps, puis ils … leur correspondance.
5. TENDRE – DÉTENDRE : Je lui … la main, cela … l'atmosphère.
6. ENTREPRENDRE – ACCROÎTRE Ils … des réformes, ils … la production.
7. MÉCONNAÎTRE – COMPROMETTRE : Il … son talent. Il … sa carrière de chanteur.
8. ÉMETTRE – RÉSOUDRE : Tu … des doutes, tu … d'attendre.
9. ENTENDRE – TRANSMETTRE : …-tu … les nouvelles, te …-on … les informations ?
10. RÉPANDRE – CORROMPRE : Vous … de fausses rumeurs, vous … les témoins.
11. VAINCRE – CONVAINCRE : Ils … nos scrupules, ils nous …
12. CONTRAINDRE – ENJOINDRE : Il me … à démissionner. Il me … de me retirer.

VERBES DU 3e GROUPE

en **-aire, -ire, -ure, -uire, -ivre, -uivre**

Conjuger le verbe **AVOIR au présent** et ajouter le **participe passé** du verbe.
(Les verbes conjugués avec ÊTRE sont expliqués pages 60 et 62.)

Participe passé en -t

FAIRE

j'	ai	fai**t**
tu	as	fai**t**
il	a	fai**t**
nous	avons	fai**t**
vous	avez	fai**t**
ils	ont	fai**t**

DISTRAIRE j' ai distrai**t**

DIRE

j'	ai	di**t**
tu	as	di**t**
il	a	di**t**
nous	avons	di**t**
vous	avez	di**t**
ils	ont	di**t**

MAUDIRE *j' ai maudi**t***

INTERDIRE j' ai interdi**t**

ÉCRIRE j' ai écri**t**

TRADUIRE

j'	ai	tradui**t**
tu	as	tradui**t**
il	a	tradui**t**
nous	avons	tradui**t**
vous	avez	tradui**t**
ils	ont	tradui**t**

CONDUIRE j' ai condui**t**
PRODUIRE j' ai produi**t**

Participe passé en -u *(sauf inclus)*

PLAIRE

j'	ai	pl**u**
tu	as	pl**u**
il	a	pl**u**
nous	avons	pl**u**
vous	avez	pl**u**
ils	ont	pl**u**

TAIRE j' ai t**u**

LIRE j' ai l**u**
CONCLURE j' ai concl**u**
EXCLURE j' ai excl**u**
INCLURE *j' ai incl**us***

VIVRE

j'	*ai*	***vécu***
tu	*as*	***vécu***
il	*a*	***vécu***
nous	*avons*	***vécu***
vous	*avez*	***vécu***
ils	*ont*	***vécu***

Participe passé en -i

RIRE j' ai r**i**
SUFFIRE j' ai suff**i**

SUIVRE

j'	ai	suiv**i**
tu	as	suiv**i**
il	a	suiv**i**
nous	avons	suiv**i**
vous	avez	suiv**i**
ils	ont	suiv**i**

LUIRE *j' ai lu**i***
NUIRE *j' ai nu**i***

1 Mettre les verbes au passé composé :

1. Nous élisons.
2. Tu traduis.
3. Vous faites.
4. Je distrais.
5. Ils concluent.
6. Tu plais.
7. Elles nuisent.
8. Elle vit.
9. Vous dites.
10. Nous suivons.
11. Il suffit.
12. Ils rient.

2 Mettre les verbes au passé composé :

1. Hier, je (LIRE) et je (ÉCRIRE) des lettres.
2. Tu (NE RIEN DIRE), mais tu (SOURIRE).
3. Il (SUIVRE) tes conseils. Cela te (PLAIRE).
4. (INTERDIRE)-vous de fumer ici ?
5. Les yeux du chat (LUIRE) dans la nuit.
6. Nous (VIVRE) des moments difficiles.
7. Je (INTRODUIRE) ma carte dans l'appareil.
8. Il (CONCLURE) son discours.
9. Cela (NE PAS SUFFIRE) à calmer la foule.
10. L'inondation (PRODUIRE) des dégâts.
11. Ils (POURSUIVRE) leurs études.
12. Nous (NE PAS EXCLURE) cette idée.
13. Qu'est-ce que tu (FAIRE) hier ?
14. Je (INSCRIRE) mon fils à l'école.
15. Qui est-ce que vous (ÉLIRE) ?
16. Nous (CONDUIRE) lentement.
17. Ils (NE PAS RÉDUIRE) leur vitesse.
18. Qui (CONSTRUIRE) cette tour ?
19. Vous (SOUSTRAIRE) ce document.
20. Pourquoi (TAIRE)-vous la vérité ?

3 Remplacer les verbes donnés par le verbe FAIRE dans les expressions suivantes :

FAIRE une erreur, des études, fortune, défaut, part de, plaisir, partie de, peur, semblant de, la tête.

1. Nous avons gagné beaucoup d'argent.
2. Tu as boudé.
3. Ils ont étudié.
4. Est-ce que le temps vous a manqué ?
5. Ce bruit m'a effrayé.
5. J'ai commis une faute.
6. Elle nous a annoncé son mariage.
7. Ce cadeau m'a plu.
8. J'ai été membre de ce club.
10. Nous avons feint de ne pas le voir.

4 Poser les questions avec les verbes proposés au passé composé et y répondre : (Attention à l'accord des participes passés si vous utilisez des pronoms.)

1. DISTRAIRE-RIRE : Est-ce que ce spectacle ... les enfants ?
   Est-ce qu'ils ... ?
2. PRÉDIRE-DÉCRIRE : Qu'est-ce que l'astrologue vous ... ?
   Comment ...-t-il ... votre avenir ?
3. PRESCRIRE-PRODUIRE : Le médecin te ... des médicaments.
   Est-ce qu'ils ... de l'effet ?
4. EXCLURE-DÉPLAIRE : Pourquoi ...-vous ... cette solution ?
   Qu'est-ce qui vous ... ?
5. NUIRE-SÉDUIRE : Est-ce que ses trois divorces ... à sa réputation ?
   Comment ...-t-il ... sa quatrième femme ?

5 Mettre les verbes au passé composé, puis mettre les phrases à la forme négative :

A.

1. Il (INTERDIRE) les manifestations,
2. il (RÉDUIRE) les libertés,
3. il (EXCLURE) les étrangers,
4. il (SURVIVRE) à la crise.

B.

1. Je (DIRE) quelque chose,
2. je (FAIRE) rire tout le monde,
3. je (RIRE) aussi,
4. cela me (PLAIRE).

VERBES DU 3e GROUPE

en **-oire, -oir**

Conjuguer le verbe **AVOIR au présent** et ajouter le **participe passé** du verbe.
(Les verbes conjugués avec ÊTRE sont expliqués pages 60 et 62.)

Participe passé en -u *(sauf assis)*

BOIRE

j'	ai	b**u**
tu	as	b**u**
il	a	b**u**
nous	avons	b**u**
vous	avez	b**u**
ils	ont	b**u**

CROIRE

j'	ai	cr**u**
tu	as	cr**u**
il	a	cr**u**
nous	avons	cr**u**
vous	avez	cr**u**
ils	ont	cr**u**

POUVOIR

j'	ai	p**u**
tu	as	p**u**
il	a	p**u**
nous	avons	p**u**
vous	avez	p**u**
ils	ont	p**u**

VOULOIR

j'	ai	voul**u**
tu	as	voul**u**
il	a	voul**u**
nous	avons	voul**u**
vous	avez	voul**u**
ils	ont	voul**u**

SAVOIR

j'	ai	s**u**
tu	as	s**u**
il	a	s**u**
nous	avons	s**u**
vous	avez	s**u**
ils	ont	s**u**

RECEVOIR

j'	ai	re**çu**
tu	as	re**çu**
il	a	re**çu**
nous	avons	re**çu**
vous	avez	re**çu**
ils	ont	re**çu**

DEVOIR

j'	ai	d**û**
tu	as	d**û**
il	a	d**û**
nous	avons	d**û**
vous	avez	d**û**
ils	ont	d**û**

(mais : d**ue**, d**us**, d**ues**)

VOIR

j'	ai	v**u**
tu	as	v**u**
il	a	v**u**
nous	avons	v**u**
vous	avez	v**u**
ils	ont	v**u**

ÉMOUVOIR	j' ai ém**u**
MOUVOIR	j' ai m**û** (mais : m**ue**, m**us**, m**ues**)
VALOIR	j' ai val**u**
FALLOIR	il a fall**u**
PLEUVOIR	il a pl**u**

ASSEOIR	j' ai ass**is**

1 Mettre les verbes au passé composé :

A.

1. Je dois	4. Il vaut	7. Il pleut	10. Il faut
2. Ils savent	5. Vous pouvez	8. Nous voyons	11. Tu crois
3. Nous buvons	6. Tu reçois	9. Elles veulent	12. Vous asseyez

B. 1. Notre appartement était trop petit. Nous (DEVOIR) déménager.
2. Hier, il (PLEUVOIR) toute la journée. Je (NE PAS POUVOIR) sortir.
3. Est-ce que vous (VOIR) ce film ? Non, je (NE PAS VOULOIR) le voir.
4. Tu (NE JAMAIS SAVOIR) danser ! Il (FALLOIR) toujours que je danse avec ton frère !
5. La cantatrice (ÉMOUVOIR) le public. Elle (RECEVOIR) une ovation.
6. Tu (BOIRE) trop ! Tu (NE PAS VOULOIR) t'arrêter.
7. Nous (NE PAS CROIRE) ce qu'il nous a dit.
8. Ils (NE PAS VOULOIR) ou ils (NE PAS SAVOIR) me comprendre.
9. Je (DEVOIR) faire un effort hier matin. Il (FALLOIR) que je me lève très tôt.
10. Elle (RECEVOIR) des nouvelles de ses parents.

2 Mettre les verbes proposés au passé composé et répondre aux questions : (Attention à l'accord des participes passés.)

1. CROIRE : Est-ce que tu ... cette histoire ?
2. APERCEVOIR : Est-ce que vous ... quelque chose dans le lointain ?
3. REVOIR : Est-ce qu'ils ... cette émission de télévision ?
4. RECEVOIR : Quand est-ce qu'Albert Camus ... le prix Nobel ?
5. CONCEVOIR : Qui ... la Pyramide du Louvre ?
6. PRÉVOIR : Quel temps ... -on ... pour demain ?
7. DÉCEVOIR : Est-ce que cette nouvelle te ... ?
8. PERCEVOIR : Est-ce que vous ... son inquiétude ?
9. PRÉVALOIR : Est-ce que votre solution ... sur les autres ?
10. ASSEOIR : Est-ce que l'infirmière ... la malade dans son lit ?

3 Remplacer les ... par les verbes suivants :

APERCEVOIR, BOIRE, CROIRE, DEVOIR, FALLOIR, POUVOIR, RECEVOIR, VOIR, VOULOIR.

Des amis me ... hier soir pour fêter leur installation dans leur nouvel appartement. Nous ... beaucoup de champagne et, quand il ... que je rentre chez moi, je ... appeler un taxi. Dans la rue, je ... une voiture arrêtée et je ... que c'était mon taxi. Je ... monter, mais je ne ... pas ... . En effet, j'ai bien regardé la voiture et je ... que c'était une ambulance !

4 RÉVISION

Mettre les verbes entre parenthèses au présent, à l'imparfait et au passé composé :

1. Ce soir, nous – DEVOIR partir tôt.
2. Est-ce que tu – SAVOIR cela ?
3. Pour l'apéritif, ils – BOIRE du pastis.
4. C'est vrai que nous – POUVOIR le faire.
5. Pourquoi est-ce que vous – NE PAS VOULOIR venir chez moi ?
6. Ce matin, il – PLEUVOIR.
7. Pour bien le comprendre, il – FALLOIR FAIRE très attention.
8. Qu'est-ce que tu – PRÉVOIR pour les vacances ?
9. Souvent, je – RECEVOIR des claques.
10. Je ne sais pas pourquoi ils – CROIRE cet escroc.

VERBES CONJUGUÉS AVEC ÊTRE
et accord du participe passé

ALLER

je	**suis**	all**é**(e)
tu	**es**	all**é**(e)
il (elle)	**est**	all**é**(e)
nous	**sommes**	all**é**(e)**s**
vous	**êtes**	all**é**(e)**s**
ils (elles)	**sont**	all**é**(e)**s**

PARTIR

je	**suis**	part**i**(e)
tu	**es**	part**i**(e)
il (elle)	**est**	part**i**(e)
nous	**sommes**	part**i**(e)**s**
vous	**êtes**	part**i**(e)**s**
ils (elles)	**sont**	part**i**(e)**s**

VENIR

je	**suis**	ven**u**(e)
tu	**es**	ven**u**(e)
il (elle)	**est**	ven**u**(e)
nous	**sommes**	ven**u**(e)**s**
vous	**êtes**	ven**u**(e)**s**
ils (elles)	**sont**	ven**u**(e)**s**

Les verbes suivants sont toujours conjugués avec **ÊTRE** à tous les temps composés (ÊTRE est alors un auxiliaire).
ALLER, ARRIVER, DÉCÉDER, DEVENIR, MOURIR, NAÎTRE, PARTIR, REDEVENIR, REPARTIR, RESTER, RETOMBER, TOMBER, VENIR (et ses composés **INTERVENIR, PARVENIR, PROVENIR, REVENIR, SURVENIR**).

Les verbes suivants sont conjugués avec **ÊTRE** ou **AVOIR** à tous les temps :
DESCENDRE, ENTRER, MONTER, PASSER, REDESCENDRE, REMONTER, RENTRER, REPASSER, RESSORTIR, RETOURNER, SORTIR.

	Quand ils ont un COD, ils se conjuguent avec AVOIR	**Quand ils n'ont pas de COD, ils se conjuguent avec ÊTRE**
DESCENDRE	*J'ai descendu* le vin *à la cave.*	*Je suis descendu(e) du train.*
ENTRER	*J'ai entré* la clé *dans la serrure.*	*Je suis entré(e) dans le jardin.*
MONTER	*J'ai monté* la valise *au grenier.*	*Je suis monté(e) très vite.*
PASSER	*J'ai passé* la frontière.	*Je suis passé(e) sur le pont.*
RENTRER	*J'ai rentré* le vélo *dans la cour.*	*Je suis rentré(e) à pied.*
RETOURNER	*J'ai retourné* le matelas.	*Je suis retourné(e) à Bali.*
SORTIR	*J'ai sorti* mon carnet *de ma poche.*	*Je suis sorti(e) de la banque.*

Attention :

– Les verbes : **CIRCONVENIR, CONTREVENIR, PRÉVENIR** et **SUBVENIR,** composés de VENIR, se conjuguent avec **AVOIR.**
PRÉVENIR : *J'ai prévenu mes amis de ce danger.*
SUBVENIR : *Il a subvenu aux frais du voyage.*

– Les verbes : **ACCOURIR, APPARAÎTRE, CONVENIR, PARAÎTRE,** se conjuguent avec **AVOIR** ou **ÊTRE** selon le sens.
CONVENIR : *Cette solution a bien convenu à chacun.*
Nous sommes convenus d'un rendez-vous.

Accord du participe passé

Quand le verbe est conjugué avec **ÊTRE**, on accorde le participe passé avec le sujet du verbe.

NAÎTRE	*Quand est-ce que ta fille est née ?*	***Elle** est n**ée** hier matin.*
MOURIR	*Depuis quand sont-ils m**orts** ?*	***Ils** sont m**orts** depuis deux ans.*
RESTER	*Hier soir, tes amis sont-ils rest**és** tard ?*	*Non, **ils** ne sont pas rest**és** tard.*

1 **Conjuguer au passé composé :** ALLER en discothèque et RENTRER à l'aube.

2 **Mettre au passé composé :**

1. Je vais te voir.
2. Tu restes dans ton lit.
3. Il tombe de sa moto.
4. Ils sortent souvent.
5. Elle part sans regret.
6. Elles arrivent à six heures.
7. Vous rentrez très tard.
8. Elle retombe sur ses pieds.
9. Elle naît. Il meurt.
10. Ils reviennent déjà.

3 **Mettre les verbes au passé composé**

1. Comment est-ce que tu vas à ton bureau ? – J' y vais à pied.
2. Comment est-ce que vous y allez ? – Nous y allons à cheval.
3. Est-ce qu'elle vient avec Jeremy ? – Non, elle vient seule.
4. Reviennent-ils de Madrid par le train ? – Non, ils en reviennent en voiture
5. Est-ce qu'elles vont chez Pierre ? – Oui, elles vont chez lui ce matin.

4 **Mettre au passé composé (Attention, ces verbes se conjuguent avec ÊTRE ou AVOIR) :**

1. Ils montent l'escalier quatre à quatre. Ils ne montent jamais par l'ascenseur.
2. Tu entres discrètement dans la pièce. Tu entres des données dans l'ordinateur.
3. Vous passez un examen. Vous passez devant un jury.
4. Je retourne cette idée dans ma tête et je retourne à mon point de départ.
5. Nous rentrons la voiture dans le garage, puis nous rentrons dans la maison.

5 **Former la question au passé composé et y répondre :**

1. Où / PASSER / tu pendant deux heures ? – Je ...
2. Où / PASSER tes vacances / tu ? – Je ...
3. Depuis quand / RENTRER / elles ? – Elles ...
4. Pourquoi / RENTRER le linge / vous ? – Nous ...
5. Quand / PARTIR / tu ? Quand / ARRIVER / tu ? – Je ...
6. Sur quoi / MONTER / ils ? Est-ce que / TOMBER / ils ? – Ils ...
7. Qu'est-ce que / MONTER dans le grenier / vous ? – Nous ...
8. Quand / RETOURNER / voir ce film / tu ? – Je ...
9. Qu'est-ce que / DEVENIR / tous vos amis ? – Ils ...
10. À quelle heure / Julie / ARRIVER ? – Elle ...

6 **Mettre au passé composé en choisissant ÊTRE ou AVOIR :**

A.
1. Un accord (INTERVENIR) entre les combattants.
2. Est-ce que ces paquets (PARVENIR) à leur destinataire ?
3. Je (PRÉVENIR) les pompiers de l'incendie.
4. Pourquoi est-ce qu'elle (NE PAS REVENIR) me voir ?
5. La révolte (SURVENIR) à la grande surprise des gouvernants.

B. Depuis cet été, dans notre bande de copains, une passion (NAÎTRE) : le canoë. Nous (DEVENIR) des inconditionnels de ce sport. Bien sûr, ça coûte très cher, mais heureusement, nos parents (SUBVENIR) à toutes nos dépenses. Dimanche dernier, nous (SORTIR) les canoës et nous (PARTIR) de très bonne heure. Nous (DESCENDRE) la rivière à toute allure; nous (NE JAMAIS REMONTER) le courant. Dans la cascade, nous (presque MOURIR) de peur et nous en (RESSORTIR) complètement trempés. Le soir, nous (RENTRER) épuisés mais heureux.

LES VERBES PRONOMINAUX
et l'accord du participe passé

Tous les verbes pronominaux ont un **pronom** de la même personne que le sujet, et se conjuguent avec le verbe **ÊTRE** aux temps composés.

SE LAVER

je	**me**	**suis**	lavé(e)
tu	**t'**	**es**	lavé(e)
il	**s'**	**est**	lavé
elle	**s'**	**est**	lavé**e**
nous	**nous**	**sommes**	lavé(e)**s**
vous	**vous**	**êtes**	lavé(e)**s**
ils	**se**	**sont**	lavé**s**
elles	**se**	**sont**	lavé**es**

S'APPELER	je me suis appelé(e)
S'ÉVANOUIR	je me suis évanoui(e)
S'ENFUIR	je me suis enfui(e)
SE SOUVENIR	je me suis souvenu(e)
SE TAIRE	je me suis tu(e)
SE DIRE	je me suis dit(e)
SE METTRE	je me suis mis(e)
S'ASSEOIR	je me suis assis(e)

Est-ce qu'elle s'est inscrite à l'université ? – Non, elle ne s'y est pas inscrite.
Vous êtes-vous ennuyés pendant ce film ? – Non, nous ne nous sommes pas ennuyés.

Il y a plusieurs sortes de verbes pronominaux.
Le participe des verbes réfléchis et réciproques s'accorde avec le pronom complément, quand celui-ci est **COD** (voir p. 50 la règle d'accord avec le verbe AVOIR).

- Verbes réfléchis (l'action du verbe porte sur le sujet) :
  *Elle **s'**est regardé**e*** (= elle a regardé elle-même : *s'* = COD).
  *Elle **s'**est fait mal* (= elle a fait mal **à** elle-même : *s'* = COI).
- Verbes réciproques (toujours au pluriel, car les sujets agissent l'un sur l'autre) :
  *Ils **se** sont écouté**s*** (= ils ont écouté eux-mêmes : *se* = COD).
  *Ils **se** sont parlé* (= ils ont parlé **à** eux-mêmes : *se* = COI).

Attention :

Elle s'est lavé les mains (le COD, *les mains,* est placé après le verbe).
*Les chaussures **que** tu t'es achet**ées** sont jolies* (*que*, COD, est placé avant le verbe).
*Ces chaussures ? Je me **les** suis achet**ées** hier* (*les*, COD, est placé avant le verbe).

Le participe des verbes toujours (ou parfois) pronominaux et des verbes pronominaux à sens passif s'accorde avec le **sujet.**

- Verbes toujours pronominaux (qui n'existent pas autrement).
  Par exemple : **S'ABSTENIR DE, S'ÉCRIER, S'EMPARER DE, S'EN ALLER, S'ENFUIR, S'ENVOLER, S'ÉVADER, S'ÉVANOUIR, SE MÉFIER DE, SE MOQUER DE, SE REPENTIR DE, SE SOUCIER DE, SE SOUVENIR DE...**
  ***Ils** ne se sont pas souvenu**s** de moi.*
- Verbes (parfois) pronominaux qui ont un sens différent à la forme active.
  Par exemple : **S'ATTAQUER À, S'ATTENDRE À, S'APERCEVOIR DE, SE DOUTER DE, S'IMAGINER, SE METTRE À, S'OCCUPER DE, SE PASSER DE, SE RENDRE À, SE SERVIR DE, SE TAIRE, SE TROMPER DE...**
  ***Ils** se sont aperçu**s** de leur erreur. / Ils ont aperçu un ami dans la foule.*
- Verbes à sens passif (le sujet, passif, subit l'action du verbe. Voir pp. 154-157 les verbes passifs) :
  ***Ces livres** se sont vendu**s** comme des petits pains.*

Exceptions : **SE PLAIRE À, SE COMPLAIRE À, S'EN PRENDRE À, S'Y PRENDRE, SE RENDRE COMPTE DE, SE RIRE DE, S'EN VOULOIR DE...** les participes passés restent invariables.

1 **Conjuguez au passé composé :** S'AMUSER, S'ASSEOIR.

2 **Mettre les verbes pronominaux réfléchis au passé composé :**

1. Nous (SE RÉVEILLER) tard et nous (SE LEVER) à midi.
2. Je (SE BRÛLER) et je (SE SOIGNER).
3. Il (NE PAS S'APPAUVRIR), il (S'ENRICHIR).
4. Tu (SE RAPPROCHER) de l'écran, tu (SE METTRE) au premier rang.
5. Ils (SE SENTIR) en danger, ils (SE DÉFENDRE) bien.

3 **Mettre au passé composé les verbes pronominaux :**

A. réfléchis
1. Ils (S'ARRÊTER) au feu rouge.
2. Il (SE SORTIR) de ses difficultés.
3. Elles (SE CROIRE) en sécurité.
4. Vous (NE PAS SE PERDRE) en route.
5. Elle (NE PAS S'HABITUER) au climat.

B. réciproques
1. Nous (NE JAMAIS SE REVOIR).
2. Ils (SE BATTRE) souvent.
3. Elles (SE TÉLÉPHONER) longuement.
4. Vous (S'ÉCRIRE) toutes les semaines.
5. Ils (SE SOURIRE) tendrement.

C. toujours ou parfois pronominaux
1. Nous (SE MOQUER) de lui.
2. Tu (S'APERCEVOIR) de ma présence.
3. Elles (SE TAIRE) à notre arrivée.
4. Elle (SE SOUVENIR) de cette rencontre.
5. Vous ne (SE DOUTER) de rien.

D. à sens passif
1. Ce studio (SE LOUER) très vite.
2. La peur (SE LIRE) dans ses yeux.
3. Une réunion importante (SE TENIR) ici.
4. La ville (SE RECONSTRUIRE) peu à peu.
5. Les portes (S'OUVRIR) tout à coup.

4 **Mettre les verbes au passé composé et accorder le participe passé si nécessaire :**

A.
1. Elle (SE PRENDRE) le doigt dans la porte.
   Elle (SE PRENDRE) pour un génie.
2. Ils (SE PRÉSENTER) leurs amis.
   Ils (SE PRÉSENTER) à l'examen.
3. Elles (SE FAIRE) des reproches.
   Elles (SE FAIRE) à leur nouvelle vie.

B.
1. Ils (S'ENVOYER) des cartes postales.
   Les lettres qu'ils (S'ENVOYER) étaient injurieuses.
2. Elles (SE MONTRER) des dessins.
   Je n'ai pas vu les dessins qu'elles (SE MONTRER).
3. Elle (SE PERMETTRE) une critique très sévère.
   Les critiques qu'elle (SE PERMETTRE) étaient justifiées.
4. Elle (SE RAPPELER) son enfance. Elle (SE LA RAPPELER).

C.
1. Elle (SE DIRE) que la vie était belle.
2. Ils (SE MARIER), ils (SE PROMETTRE) de ne plus se quitter.
3. Nous (SE DEMANDER) s'ils étaient honnêtes.
4. Cette biographie ? Ils (NE PAS S'Y INTÉRESSER).
5. Les difficultés ? Elles (NE PAS S'EN RENDRE COMPTE).
6. Est-ce qu'elle (SE SERVIR) de l'ordinateur ? Non, elle (S'EN PASSER).
7. Vous (S'OCCUPER) de cette curieuse affaire ? Non, nous (NE PAS S'EN OCCUPER).
8. Dans la négociation, elles n'ont rien gagné. Elles (S'Y PRENDRE) vraiment très mal.

ÊTRE, AVOIR, VERBES DU 1er GROUPE ET ALLER, VERBES DU 2e GROUPE

Pour former le plus-que-parfait, conjuguer le verbe **AVOIR** ou le verbe **ÊTRE à l'imparfait,** et ajouter le **participe passé** du verbe (accorder comme au passé composé).
Le classement des verbes dépend de l'auxiliaire.

ÊTRE			AVOIR		
j'	**avais**	**été**	j'	**avais**	**eu**
tu	**avais**	**été**	tu	**avais**	**eu**
il	**avait**	**été**	il	**avait**	**eu**
nous	**avions**	**été**	nous	**avions**	**eu**
vous	**aviez**	**été**	vous	**aviez**	**eu**
ils	**avaient**	**été**	ils	**avaient**	**eu**

Verbes du 1er groupe et ALLER

DONNER				ALLER			
	j'	**avais**	donn**é**		j'	**étais**	all**é**(e)
	tu	**avais**	donn**é**		tu	**étais**	all**é**(e)
	il	**avait**	donn**é**		il (elle)	**était**	all**é**(e)
	nous	**avions**	donn**é**		nous	**étions**	all**é**(e)**s**
	vous	**aviez**	donn**é**		vous	**étiez**	all**é**(e)**s**
	ils	**avaient**	donn**é**		ils (elles)	**étaient**	all**é**(e)**s**

ÉTUDIER	j'	**avais**	étudi**é**	**ARRIVER**	j'	**étais**	arriv**é**(e)
JOUER	j'	**avais**	jou**é**	**RESTER**	j'	**étais**	rest**é**(e)
CRÉER	j'	**avais**	cré**é**	**TOMBER**	j'	**étais**	tomb**é**(e)
ESSAYER	j'	**avais**	essay**é**				
ACHETER	j'	**avais**	achet**é**				
APPELER	j'	**avais**	appel**é**				

Verbes du 2e groupe

FINIR							
	j'	**avais**	fin**i**	**HAÏR**	j'	**avais**	haï
	tu	**avais**	fin**i**	**S'ÉVANOUIR**	je m'	**étais**	évanou**i**(e)
	il	**avait**	fin**i**				
	nous	**avions**	fin**i**				
	vous	**aviez**	fin**i**				
	ils	**avaient**	fin**i**				

1 Mettre le verbe au plus-que-parfait :

1. Je (ÊTRE) très inquiet.
   J'(AVOIR) envie de partir.
2. Tu (AVOIR) tort.
   Tu (ÊTRE) optimiste.
3. Cela (NE PAS ÊTRE) de ma faute.
   Il n'y (AVOIR) rien à faire.
4. Nous (AVOIR) le temps.
   Nous (NE PAS ÊTRE) à la hauteur.
5. Vous n'(AVOIR) qu'à vous taire.
   Vous (ÊTRE) responsable.
6. Ils (NE PAS AVOIR) de chance.
   Tout (ÊTRE) à recommencer.

2 Mettre au plus-que-parfait en utilisant ÊTRE ou AVOIR :

1. Ils vont à la piscine et ils nagent. Ensuite, ils retournent chez eux.
2. Elle téléphone d'un café : elle arrive.
3. La cantatrice chante, salue et on lui donne des fleurs.
4. Ils restent un moment au bistrot, ils bavardent, puis ils rentrent.
5. L'enfant grimpe sur l'échelle, tombe et crie à pleins poumons.
6. Toi, tu marches, Pedro préfère prendre sa moto.
7. Je cherche mon sac, je ne le trouve pas et je m'inquiète.
8. Tout à coup, un tigre surgit , bondit sur la jeep.
9. Elle entre la clé dans la serrure, puis nous entrons dans la pièce.
10. Vous passez la frontière, vous passez par la Suisse.

3 Mettre les questions et les réponses au plus-que-parfait :

A.

1. Est-ce qu'il y (AVOIR) de la neige ? – Non, il (NE PAS NEIGER).
2. Est-ce que la rivière (GELER) ? – Oui, mais elle (DÉGELER) très vite.
3. Est-ce que la pluie (CONTINUER) ? – Oui, elle (PROVOQUER) des inondations.
4. Est-ce que la foudre (TOMBER) ? – Oui, elle (BRÛLER) un vieil arbre.
5. Est-ce que les bateaux (RENTRER) au port ? – Oui, ils (ARRIVER) avant 7 heures.
6. Est-ce qu'Eva (CESSER) de pleurer ? – Oui, mais elle (RESTER) pensive.
7. Est-ce que tu (S'ÉVANOUIR) ? – Non, je (AVOIR) un très gros choc.
8. Est-ce qu'il (S'AGIR) du nouveau projet ? – Oui, il en (ÊTRE) question.
9. Est-ce qu'ils (MONTER) toutes les valises ? – Oui, ils n'en (OUBLIER) aucune.
10. Quand me (APPELER)-tu ? – Je (ESSAYER) de te joindre lundi dernier.

B.

1. Quand (ALLER)-vous acheter votre télévision ? – Je l'(ACHETER) en 1995.
2. A quelle heure est-ce que tu (SE LEVER) ? – Je (SE RÉVEILLER) à six heures.
3. Pourquoi (CHOISIR)-nous cette photo ? – C'était parce qu'elle (NE PAS VIEILLIR).
4. Comment est-ce que tu (ÉVITER) l'accident ? – Je (RALENTIR) brutalement.
5. Qu'est-ce qui les (BOULEVERSER) ? – Dans leur cave, ils (TOMBER) sur un trésor.

4 Mettre les verbes des textes au plus-que-parfait :

A. Nous (DÎNER) dans un café, sur le quai, à côté de leur hôtel. Nous ne (COMMANDER) que le plat principal du menu. C'était V.B. qui (RÉGLER) l'addition. [...] Il (FOUILLER) dans les poches de son manteau et de sa veste et il (FINIR) par rassembler cette somme en menue monnaie.

Patrick Modiano, *Du plus loin de l'oubli*,© Éd. Gallimard, 1996.

B. Elle croit que c'est pendant cette nuit-là aussi qu'elle a vu arriver sur le pont son jeune frère avec une femme. Il (S'ACCOUDER) au bastingage, elle le (ENLACER), et ils (S'EMBRASSER). La jeune fille (SE CACHER) pour mieux voir.

Marguerite Duras, *L'Amant*, © Éd. de Minuit, 1984.

VERBES DU 3ᵉ GROUPE

Pour former le plus-que-parfait, conjuguer le verbe **AVOIR** ou le verbe **ÊTRE à l'imparfait,** et ajouter le **participe passé** du verbe (accorder comme au passé composé).
Le classement des verbes dépend de l'auxiliaire et de la terminaison du participe passé.

en **-ir**

DORMIR				PARTIR			
	j'	**avais**	dorm**i**		j'	**étais**	part**i**(e)
	tu	**avais**	dorm**i**		tu	**étais**	part**i**(e)
	il	**avait**	dorm**i**		il (elle)	**était**	part**i**(e)
	nous	**avions**	dorm**i**		nous	**étions**	part**i**(e)**s**
	vous	**aviez**	dorm**i**		vous	**étiez**	part**i**(e)**s**
	ils	**avaient**	dorm**i**		ils (elles)	**étaient**	part**i**(e)**s**

MENTIR	j'	**avais**	ment**i**	**SORTIR**	j'	**étais**	sort**i**(e)
SENTIR	j'	**avais**	sent**i**	**S'ENFUIR**	je m'	**étais**	enfu**i**(e)
SERVIR	j'	**avais**	serv**i**	**VENIR**	j'	**étais**	ven**u**(e)
FUIR	j'	**avais**	fu**i**	**DEVENIR**	j'	**étais**	deven**u**(e)
CUEILLIR	j'	**avais**	cueill**i**	**PARVENIR**	j'	**étais**	parven**u**(e)
COURIR	j'	**avais**	cour**u**	**REVENIR**	j'	**étais**	reven**u**(e)
TENIR	j'	**avais**	ten**u**	**SURVENIR**	j'	**étais**	surven**u**(e)
ACQUÉRIR	j'	**avais**	acqu**is**	**SE SOUVENIR**	je m'	**étais**	souven**u**(e)
OUVRIR	j'	**avais**	ouv**ert**	**MOURIR**	j'	**étais**	mor**t**(e)

en **-endre, -ondre, -andre, -erdre, -ordre, -oudre, -eindre, -aindre, -oindre, -ttre, -pre, -cre, -aître, -oître**

ATTENDRE				PRENDRE			
	j'	**avais**	attend**u**		j'	**avais**	pr**is**
	tu	**avais**	attend**u**		tu	**avais**	pr**is**
	il	**avait**	attend**u**		il	**avait**	pr**is**
	nous	**avions**	attend**u**		nous	**avions**	pr**is**
	vous	**aviez**	attend**u**		vous	**aviez**	pr**is**
	ils	**avaient**	attend**u**		ils	**avaient**	pr**is**

RÉPONDRE	j'	**avais**	répond**u**	**PEINDRE**	j'	**avais**	pein**t**
RÉPANDRE	j'	**avais**	répand**u**	**CRAINDRE**	j'	**avais**	crain**t**
PERDRE	j'	**avais**	perd**u**	**JOINDRE**	j'	**avais**	join**t**
MORDRE	j'	**avais**	mord**u**				
COUDRE	j'	**avais**	cous**u**				
RÉSOUDRE	j'	**avais**	résol**u**	**DISSOUDRE**	j'	**avais**	dissou**s**
BATTRE	j'	**avais**	batt**u**	**METTRE**	j'	**avais**	m**is**
ROMPRE	j'	**avais**	romp**u**				
VAINCRE	j'	**avais**	vainc**u**				
CONNAÎTRE	j'	**avais**	conn**u**	***NAÎTRE***	*j'*	***étais***	*né(e)*
CROÎTRE	j'	**avais**	cr**û**				

1 Mettre les verbes au plus-que-parfait :

A.

1. Tu dors.
2. Ils peignent.
3. Je prends.
4. Elles naissent.
5. Ils se battent.
6. Nous perdons.
7. Elle met.
8. Vous descendez.
9. Elle attend.
10. Tu viens.
11. Il sort.
12. Je connais.

B.

1. Quand il lui répond, il lui ment.
2. Tu pars et tu reviens sans explication.
3. Elles sentent le danger, elles s'enfuient.
4. Nous ouvrons la fenêtre, nous servons le dîner face à la mer.
5. L'explosion survient la nuit. Plusieurs personnes ressortent des ruines.
6. L'inquiétude croît, l'atmosphère devient très tendue.
7. Le bruit de sa démission court, il tient à s'expliquer publiquement.
8. Une jeune femme rompt le silence puis répand son verre de vin sur la nappe.
9. Vous vous souvenez de la solution, mais vous résolvez mal ce problème.
10. Les bateaux fuient la tempête et se débattent dans des vagues énormes.

2 Poser les questions et répondre au plus-que-parfait :

1. Est-ce que vous (PARVENIR) à trouver un bar ouvert à cette heure-là ?
   – Oui, heureusement car nous (MOURIR) de soif.
2. Où (PARTIR)-tu ?
   – Je (SORTIR) tôt pour aller marcher sur la plage.
3. Est-ce qu'elle (SE SOUVENIR) de cette dispute avec Gérard ?
   – Oui, elle (ROMPRE) leur relation et elle en (SOUFFRIR).
4. Est-ce qu'ils (RÉPONDRE) à toutes tes questions ?
   – Non, ils (INTERROMPRE) la conversation avec un air gêné.
5. Comment est-ce qu'ils (ACQUÉRIR) ce superbe yacht ?
   – Ils (VENDRE) des tableaux de grande valeur.
6. Qui (OUVRIR) cette porte ?
   – Personne ne le (DÉCOUVRIR).
7. Est-ce que le président (METTRE) fin à ce parti extrémiste ?
   – Oui, il le (DISSOUDRE).
8. Est-ce que vous (NE PAS COMPRENDRE) ?
   – Oui, et je (CRAINDRE) de le dire devant les autres.
9. Comment est-ce que tu (VAINCRE) ta timidité ?
   – Je (REJOINDRE) la femme de mes rêves.
10. Où as-tu mis la cassette que tu me (PRENDRE) ?
    – Je te la (RENDRE) avant notre départ pour Rome.

3 RÉVISION

Mettre les verbes au plus-que-parfait :

Les deux jeunes gens (DESCENDRE) sur la plage déserte et ils (ENTREPRENDRE) une de ces longues marches que chacun (toujours APPRÉCIER). Ils (BAVARDER), ils (ÉCHANGER) quelques idées fumeuses sur l'existence, puis ils (COURIR) sur le sable humide, (ÉCOUTER) les cris des mouettes dans le vent, (CHANTER) à tue-tête des airs d'opéra. Dans cette solitude, ils (RESSENTIR) un bien-être immense et (COMPRENDRE) qu'ils (SE TROUVER) enfin. Ils (REVENIR) dans l'obscurité de la nuit, silencieux et graves.

VERBES DU 3e GROUPE

Pour former le plus-que-parfait, conjuguer le verbe **AVOIR** ou le verbe **ÊTRE à l'imparfait,** et ajouter le **participe passé** du verbe (accorder comme au passé composé).
Le classement des verbes dépend de l'auxiliaire et de la terminaison du participe passé.

en **-aire, -ire, -ure, -uire, -ivre, -uivre**

Verbe			
PLAIRE	j'	**avais**	plu
	tu	**avais**	plu
	il	**avait**	plu
	nous	**avions**	plu
	vous	**aviez**	plu
	ils	**avaient**	plu
SE TAIRE	je m'	**étais**	tu(e)
LIRE	j'	**avais**	lu
CONCLURE	j'	**avais**	conclu
VIVRE	j'	**avais**	vécu
RIRE	j'	**avais**	ri
SUFFIRE	j'	**avais**	suffi
SUIVRE	j'	**avais**	suivi

Verbe			
FAIRE	j'	**avais**	fait
	tu	**avais**	fait
	il	**avait**	fait
	nous	**avions**	fait
	vous	**aviez**	fait
	ils	**avaient**	fait
DISTRAIRE	j'	**avais**	distrait
DIRE	j'	**avais**	dit
	tu	**avais**	dit
	il	**avait**	dit
	nous	**avions**	dit
	vous	**aviez**	dit
	ils	**avaient**	dit
ÉCRIRE	j'	**avais**	écrit
TRADUIRE	j'	**avais**	traduit

en **-oire, -oir**

Verbe			
BOIRE	j'	**avais**	bu
CROIRE	j'	**avais**	cru
POUVOIR	j'	**avais**	pu
	tu	**avais**	pu
	il	**avait**	pu
	nous	**avions**	pu
	vous	**aviez**	pu
	ils	**avaient**	pu
VALOIR	j'	**avais**	valu
VOULOIR	j'	**avais**	voulu
SAVOIR	j'	**avais**	su

Verbe			
RECEVOIR	j'	**avais**	reçu
DEVOIR	j'	**avais**	dû
VOIR	j'	**avais**	vu
EMOUVOIR	j'	**avais**	ému
FALLOIR	il	**avait**	fallu
PLEUVOIR	il	**avait**	plu
ASSEOIR	j'	**avais**	assis
S'ASSEOIR	*je m'*	***étais***	*assis(e)*

1 **Mettre les verbes au plus-que-parfait :**

1. J'écris.
2. Nous rions.
3. Il s'aperçoit.
4. Ils vivent.
5. Tu vois.
6. Il faut.
7. Je veux.
8. Il suffit.
9. Tu fais.
10. Ils disent.
11. Il se tait.
12. Vous recevez.
13. Nous suivons.
14. Vous plaisez.
15. Nous pouvons.
16. Ils savent.
17. Il pleut.
18. Je bois.
19. Vous devez.
20. Tu lis.
21. Je m'assieds.

2 **Changer l'imparfait en plus-que-parfait :**

1. Cette région produisait du blé.
2. Tes lettres l'émouvaient aux larmes.
3. Nous ne croyions pas nécessaire de répondre.
4. Je relisais plusieurs de ces romans.
5. Le spectacle des passants nous distrayait chaque soir.
6. Est-ce que tu traduisais cet article ?
7. Ils s'asseyaient par terre.
8. Ce film nous plaisait.
9. Vous saviez cela avant tout le monde.
10. Il n'a pas fait aussi beau qu'on le prévoyait.

3 **Mettre les verbes entre parenthèses au plus-que-parfait :**
(Attention à l'accord des participes passés.)

1. J'ai relu plusieurs fois la lettre que tu me (ÉCRIRE).
2. Elle refaisait souvent les erreurs qu'elle (FAIRE) déjà.
3. Ton attitude te (VALOIR) des critiques.
4. Ces rumeurs (NUIRE) à sa carrière de jeune entrepreneur.
5. Je n'ai pas encore pris les médicaments que le médecin me (PRESCRIRE).
6. Les événements que vous nous (PRÉDIRE) ne se sont pas produits.
7. Les deux partis n'ont pas respecté les accords qu'ils (CONCLURE).
8. Il ne pouvait plus sortir la carte qu'il (INTRODUIRE) dans la machine.
9. Est-ce que vous avez réalisé les projets que vous (CONCEVOIR) ?
10. Pourquoi n'as-tu pas dit bonjour à Cristina ? – Je (NE PAS la RECONNAÎTRE).

4 **RÉVISION**

Mettre les expressions suivantes au plus-que-parfait pour finir les phrases :

1. Je ne suis jamais arrivé à visiter l'Egypte, ah si je (POUVOIR) !
2. Tu n'as jamais fait grand chose en classe, pourtant, si tu (VOULOIR) !
3. J'ai fait une erreur, j'ai acheté cet ordinateur trop cher, ah si je (SAVOIR) !
4. La fille que j'ai vue hier soir est géniale, ah si je la (CONNAÎTRE) avant !
5. Tu es restée seule ici pendant six mois, ah si tu me le (DIRE) !
6. Elle n'a pas réalisé qu'il était amoureux d'elle, ah si elle le (COMPRENDRE) !
7. Finalement, il avait raison, ah si je le (CROIRE) !
8. J'ai reçu votre lettre trop tard, ah si vous me (ÉCRIRE) plus tôt !
9. Tu as échoué à ton examen, ah si tu (FAIRE) un effort !
10. Nous avons eu un accident, ah si je (CONDUIRE) moins vite !

ÊTRE, AVOIR, VERBES DU 1er GROUPE ET ALLER

ÊTRE

je	**ser**ai
tu	**ser**as
il	**ser**a
nous	**ser**ons
vous	**ser**ez
ils	**ser**ont

AVOIR

j'	**aur**ai
tu	**aur**as
il	**aur**a
nous	**aur**ons
vous	**aur**ez
ils	**aur**ont

Verbes du 1er groupe et ALLER

Pour former le futur, prendre comme base l'infinitif du verbe, et ajouter la terminaison :
-ai, -as, -a, -ons, -ez, -ont.

DONNER

je	donn**er**ai
tu	donn**er**as
il	donn**er**a
nous	donn**er**ons
vous	donn**er**ez
ils	donn**er**ont

ÉTUDIER	j'	étudi**er**ai
CONTINUER	je	contin**uer**ai
JOUER	je	jou**er**ai
CRÉER	je	crée**r**ai
GAGNER	je	gagn**er**ai
TRAVAILLER	je	travaill**er**ai

AVANCER	j'	avanc**er**ai
CHANGER	je	chang**er**ai

ESSAYER	*j'*	*ess**aier**ai ou ess**ayer**ai*
ESSUYER	*j'*	*ess**uier**ai*
EMPLOYER	*j'*	*empl**oier**ai*
LEVER	*je*	*l**è**verai*
ACHETER	*j'*	*ach**è**terai*
JETER	*je*	*je**tt**erai*
ESPÉRER	*j'*	*esp**é**rerai*
PELER	*je*	*p**è**lerai*
APPELER	*j'*	*appe**ll**erai*

Attention :

ENVOYER

j'	*enve**rr**ai*
tu	*enve**rr**as*
il	*enve**rr**a*
nous	*enve**rr**ons*
vous	*enve**rr**ez*
ils	*enve**rr**ont*

ALLER

j'	***ir**ai*
tu	***ir**as*
il	***ir**a*
nous	***ir**ons*
vous	***ir**ez*
ils	***ir**ont*

1 **Conjuguer au futur :** demain, ÊTRE majeur, AVOIR dix-huit ans, ALLER voter.

2 **Choisir ÊTRE ou AVOIR et mettre au futur :**

Demain, 1. tu ... chez toi, tu ... du travail, tu ... très occupé.
2. ce ... dimanche, nous ... une belle journée, nous ... ensemble.
3. je ... dix-huit ans, je ... libre, je ... en vacances, je ... heureux.
4. vous. .. tous chez moi, il y ... une fête, ce ... le 1er janvier.

3 **Mettre le verbe au futur et répondre :**

A. 1. Est-ce que tu (ALLER) au Portugal ? – Non, je ...
2. Est-ce que tout (ALLER) mieux lundi prochain ? – Non, rien ne ...
3. Est-ce qu'ils (S'EN ALLER) bientôt ? – Oui, ils ...
4. Est-ce que vous (ALLER) à pied jusqu'à la forêt ? – Non, nous ...
5. Est-ce que cette veste (ALLER) avec ce pantalon ? – Non, elle ...

B. 1. Est-ce que vous (ENVOYER) ce télégramme ? – Oui, nous ...
2. Est-ce que tu (ENVOYER) ta démission demain ? – Non, je ...
3. Est-ce que vous (PAYER) vos impôts ? – Oui, nous ...
4. Est-ce que ces images (EFFRAYER) vos enfants ? – Oui, elles ...
5. Est-ce que tu (S'ENNUYER) sans moi ? – Oui, je ...

4 **Mettre les verbes au futur, puis les phrases au pluriel :**

1. Je te (TÉLÉPHONER) ce soir.
2. Tu (PHOTOCOPIER) ce dossier.
3. L'orage (CONTINUER).
4. Il (JOUER) aux courses.
5. EIle (CRÉER) un nouveau parfum.
6. Tu m'(ACCOMPAGNER) chez Yves.
7. Tu m'(EXPLIQUER) ton idée.
8. Je (SE RÉVEILLER) tôt.
9. Tu (REMERCIER) tes grands-parents.
10. Elle (DÉMÉNAGER) en juin.
11. J'(ESSAYER) d'être exact.
12. Tu (EMPLOYER) la douceur avec lui.

5 **Posez la question au futur, puis répondre :**

1. À quelle heure est-ce que tu (SE LEVER) demain matin ? – Je ...
2. Est-ce que vous (JETER) tous ces vieux papiers ? – Non, nous ...
3. Comment (APPELER)-tu ton bébé ? – Je ...
4. Est-ce que tu (ACHETER) des billets pour ce concert ? – Oui, je ...
5. Est-ce que tu (S'INQUIÉTER) pour moi ? – Non, je ...
6. Est-ce que vous (PELER) tous ces fruits ? – Oui, nous ...
7. Quand est-ce que ces travaux (S'ACHEVER) ? – Ils ...
8. Est-ce que Mathieu (AVOUER) sa bêtise à son père ? – Oui, il ...
9. Est-ce que vous (SALUER) cet hypocrite ? – Oui, nous ...
10. Est-ce que tu (SE DÉBROUILLER) pour venir ? – Oui, je ....

6 **Mettre au futur :**

A. Demain, nous (QUITTER) cette ville, nous (MONTER) dans un train ; il (TRAVERSER) plusieurs régions, (PASSER) à Lyon, (S'ARRÊTER) à Cannes. Nous (REGARDER) le soleil qui (SE LEVER) sur la mer, nous (SE BAIGNER) dans les vagues, nous (S'ALLONGER) sur le sable chaud. Il n'y (AVOIR) presque personne à cette heure-là, ce (ÊTRE) paradisiaque. Plus tard, nous (ENVOYER) des cartes postales à nos familles inquiètes.

B. Veux-tu me compléter et que je te complète ?
Tu (MARCHER), je (ALLER) dans l'ombre à ton côté :
Je (ÊTRE) ton esprit, tu (ÊTRE) ma beauté.

Edmond Rostand, *Cyrano de Bergerac,* 1897.

VERBES DU 2e GROUPE ET VERBES DU 3e GROUPE en -ir

Prendre comme base l'infinitif, et ajouter la terminaison :
-ai, -as, -a, -ons, -ez, -ont.

Verbes du 2e groupe

FINIR

je	fin**ir**ai
tu	fin**ir**as
il	fin**ir**a
nous	fin**ir**ons
vous	fin**ir**ez
ils	fin**ir**ont

HAÏR

je	ha**ïr**ai
tu	ha**ïr**as
il	ha**ïr**a
nous	ha**ïr**ons
vous	ha**ïr**ez
ils	ha**ïr**ont

Verbes du 3e groupe en -ir

DORMIR

je	dorm**ir**ai
tu	dorm**ir**as
il	dorm**ir**a
nous	dorm**ir**ons
vous	dorm**ir**ez
ils	dorm**ir**ont

MENTIR je ment**ir**ai
SENTIR je sent**ir**ai
SERVIR je serv**ir**ai
BOUILLIR je bouill**ir**ai

PARTIR

je	part**ir**ai
tu	part**ir**as
il	part**ir**a
nous	part**ir**ons
vous	part**ir**ez
ils	part**ir**ont

OUVRIR j' ouvr**ir**ai
FUIR je fu**ir**ai
S'ENFUIR je m'enfu**ir**ai

Attention :

TENIR

je	***tiendr**ai*
tu	***tiendr**as*
il	***tiendr**a*
nous	***tiendr**ons*
vous	***tiendr**ez*
ils	***tiendr**ont*

VENIR

je	***viendr**ai*
tu	***viendr**as*
il	***viendr**a*
nous	***viendr**ons*
vous	***viendr**ez*
ils	***viendr**ont*

SE SOUVENIR *je me souv**iendr**ai*

CUEILLIR *je cueill**er**ai*
COURIR *je cou**rr**ai*
MOURIR *je mou**rr**ai*
ACQUÉRIR *j' acque**rr**ai*

1 **Conjuguer au futur :** FINIR son travail ce soir, PARTIR à l'étranger, REVENIR bientôt.

2 **Mettre au futur, puis au pluriel :**

1. Cet enfant (GRANDIR) et (MINCIR).
2. Tu (RÉFLÉCHIR) et (CHOISIR).
3. Je (RÉAGIR) et (APPLAUDIR).
4. Elle (ROUGIR) ou (PÂLIR) de joie.
5. Je (VIEILLIR) et (FAIBLIR) doucement.
6. Tu (MAIGRIR) et (RAJEUNIR).

3 **Utiliser le verbe proposé au futur puis répondre à la question :**

1. HAÏR : Est-ce que tu ... toujours cet homme ?
2. INVESTIR : Est-ce que vous ... de l' argent dans cette affaire ?
3. GARANTIR : Est-ce qu'ils ... ce produit pendant deux ans ?

4 **Posez la question au futur :**

1. Quand est-ce que tu (PARTIR) ?
2. (MENTIR)-ils encore longtemps ?
3. Est-ce que nous (SE SENTIR) mieux ?
4. Est-ce qu'il (SE SERVIR) de sa moto ?
5. Qu'est-ce qu'ils (DÉCOUVRIR) ?
6. Qu'est-ce que tu lui (OFFRIR) ?
7. Docteur, est-ce que je (SOUFFRIR) ?
8. Est-ce que vous (FUIR) ?
9. Est-ce qu'elles (CUEILLIR) des fleurs ?
10. Est-ce qu'il (SORTIR) vite de l'hôpital ?

5 **Mettre au futur :**

1. Je (TENIR) ma promesse.
2. Tu (VENIR) me voir.
3. Ils (SOUTENIR) ce candidat.
4. Nous (S'EN SOUVENIR).
5. Vous (NE PAS MOURIR) de cela.
6. Il (ACQUÉRIR) ce cheval .
7. Que (DEVENIR)-vous ?
8. Je (PARVENIR) à mes fins.
9. Ils (S'ENFUIR) cette nuit .
10. Qui (ENTRETENIR) cette maison ?

6 **Même exercice :**

1. Tu (DÉMENTIR) cette information.
2. Les pompiers (INTERVENIR).
3. Les enfants (S'ENDORMIR).
4. Elle (COURIR) le marathon.
5. Cela ne (ABOUTIR) à rien.
6. Nous (RECONQUÉRIR) ce pays.
7. Tu (SE REPENTIR) d'avoir dit cela.
8. Ils (ABOLIR) la peine de mort.
9. Tu (NE RIEN OBTENIR) comme cela.
10. Vous (PRÉVENIR) tout le monde.

7 **RÉVISION**

Mettre ce texte au futur :

Juliette parle à Rémy de leur prochain bébé.

À sa naissance, il (PESER) trois kilos et (MESURER) cinquante centimètres, puis il (GRANDIR) vite, il (GROSSIR) bien, il (MANGER) comme un ogre. Il nous (ÉBLOUIR). Nous (DORMIR) peu car il (PLEURER) la nuit, nous (NE PLUS SORTIR) le soir, nous (S'OCCUPER) de lui tout le temps.
Quand il (AVOIR) quinze ans, il (SE RÉVOLTER) contre nous, il nous (FUIR), il (PARTIR) avec des copains, nous (S'INQUIÉTER), nous (SE DEMANDER) ce qu'il fait, et quand il (RENTRER) très tard, tu (SE FÂCHER).
Ensuite, il (CHANGER) d'attitude, il (CONTINUER) à se développer, il (TOMBER) amoureux, il (NE PAS TENIR) en place, il (VOYAGER), il (DÉCOUVRIR) le monde et (REVENIR) rarement à la maison. Un jour, il (DÉMÉNAGER) pour de bon, il (S'INSTALLER) chez lui, il (TRAVAILLER) et (DEVENIR) tout à fait indépendant. Je suis sûre que nous (ÊTRE) fiers de lui.

VERBES DU 3e GROUPE

Prendre comme base l'infinitif **sans -e,** (sauf *faire*),
et ajouter la terminaison : **-ai, -as, -a, -ons, -ez, -ont.**

en **-endre, -ondre, -andre, -erdre, -ordre, -oudre**

ATTENDRE		PRENDRE		PERDRE	
j'	atten**dr**ai	je	pren**dr**ai	je	per**dr**ai
tu	atten**dr**as	tu	pren**dr**as	tu	per**dr**as
il	atten**dr**a	il	pren**dr**a	il	per**dr**a
nous	atten**dr**ons	nous	pren**dr**ons	nous	per**dr**ons
vous	atten**dr**ez	vous	pren**dr**ez	vous	per**dr**ez
ils	atten**dr**ont	ils	pren**dr**ont	ils	per**dr**ont

RÉPONDRE	je répon**dr**ai	**RÉPANDRE**	je répan**dr**ai	**MORDRE**	je mor**dr**ai
RÉSOUDRE	je résou**dr**ai	**COUDRE**	je cou**dr**ai	**MOUDRE**	je mou**dr**ai

en **-eindre, -aindre, -oindre**

PEINDRE		CRAINDRE		JOINDRE	
je	pein**dr**ai	je	crain**dr**ai	je	join**dr**ai
tu	pein**dr**as	tu	crain**dr**as	tu	join**dr**as
il	pein**dr**a	il	crain**dr**a	il	join**dr**a
nous	pein**dr**ons	nous	crain**dr**ons	nous	join**dr**ons
vous	pein**dr**ez	vous	crain**dr**ez	vous	join**dr**ez
ils	pein**dr**ont	ils	crain**dr**ont	ils	join**dr**ont

en **-aire, -ire, -ure, -uire, -ivre, -uivre, -ttre, -pre, -cre, -aître, -oître, -oire**

FAIRE		DIRE		METTRE	
je	*ferai*	je	d**ir**ai	je	me**ttr**ai
tu	*feras*	tu	d**ir**as	tu	me**ttr**as
il	*fera*	il	d**ir**a	il	me**ttr**a
nous	*ferons*	nous	d**ir**ons	nous	me**ttr**ons
vous	*ferez*	vous	d**ir**ez	vous	me**ttr**ez
ils	*feront*	ils	d**ir**ont	ils	me**ttr**ont

PLAIRE	je pl**air**ai	**LIRE**	je l**ir**ai	**BATTRE**	je ba**ttr**ai
(SE) TAIRE	je (me) t**air**ai	**ÉCRIRE**	j'écr**ir**ai	**ROMPRE**	je rom**pr**ai
DISTRAIRE	je distr**air**ai	**RIRE**	je r**ir**ai	**VAINCRE**	je vain**cr**ai
TRADUIRE	je trad**uir**ai	**CONCLURE**	je concl**ur**ai	**CONNAÎTRE**	je conn**aîtr**ai
VIVRE	je v**ivr**ai	**EXCLURE**	j'excl**ur**ai	**CROÎTRE**	je cr**oîtr**ai
SUIVRE	je **suivr**ai			**BOIRE**	je b**oir**ai
				CROIRE	je cr**oir**ai

1 **Conjuguer au futur :** APPRENDRE le français, VIVRE seul, BOIRE un verre.

2 **Mettre le verbe au futur aux personnes proposées :**

A.
1. ATTENDRE : je …, ils …
2. RÉPONDRE : tu …, nous …
3. PERDRE : il …, vous …
4. NE PAS MORDRE : le chien …
5. COMPRENDRE : elle …, elles …
6. PEINDRE : je …, nous …
7. NE RIEN CRAINDRE : tu …, vous …
8. SE JOINDRE À NOUS : il …, ils …
9. RÉSOUDRE : je …, nous …
10. RECOUDRE : tu …, vous …

B.
1. Il lit. J'écris.
2. Nous disons. Ils maudissent.
3. Tu ris. Tu vis.
4. Vous concluez. Je traduis.
5. Il met. Vous rompez.
6. Vous buvez. Vous suivez.
7. Tu parais. Nous distrayons.
8. Ils croient. Je me tais.
9. Nous connaissons. Elle plaît.
10. Il vainc. Tu disparais.

3 **Poser la question et répondre au futur :**

Est-ce que …
1. tu fais la vaisselle ? – Oui, je …
2. vous faites du vélo ? – Oui, nous …
3. il fait du yoga ? – Non, il …
4. ta mère fait ton lit ? – Oui, elle …
5. ils se font du souci ? – Oui, ils …
6. tu prends le train ? – Non, je …
7. vous vendez la maison ? – Oui, nous..
8. tu descends à la cave ? – Oui, je …
9. vous rejoignez un ami ? – Oui, nous …
10. vous éteignez la lumière ? – Oui, je …

4 **Remplacer le présent par le futur et finir la phrase :**

A.
1. Tu défends …
2. Vous vous entendez …
3. Le conflit se résout …
4. Patrice nous rend …
5. Je mets …
6. Vous relisez …
7. Cela suffit …
8. Tu t'inscris …
9. Je souris …
10. Tu te bats …

B.
1. Il poursuit …
2. Ils interdisent …
3. Tu plais …
4. Il coproduit …
5. Nous excluons …
6. Elle comparaît …
7. Ils contredisent …
8. Nous rompons …
9. J'admets …
10. Le bébé naît …

C.
1. Elle survit …
2. Je crois …
3. Tu vaincs …
4. Je perds …
5. Elle moud …
6. Il interrompt …
7. Elle répand …
8. Nous refaisons …
9. Cela dépend …
10. J'atteins …

5 **Mettre ces deux textes au futur :**

A. Ce soir, l'équipe de Nantes (SE BATTRE) contre celle de Reims, la télévision (RETRANSMETTRE) le match. Nous le (REGARDER) ; d'abord je (SE TAIRE), je (NE RIEN DIRE), puis le suspense (CROÎTRE), je (CRAINDRE) la victoire de Reims, tu me (CONTREDIRE), tu (SE METTRE) à crier. Seule la fin du match (INTERROMPRE) notre dispute. Tu me (RECONDUIRE) chez moi en silence.

B. Demain, vous voterez, vous (PRENDRE) votre décision sereinement, vous (REJOINDRE) notre mouvement pour la démocratie, car vous savez que je vous (DÉFENDRE), que je (ÉTENDRE) les réformes qui (CORRESPONDRE) à vos besoins, que je vous (RENDRE) la vie plus facile, que je (RESTREINDRE) vos charges, que je (SUSPENDRE) certaines taxes. Ensemble, nous (ENTREPRENDRE) de grands travaux, vous (NE PLUS SE PLAINDRE), vous (NE PLUS CRAINDRE) le chômage, vous (RÉAPPRENDRE) à espérer. Demain, vous (NE PAS PERDRE) cette occasion de faire avancer le pays. Demain, grâce à vous, mes opposants (MORDRE) la poussière ! Demain, grâce à vos votes, les jeunes (COMPRENDRE) que notre société est pleine d'espoir ! Demain vous m'(ÉLIRE) !

VERBES DU 3e GROUPE
en **-oir**

Remarquez que la plupart de ces verbes ont un radical très irrégulier.

PRÉVOIR

je	prévoirai
tu	prévoiras
il	prévoira
nous	prévoirons
vous	prévoirez
ils	prévoiront

VOIR

je	***verr**ai*
tu	***verr**as*
il	***verr**a*
nous	***verr**ons*
vous	***verr**ez*
ils	***verr**ont*

POUVOIR

je	*pou**rr**ai*
tu	*pou**rr**as*
il	*pou**rr**a*
nous	*pou**rr**ons*
vous	*pou**rr**ez*
ils	*pou**rr**ont*

DEVOIR

je	*devrai*
tu	*devras*
il	*devra*
nous	*devrons*
vous	*devrez*
ils	*devront*

ÉMOUVOIR *j'émouvrai*
RECEVOIR *je recevrai*
PLEUVOIR *il pleuvra*

SAVOIR

je	***saur**ai*
tu	***saur**as*
il	***saur**a*
nous	***saur**ons*
vous	***saur**ez*
ils	***saur**ont*

VOULOIR

je	*vou**dr**ai*
tu	*vou**dr**as*
il	*vou**dr**a*
nous	*vou**dr**ons*
vous	*vou**dr**ez*
ils	*vou**dr**ont*

FALLOIR *il **f**au**dr**a*

VALOIR

je	*v**audr**ai*
tu	*v**audr**as*
il	*v**audr**a*
nous	*v**audr**ons*
vous	*v**audr**ez*
ils	*v**audr**ont*

(S')ASSEOIR

je	*(m')*	*ass**oir**ai*	ou	*je*	*(m')*	*ass**iér**ai*
tu	*(t')*	*ass**oir**as*	ou	*tu*	*(t')*	*ass**iér**as*
il	*(s')*	*ass**oir**a*	ou	*il*	*(s')*	*ass**iér**a*
nous	*(nous)*	*ass**oir**ons*	ou	*nous*	*(nous)*	*ass**iér**ons*
vous	*(vous)*	*ass**oir**ez*	ou	*vous*	*(vous)*	*ass**iér**ez*
ils	*(s')*	*ass**oir**ont*	ou	*ils*	*(s')*	*ass**iér**ont*

1 Mettre les verbes au futur :

A.

1. Ils voient.
2. Il vaut.
3. Je peux.
4. Tu reçois.
5. Il pleut.
6. Tu sais.
7. Ils veulent.
8. Nous devons.
9. Il faut.
10. Ils reçoivent.
11. Il s'assied.
12. Vous pouvez.

B.

1. Je reçois du courrier.
2. Est-ce que tu peux venir ?
3. Nous ne voyons pas la route.
4. Ils ne peuvent pas tout faire.
5. Il ne faut pas te taire.
6. Elle ne veut pas divorcer.
7. Vous ne savez pas tout.
8. Ils doivent annuler le rendez-vous.
9. Vous vous asseyez par terre.
10. Il vaut mieux rentrer tôt.

2 Mettre le verbe de la question au futur puis répondre :

1. Est-ce que je (DEVOIR) répondre à toutes ces questions ?
2. Est-ce que je (SAVOIR) y répondre ?
3. Est-ce que tu (POUVOIR) m'aider ?
4. Est-ce que vous (VOIR) cette exposition ?
5. Est-ce que vous (VOULOIR) me donner quelques conseils ?

3 Placer les verbes proposés dans le texte et les mettre au futur :

DEVOIR, FALLOIR, POUVOIR, RECEVOIR, S'ASSEOIR, SAVOIR, VOIR, VOULOIR.

Quand tu ... entrer à l'université, il ... t'inscrire à temps. Tu ... remplir des formulaires et payer ton inscription, puis tu ... ta carte d'étudiant. Au début de l'année, tu ne ... pas très bien ce qu'il faut faire, mais, tu ..., très vite tu ... te débrouiller. En tout cas, la première fois que tu ... dans un amphithéâtre, tu seras impressionné.

4 Mettre les verbes au futur :

Est-ce que ...

1. il (PLEUVOIR) demain ?
2. il (FALLOIR) prendre un parapluie ?
3. ils (S'APERCEVOIR) de son mensonge ?
4. ses paroles (ÉMOUVOIR) l'auditoire ?
5. M. Ling (PERCEVOIR) le loyer demain ?
6. tu (REVOIR) Etienne ?
7. ton silence (ÉQUIVALOIR) à un refus ?
8. ce voyage ne nous (DÉCEVOIR) pas ?
9. vous (PRÉVOIR) tout avant de partir ?
10. nous (ENTREVOIR) une solution ?

5 RÉVISION

Mettre les verbes de ce texte au futur :

Ils (ALLER) à Bordeaux prendre la direction d'une agence. Ils (PRÉPARER) soigneusement leur départ. Ils (ARRANGER) leur appartement, le (FAIRE) repeindre [...]. Et ils (ERRER), presque sans s'y reconnaître, dans ce deux-pièces [...]. Ils le (VOIR) pour la première fois [...].
Ils (VENDRE) leurs livres aux bouquinistes, [...]. Ils (COURIR) les tailleurs, les couturières, les chemisiers. Ils (FAIRE) leurs malles. [...]
Ils (NE PAS AVOIR) trente ans. Ils (AVOIR) la vie devant eux.
Ils (QUITTER) Paris un début de mois de septembre. Ils (ÊTRE) presque seuls dans un wagon de première. Presque tout de suite, le train (PRENDRE) de la vitesse [...].
Ils (PARTIR). Ils (ABANDONNER) tout. Ils (FUIR).

Georges Pérec, *Les Choses*, © Éd. Gallimard, 1965.

ÊTRE, AVOIR, VERBES DU 1er GROUPE ET ALLER, VERBES DU 2e GROUPE ET DU 3e GROUPE en -ir

Pour former le futur antérieur d'un verbe, conjuguer **AVOIR** ou **ÊTRE au futur** et ajouter le **participe passé** du verbe (accorder comme au passé composé).
Le classement des verbes dépend de l'auxiliaire et de la terminaison du participe passé.

ÊTRE		
j'	**aurai**	**été**
tu	**auras**	**été**
il	**aura**	**été**
nous	**aurons**	**été**
vous	**aurez**	**été**
ils	**auront**	**été**

AVOIR		
j'	**aurai**	**eu**
tu	**auras**	**eu**
il	**aura**	**eu**
nous	**aurons**	**eu**
vous	**aurez**	**eu**
ils	**auront**	**eu**

Verbes du 1er groupe en -er et ALLER

DONNER	j'	**aurai**	donné
ÉTUDIER	j'	**aurai**	étudié
JOUER	j'	**aurai**	joué
CRÉER	j'	**aurai**	créé
ESSAYER	j'	**aurai**	essayé
ACHETER	j'	**aurai**	acheté
APPELER	j'	**aurai**	appelé

ALLER	je	**serai**	all**é**(e)
ARRIVER	je	**serai**	arriv**é**(e)
RESTER	je	**serai**	rest**é**(e)
TOMBER	je	**serai**	tomb**é**(e)

Verbes du 2e groupe

FINIR	j'	**aurai**	fini
HAÏR	j'	**aurai**	haï

S'ÉVANOUIR	je me	**serai**	évanou**i**(e)

Verbes du 3e groupe en -ir

DORMIR	j'	**aurai**	dormi
SENTIR	j'	**aurai**	senti
SERVIR	j'	**aurai**	servi
CUEILLIR	j'	**aurai**	cueilli
FUIR	j'	**aurai**	fui
TENIR	j'	**aurai**	tenu
COURIR	j'	**aurai**	couru
ACQUÉRIR	j'	**aurai**	acquis
OUVRIR	j'	**aurai**	ouvert

PARTIR	je	**serai**	part**i**(e)
SORTIR	je	**serai**	sort**i**(e)
S'ENFUIR	je me	**serai**	enfu**i**(e)
VENIR	je	**serai**	ven**u**(e)
DEVENIR	je	**serai**	deven**u**(e)
PARVENIR	je	**serai**	parven**u**(e)
REVENIR	je	**serai**	reven**u**(e)
SURVENIR	je	**serai**	surven**u**(e)
SE SOUVENIR	je me	**serai**	souven**u**(e)
MOURIR	je	**serai**	mor**t**(e)

1 Mettre les verbes au futur antérieur :

1. Elle (ÊTRE) championne de France. Elle (AVOIR) une coupe.
2. Tu (VOYAGER) beaucoup. Tu (ALLER) dans le monde entier.
3. Je (OUBLIER) tout. Je (PARTIR) très loin.
4. Ils (NE PAS COURIR) de risques. Ils (RÉUSSIR).
5. Nous (PARCOURIR) 20.000 kilomètres. Nous (REVENIR) ici.
6. Vous (SE SENTIR) épuisés. Vous (DORMIR) longtemps.

2 Mettre les verbes indiqués au futur antérieur :

1. AVOIR : En une semaine, il y ... deux accidents à ce carrefour.
2. ÊTRE : Le voyage qui se termine ... une réussite.
3. DÎNER : Nous ... avant de partir.
4. NE PAS ARRIVER : Tu ... avant la nuit.
5. S'AIMER : Ils ... toute leur vie.
6. CRÉER : Dans deux ans, nous ... notre entreprise.
7. APPELER : Pendant tout votre séjour, vous nous ... une seule fois.
8. SERVIR : À la fin de la journée, le restaurant ... 300 repas.
9. NE PAS MONTER : Je vais quitter Paris et je ... sur la Tour Eiffel !
10. SE TENIR : Jusqu'à maintenant, tous les conseils des ministres ... dans cette salle.

3 Mettre les verbes au futur antérieur :

L'année prochaine, je rentrerai dans mon pays. Je (FINIR) mes études et (DEVENIR) parfaitement bilingue. Je (DÉCOUVRIR) une autre façon de vivre. Je (S'AMUSER) bien, je (SORTIR) souvent le soir, je (SE PROMENER) partout. Je (S'INTÉRESSER) à toutes sortes d'activités nouvelles, je (PARVENIR) à visiter presque tout ce que je voulais voir et je (ACQUÉRIR) de l'expérience. Mais je (NE PAS S'ENRICHIR) !

4 Mettre les verbes au futur antérieur :

1. Je sortirai dès que le bébé (S'ENDORMIR).
2. Reviens me voir quand tu (RÉFLÉCHIR).
3. Nous te préviendrons lorsque nous (CHOISIR) une date.
4. Vous prendrez la parole aussitôt après que je (INTERVENIR).
5. Une fois qu'ils (ENTRER) dans la salle, on fermera les portes.
6. Dès que je (S'INSTALLER), je vous inviterai.
7. Aussitôt que les moniteurs (OUVRIR) les pistes, nous partirons skier.
8. Je saurai où vous habitez lorsque vous me (PASSER) votre adresse !
9. Tu gagneras du temps quand tu (S'ACHETER) un ordinateur.
10. Je te rejoindrai aussitôt que tu (SORTIR) la voiture du garage.

5 Imaginer :

1. Vous commencez des études. À quel âge est-ce que vous les aurez finies ?
2. Vous avez 20 ans. Qu'est-ce que vous aurez réalisé à 40 ans ?
3. Vous êtes un artiste. Qu'est-ce que vous aurez créé dans dix ans ?
4. Le monde change. Qu'est-ce qui se sera passé en 2050 ?
5. Vous êtes écologiste. Qu'est-ce que notre planète sera devenue dans 50 ans ?

VERBES DU 3e GROUPE

Conjuguer **AVOIR** ou **ÊTRE** **au futur** et ajouter le **participe passé** du verbe (accorder comme au passé composé).
Le classement des verbes dépend de l'auxiliaire et de la terminaison du participe passé.

en **-endre, -ondre, -andre, -erdre, -ordre, -oudre, -eindre, -aindre, -oindre, -ttre, -pre, -cre, -aître, -oître**

ATTENDRE	j' **aurai** attend**u**	**PRENDRE**	j' **aurai** pri**s**
RÉPONDRE	j' **aurai** répond**u**		
RÉPANDRE	j' **aurai** répand**u**	**PEINDRE**	j' **aurai** pein**t**
PERDRE	j' **aurai** perd**u**	**CRAINDRE**	j' **aurai** crain**t**
MORDRE	j' **aurai** mord**u**	**JOINDRE**	j' **aurai** join**t**
COUDRE	j' **aurai** cous**u**		
RÉSOUDRE	j' **aurai** résol**u**	**DISSOUDRE**	j' **aurai** diss**ous**
BATTRE	j' **aurai** batt**u**	**METTRE**	j' **aurai** mi**s**
ROMPRE	j' **aurai** romp**u**		
VAINCRE	j' **aurai** vainc**u**		
CONNAÎTRE	j' **aurai** conn**u**	***NAÎTRE***	*je **serai** **né**(e)*
CROÎTRE	j' **aurai** cr**û**		

en **-aire, -ire, -ure, -uire, -ivre, -uivre**

PLAIRE	j' **aurai** pl**u**	**FAIRE**	j' **aurai** fai**t**
SE TAIRE	*je me **serai** t**u**(e)*	**DISTRAIRE**	j' **aurai** distrai**t**
LIRE	j' **aurai** l**u**	**DIRE**	j' **aurai** di**t**
CONCLURE	j' **aurai** concl**u**	**ÉCRIRE**	j' **aurai** écri**t**
VIVRE	j' **aurai** véc**u**	**TRADUIRE**	j' **aurai** tradui**t**
RIRE	j' **aurai** r**i**		
SUFFIRE	j' **aurai** suff**i**		
SUIVRE	j' **aurai** suiv**i**		

en **-oire, -oir**

BOIRE	j' **aurai** b**u**		
CROIRE	j' **aurai** cr**u**		
POUVOIR	j' **aurai** p**u**		
VALOIR	j' **aurai** val**u**		
VOULOIR	j' **aurai** voul**u**		
SAVOIR	j' **aurai** s**u**		
RECEVOIR	j' **aurai** reç**u**		
DEVOIR	j' **aurai** d**û**		
VOIR	j' **aurai** v**u**		
ÉMOUVOIR	j' **aurai** ém**u**		
FALLOIR	il **aura** fall**u**	**ASSEOIR**	j' **aurai** ass**is**
PLEUVOIR	il **aura** pl**u**	***S'ASSEOIR***	*je me **serai** ass**is**(e)*

1 Mettre les verbes au futur antérieur :

1. Je ferai.
2. Nous lirons.
3. Il rira.
4. Tu répondras.
5. Ils connaîtront.
6. Vous saurez.
7. Nous craindrons.
8. Je devrai.
9. Il pleuvra.
10. Tu verras.
11. Nous prendrons.
12. Elle conclura.
13. Vous traduirez.
14. J'écrirai.
15. Tu diras.
16. Il vivra.
17. Ils assiéront.
18. Nous recevrons.
19. Tu voudras.
20. Je croirai.
21. Il résoudra.
22. Vous attendrez.
23. Je peindrai.
24. Elle plaira.
25. Il faudra.
26. Nous pourrons.
27. Ils vaincront.
28. Tu battras.
29. Elle naîtra.
30. Vous perdrez.

2 Mettre les verbes au futur antérieur :

1. Il (FAIRE) beaucoup de bruit pour rien.
2. Que (DIRE)-ils ? Que (ÉCRIRE)-ils ? Que leur (RÉPONDRE)-vous ?
3. Est-ce que tu (RECEVOIR) de ses nouvelles avant ton départ ?
4. Ils (LIRE), (VOIR), (CONNAÎTRE), (COMPRENDRE) l'essentiel.
5. On (VAINCRE) des obstacles, on (ATTEINDRE) quelques objectifs, on (bien RIRE).
6. Nous (VENDRE) bientôt notre caravane.
7. Je (NE PAS METTRE) beaucoup de temps, je (REPEINDRE) ma chambre en 2 jours.
8. Est-ce que les deux pays (CONCLURE) un traité avant la fin de l'année ?
9. Il lui (SUFFIRE) d'un sourire, elle le (SÉDUIRE) immédiatement.
10. Quel chemin est-ce que vous (PRENDRE) ? Où est-ce qu'on vous (CONDUIRE) ?

3 Remplacer les ... par les verbes proposés au futur antérieur :

1. BOIRE : Quand tu ... tes trois whiskies, ne conduis pas !
2. PLEUVOIR : Aussitôt qu'il ... un peu, l'herbe repoussera.
3. VIVRE : Après qu'ils ... ces événements, ils ne pourront pas les oublier.
4. REPRENDRE : Lorsque je ... des forces, je voyagerai.
5. SUIVRE : Une fois que vous ... ce traitement, vous irez mieux.
6. NAÎTRE : Quand tes triplés ..., tu ne pourras plus faire la grasse matinée.
7. REJOINDRE : Nous irons au restaurant lorsque vous nous ... .
8. ÉLIRE : Dès que nous ... le Président, il nommera le Premier Ministre.
9. SE TAIRE : Je commencerai à parler quand tu ... .
10. RÉSOUDRE : Lorsque tu ... ton problème, ta vie sera plus gaie.
11. MORDRE : Ce chien ... six facteurs avant qu'on décide de l'attacher.
12. S'ASSEOIR : Quelle nouvelle horrible m'annonceras-tu quand je ... ?
13. SE DISSOUDRE : Quelle réaction y aura-t-il lorsque cette poudre ... dans l'eau ?
14. FALLOIR : Que de démarches il ... faire pour obtenir ce visa !
15. RÉPANDRE : Quelles rumeurs ...-ils ... pour nuire à leurs adversaires ?

4 Mettre les verbes au futur antérieur puis répondre aux questions :

1. Que se passera-t-il quand ils (SE VOIR, SE SOURIRE, SE PLAIRE) ?
2. Qu'arrivera-t-il quand ils (SE BATTRE, SE FAIRE MAL, SE DIRE DES INSULTES) ?
3. Que feront-ils quand ils (S'ÉCRIRE, SE RÉPONDRE, SE REJOINDRE) ?
4. Que pensera-t-elle quand elle (S'APERCEVOIR) qu'elle est seule ?

ÊTRE, AVOIR, VERBES DU 1er GROUPE ET ALLER

ÊTRE		AVOIR	
je	**fus**	j'	**eus**
tu	**fus**	tu	**eus**
il	**fut**	il	**eut**
nous	**fûmes**	nous	**eûmes**
vous	**fûtes**	vous	**eûtes**
ils	**furent**	ils	**eurent**

Verbes du 1er groupe et ALLER

Pour former le passé simple d'un verbe, prendre le **radical** et ajouter la terminaison :
-ai, -as, -a, -âmes, -âtes, -èrent.

DONNER

je	donn**ai**
tu	donn**as**
il	donn**a**
nous	donn**âmes**
vous	donn**âtes**
ils	donn**èrent**

ÉTUDIER	j'	étudiai
CONTINUER	je	continuai
JOUER	je	jouai
CRÉER	je	créai
GAGNER	je	gagnai
TRAVAILLER	je	travaillai

AVANCER	j'	avan**ç**ai
CHANGER	je	chang**e**ai
ESSAYER	j'	essayai
ESSUYER	j'	essuyai
EMPLOYER	j'	employai
LEVER	je	levai
ACHETER	j'	achetai
JETER	je	jetai
ESPÉRER	j'	espérai
PELER	je	pelai
APPELER	j'	appelai

Attention :

ALLER		S'EN ALLER			
j'	allai	je	m'	en	allai
tu	allas	tu	t'	en	allas
il	alla	il	s'	en	alla
nous	allâmes	nous	nous	en	allâmes
vous	allâtes	vous	vous	en	allâtes
ils	allèrent	ils	s'	en	allèrent

1 Trouver l'infinitif des verbes au passé simple :

Ce soir-là, il arriva en retard. Il passa la porte, lança un sonore « bonsoir ». Il y eut un étrange silence. Il appela « Tina, Tina », avança de quelques pas et resta tout surpris à la porte du salon. Cet instant fut sûrement le plus long de sa vie. Il pénétra ensuite dans la chambre et observa les murs blancs, l'espace vide. Il chercha une trace, un mot, une lettre. Rien. Alors, il s'en alla lentement. Sa première histoire d'amour se termina au café du coin, le regard plongé dans un cognac.

2 Mettre les verbes au passé simple :

A.

1. Tout à coup, il y a eu un bruit étrange et j'ai eu peur.
2. Tu as eu souvent l'occasion de la revoir, cela a été chaque fois un plaisir.
3. Nous avons été très étonnés, nous avons eu du mal à comprendre.
4. À son arrivée, vous avez été ahuris, puis vous avez eu envie de rire.
5. Ils ont été heureux, ils ont eu beaucoup d'enfants.

B.

1. Dans sa jeunesse, il a été beau, il a eu beaucoup de succès féminins.
2. Ce jour-là, nous avons eu une vraie émotion, nous avons été très émus.
3. Dès que j'ai eu vingt ans, j'ai été responsable de tout.
4. La discussion a été violente, tu as eu raison de partir.
5. Cette année-là, l'hiver a été glacial, tout le monde a eu très froid.

3 Utiliser le verbe au passé simple pour former la phrase :

1. TOURNER le dos et RENTRER chez elle : à la fin du match, Philippa ...
2. MONTER l'escalier et FRAPPER à la porte : les trois enfants ...
3. SE PENCHER sur le berceau et CHANTER une berceuse : la mère ...
4. GAGNER au loto et EMBARQUER pour une île du Pacifique : nous ...
5. ESSAYER de ne rien dire, puis AVOUER la vérité : tu ...

4 Poser la question au passé simple :

1. Que (DEMANDER)-t-elle après son réveil ?
2. Qui (APPELER)-t-il au téléphone après son retour de voyage ?
3. Comment (ÉLEVER)-ils leurs dix enfants ?
4. Où (ALLER)-ils dès la fin du match ?
5. Pourquoi (RISQUER)-elles leur vie sur ce vieux bateau ?

5 Mettre les phrases au passé simple :

A.

1. Il (HÉSITER), il (SE TÂTER), puis il (SE HÂTER) de prendre une décision.
2. Vous (SE MARIER) ; puis, vous (S'ENNUYER) ensemble et vous (SE SÉPARER).
3. L'homme (SE LEVER), sa voix (S'ÉLEVER), tout le monde (LEVER) les yeux.
4. Vous (DÉMÉNAGER) mais vous (NÉGLIGER) de payer le loyer.
5. Ils (SE PROMENER) sur Jupiter, puis ils (RAMENER) les enfants sur terre.

B.

La télécarte (GLISSER) dans la fente, l'écran (INDIQUER) le montant du crédit et Alexandra (PIANOTER) de mémoire le numéro de téléphone. Il y (AVOIR) plusieurs sonneries durant lesquelles elle (SE RÉPÉTER) les mots qu'elle lui dirait. L'autobus 58 (S'ARRÊTER) le long de l'abribus accolé à la cabine téléphonique.

Anne Wiazemsky, *Canines*, © Éd. Gallimard, 1993.

VERBES DU 2e GROUPE ET VERBES DU 3e GROUPE en -ir

Verbes du 2e groupe

Prendre le **radical** et ajouter la terminaison : **-is, -is, -it, -îmes, -îtes, -irent** (sauf *haïr*).

FINIR

je	fin**is**
tu	fin**is**
il	fin**it**
nous	fin**îmes**
vous	fin**îtes**
ils	fin**irent**

HAÏR

je	*ha**ïs***
tu	*ha**ïs***
il	*ha**ït***
nous	*ha**ïmes***
vous	*ha**ïtes***
ils	*ha**ïrent***

Verbes du 3e groupe en -ir

Prendre le **radical** et ajouter la terminaison :
-is, -is, -it, -îmes, -îtes, -irent ou **-us, -us, -ut, -ûmes, -ûtes, -urent** (sauf *venir* et *tenir*).

DORMIR

je	dorm**is**
tu	dorm**is**
il	dorm**it**
nous	dorm**îmes**
vous	dorm**îtes**
ils	dorm**irent**

PARTIR

je	part**is**
tu	part**is**
il	part**it**
nous	part**îmes**
vous	part**îtes**
ils	part**irent**

COURIR

je	cour**us**
tu	cour**us**
il	cour**ut**
nous	cour**ûmes**
vous	cour**ûtes**
ils	cour**urent**

OUVRIR	j' ouvr**is**
FUIR	je fu**is**
S'ENFUIR	je m'enfu**is**
CUEILLIR	je cueill**is**
ACQUÉRIR	*j' acquis*

ACCOURIR	j' accour**us**
PARCOURIR	je parcour**us**
SECOURIR	je secour**us**
MOURIR	je mour**us**

VENIR

je	*v**ins***
tu	*v**ins***
il	*v**int***
nous	*v**înmes***
vous	*v**întes***
ils	*v**inrent***

TENIR

je	*t**ins***
tu	*t**ins***
il	*t**int***
nous	*t**înmes***
vous	*t**întes***
ils	*t**inrent***

DEVENIR	*je dev**ins***
SE SOUVENIR	*je me souv**ins***
APPARTENIR	*j' appart**ins***
OBTENIR	*j' obt**ins***

1 **Retrouver l'infinitif des verbes au passé simple :**

Théo ouvrit la porte et partit. Il était pressé. Il courut pour attraper l'autobus. Il réussit à monter dedans et finit par trouver une place. Tout à coup, son regard s'obscurcit. Il se souvint qu'il avait oublié de fermer sa porte. Il devint nerveux et sortit précipitamment à l'arrêt suivant.

2 **Mettre les verbes suivants au passé simple :**

1. Il a grossi, au contraire, elle a maigri.
2. Nous avons réuni nos amis, et nous les avons avertis de notre départ.
3. Le ciel s'est assombri, le temps s'est rafraîchi.
4. Le malade a guéri très vite, nous nous en sommes réjouis.
5. Les spectateurs ont réagi et ont applaudi.
6. Elle a beaucoup réfléchi et elle a choisi ses bottes.
7. Les avions ont atterri et ont ralenti avant de s'arrêter.
8. Tu as grandi très vite et j'ai vieilli rapidement.
9. J'ai pâli brusquement et je me suis évanouie.
10. Vous avez rajeuni et vous avez embelli.

3 **Mettre les verbes suivants au passé simple :**

1. Je suis reparti(e).
2. Tu as menti.
3. Elle est morte.
4. Ils se sont endormis.
5. Ils sont sortis.
6. Vous avez couru.
7. J'ai tressailli.
8. Je suis revenu(e).
9. Vous avez dormi.
10. Elles ont servi le thé.
11. Il s'est enfui.
12. Nous avons souffert.

4 **Mettre les verbes au passé simple :**

1. Il a pressenti le danger, il a ressenti une grande peur.
2. Elle est devenue toute rouge et elle est partie.
3. Tu n'as pas démenti la nouvelle. Nous avons découvert la vérité.
4. Elle a ouvert la porte et elle a accueilli ses invités avec un sourire.
5. Je suis intervenu et je suis parvenu à le convaincre.
6. Tout à coup, nous nous sommes souvenus de notre rendez-vous.
7. Je me suis enquis de sa santé. Je n'ai obtenu aucune réponse.
8. Il a soutenu mon regard et il a maintenu sa position.
9. Les policiers sont accourus. Ils ont secouru les blessés.
10. J'ai retenu mon souffle, j'ai contenu mon indignation.

5 **Mettre les verbes au passé simple :**

Elle parcourt la rue, elle parvient jusqu'au lieu du drame. Une peur affreuse l'assaille. Elle défaille. Elle découvre le corps de son amant, le couvre de baisers. Il entrouvre la bouche pour lui parler mais n'y parvient pas. Elle retient ses larmes, elle contient sa douleur. Les gens accourent. La foule devient dense. Un homme prévient la police. Trop tard ! Elle recueille le dernier soupir de son amant qui meurt dans ses bras.

6 **RÉVISION**

Mettre les verbes au passé simple :

A. Elle (S'ENFUIR), (RENTRER) dans la maison et (S'ENFERMER) dans sa chambre pour relire le manuscrit [...].

Victor Hugo, *Les Misérables*, 1862.

B. Quand ils (ÊTRE) devant le dernier wagon, le train (S'ÉBRANLER) [...]. Charlotte (SAISIR) l'enfant par la taille, la (SOULEVER), (PARVENIR) à la hisser sur le bord du wagon bondé [...].

Andreï Makine, *Le Testament français*, © Mercure de France, 1995.

VERBES DU 3e GROUPE

Utiliser la terminaison : **-is, -is, -it, -îmes, -îtes, -irent** ou **-us, -us, -ut, -ûmes, -ûtes, -urent**.
Remarquer le radical souvent particulier.

en **-endre, -ondre, -andre, -erdre, -ordre, -oudre, -eindre, -aindre, -oindre**

ATTENDRE	j'	attend**is**	**RÉSOUDRE**	je	résol**us**
	tu	attend**is**		tu	résol**us**
	il	attend**it**		il	résol**ut**
	nous	attend**îmes**		nous	résol**ûmes**
	vous	attend**îtes**		vous	résol**ûtes**
	ils	attend**irent**		ils	résol**urent**
PRENDRE	je	pr**is**	***DISSOUDRE***	*n'existe pas*	
RÉPONDRE	je	répond**is**	**MOUDRE**	je	moul**us**
RÉPANDRE	je	répand**is**			
PERDRE	je	perd**is**			
MORDRE	je	mord**is**			
COUDRE	je	cous**is**			
PEINDRE	je	pei**gnis**			
CRAINDRE	je	crai**gnis**			
JOINDRE	je	joi**gnis**			

en **-aire, -ire, -ure, -uire, -ivre, -uivre**

FAIRE		**LIRE**		***VIVRE***	
je	**fis**	je	l**us**	*je*	***vécus***
tu	**fis**	tu	l**us**	*tu*	***vécus***
il	**fit**	il	l**ut**	*il*	***vécut***
nous	**fîmes**	nous	l**ûmes**	*nous*	***vécûmes***
vous	**fîtes**	vous	l**ûtes**	*vous*	***vécûtes***
ils	**firent**	ils	l**urent**	*ils*	***vécurent***

DIRE	je	d**is**	**PLAIRE**	je	pl**us**
RIRE	je	r**is**	**(SE) TAIRE**	je (me)	t**us**
SUFFIRE	je	suff**is**	***DISTRAIRE***	*n'existe pas*	
ÉCRIRE	j'	écriv**is**			
TRADUIRE	je	traduis**is**	**CONCLURE**	je	concl**us**
SUIVRE	je	suiv**is**			

1 **Conjuguer au passé simple :** PRENDRE un exemple, VIVRE à Madrid.

2 **Compléter au passé simple, puis mettre au pluriel :**

1. RENDRE : Je ren...
2. PERDRE : Tu per...
3. COMPRENDRE : Elle compr...
4. DESCENDRE : Tu descen...
5. APPRENDRE : J'appr...
6. DIRE : Il d...
7. LIRE : Je l...
8. RIRE : Tu r...
9. FAIRE : Il f...
10. TAIRE : Tu t...
11. ÉCRIRE : Il écr..
12. CONCLURE : Je concl...
13. RÉSOUDRE : Tu rés...
14. PEINDRE : Il pei...
15. CRAINDRE : Je crai...

3 **Mettre les verbes au passé simple :**

A.

1. Nous répondons tout de suite.
2. Ils vendent tous leurs fruits.
3. Je n'entends pas sa question.
4. Elle confond les dates.
5. Ils apprennent à skier.
6. Nous rejoignons la route principale.
7. Je résous mon problème sans lui.
8. Tu ne plains pas l'assassin.
9. Ils entreprennent de monter sur le toit.
10. Vous contraignez le voleur à s'enfuir.

B.

1. Ils ont écrit leurs souvenirs.
2. Nous nous sommes plu très vite.
3. Il a traduit des romans anglais.
4. Vous avez vécu en Autriche.
5. Tu n'as pas suivi mes conseils.
6. Ils ont refait leurs comptes.
7. Je me suis tu par prudence.
8. Tu as décrit ta maison.
9. Vous avez conclu votre discussion.
10. Cela a nui à l'environnement.

4 **Mettre les verbes de ces textes au passé simple :**

A. Ce jour-là, quand Adrien (RÉPONDRE) au téléphone, il (NE PAS COMPRENDRE) bien le nom de son interlocuteur et le (CONFONDRE) avec son ami Léo. Sans s'en apercevoir, ils (POURSUIVRE) la conversation et (PRENDRE) rendez-vous pour le lendemain. A l'heure dite, Adrien (SE RENDRE) à leur bistrot préféré mais quand il (ATTEINDRE) sa table habituelle, ce ne fut pas Léo mais Arnaud qui le (REJOINDRE) ! La surprise (SE PEINDRE) sur leur visage et ils (RIRE) tous les deux !

B. En 1989, les habitants de Cimet (ÉLIRE) un maire très actif. Quand il (FAIRE) faire de grands travaux dans la ville, il ne (EXCLURE) aucune suggestion, (NE PAS INTERDIRE) la contestation. Lorsque ses opposants lui (DÉCRIRE) leur propre projet, il (SUIVRE) quelques-unes de leurs idées. On (DÉTRUIRE) donc des bâtiments trop vieux, et on en (CONSTRUIRE) d'autres très fonctionnels. Même s'ils (NE PAS PLAIRE) à tout le monde, ces travaux (SUFFIRE) à donner au maire une excellente réputation.

5 **RÉVISION**

Dans ces textes, mettre les verbes au passé simple :

A. Il (SE TAIRE) [...]. Minuit (SONNER) pendant le silence qui (SUIVRE). Stendhal, *Le Rouge et le Noir,* 1830.

B. Le lendemain à neuf heures, quand Julien (DESCENDRE) de sa prison pour aller dans la grande salle du Palais de Justice, ce (ÊTRE) avec beaucoup de peine que les gendarmes (PARVENIR) à écarter la foule immense entassée dans la cour. Stendhal, *Le Rouge et le Noir,* 1830.

C. Il lui (FAIRE) quatre enfants par surprise : une fille qui (MOURIR) en bas âge, deux garçons, une autre fille [...]. Les deux garçons (PRENDRE) le parti de leur mère; elle les (ÉLOIGNER) doucement de ce père volumineux [...]. L'aîné, Georges, (ENTRER) à Polytechnique; le second, Emile, (DEVENIR) professeur d'allemand [...]. Père et fils (FINIR) par se brouiller, il y (AVOIR) des réconciliations mémorables.

Jean-Paul Sartre, *Les Mots,* © Éd. Gallimard, 1964.

VERBES DU 3e GROUPE

Utiliser la terminaison : **-is, -is, -it, -îmes, -îtes, -irent** ou **-us, -us, -ut, -ûmes, -ûtes, -urent**.
Remarquer le radical souvent particulier.

en -ttre, -pre, -cre, -aître, -oître

METTRE

je	m**is**
tu	m**is**
il	m**it**
nous	m**îmes**
vous	m**îtes**
ils	m**irent**

BATTRE je batt**is**
ROMPRE je romp**is**

VAINCRE je vainqu**is**
NAÎTRE *je* ***naquis***

CONNAÎTRE

je	conn**us**
tu	conn**us**
il	conn**ut**
nous	conn**ûmes**
vous	conn**ûtes**
ils	conn**urent**

CROÎTRE *je crûs*

en -oire et -oir

VOIR

je	v**is**
tu	v**is**
il	v**it**
nous	v**îmes**
vous	v**îtes**
ils	v**irent**

(S')ASSEOIR

je	(m')	ass**is**
tu	(t')	ass**is**
il	(s')	ass**it**
nous	(nous)	ass**îmes**
vous	(vous)	ass**îtes**
ils	(s')	ass**irent**

BOIRE je b**us**
CROIRE je cr**us**

POUVOIR

je	p**us**
tu	p**us**
il	p**ut**
nous	p**ûmes**
vous	p**ûtes**
ils	p**urent**

VOULOIR je voul**us**
VALOIR je val**us**
SAVOIR je s**us**
DEVOIR je d**us**
ÉMOUVOIR j' ém**us**
FALLOIR il fall**ut**
PLEUVOIR il pl**ut**

RECEVOIR

je	re**çus**
tu	re**çus**
il	re**çut**
nous	re**çûmes**
vous	re**çûtes**
ils	re**çurent**

1 **Conjuguer au passé simple :** PARAÎTRE furieux, VOULOIR parler.

2 **Trouver l'infinitif et mettre au passé simple :**

1. J'ai remis.
2. Tu as combattu.
3. Il a admis.
4. Vous avez rompu.
5. Ils ont vaincu.
6. Je suis né.
7. Nous avons connu.
8. Nous avons su.
9. Tu as pu.
10. J'ai dû.
11. Il a fallu.
12. Il a plu.
13. Vous avez voulu.
14. Ils ont reçu.
15. Vous avez vu.
16. Elle s'est assise.
17. Tu as ému.
18. J'ai bu.
19. Tu as cru.
20. Elle a crû.

3 **Mettre les verbes au passé simple :**

A.

1. Il a paru étonné.
2. Vous avez permis cette découverte.
3. Ils ont interrompu la réunion.
4. J'ai convaincu le public.
5. Elle a battu son record de vitesse.
6. Elles ont reconnu leur erreur.
7. Nous nous sommes remis au travail.
8. Tu es apparu à la fenêtre.
9. Tu n'as pas cru à ses mensonges.
10. Ils ont bu à leur victoire.

B.

1. Mon idée (PRÉVALOIR).
2. Tu (APERCEVOIR) enfin la sortie.
3. Ils (CONCEVOIR) un plan ambitieux.
4. Vous (NE PAS DÉCEVOIR) vos amis.
5. Nous (VOIR) soudain un tigre.
6. Je (ENTREVOIR) la solution.
7. Il (PROMOUVOIR) ce jeune cadre.
8. Elles (S'ASSEOIR) sous un chêne.
9. Il (FALLOIR) s'arrêter.
10. Ils (NE JAMAIS SAVOIR) la vérité.

RÉVISION

4 **Mettre les verbes de ces textes au passé simple :**

A. Oscar (NAÎTRE) en décembre 1949. Il (VIVRE) d'abord avec sa famille à Marseille, puis (VOULOIR) s'inscrire à l'université d'Aix-en-Provence. Là, il (SE METTRE) à faire de la peinture. Avant d'être célèbre, il (DEVOIR) séduire un public local, et, peu à peu, (VAINCRE) l'anonymat. Ses expositions (BATTRE) les records de vente. Enfin, il (CONNAÎTRE) un succès fou dans la France entière. Mais, un jour, il (DISPARAÎTRE) et (NE JAMAIS RÉAPPARAÎTRE).

B. Le clown entreprend de grimper sur le dos d'une chaise. Mais il perd l'équilibre, et dans sa chute, il se tord une cheville, se mord la langue et reçoit son violon sur la tête. Il s'assied pour se frotter le pied, se plaint très fort, veut se relever mais ne le peut pas. Enfin debout, il reprend son violon sous les rires du public.

C. Je ne sais si vous le (LIRE), je ne sais si vous le (RECEVOIR),
mais je crois que vous le (CROIRE).
Je ne sais si vous le (DEVOIR), je ne sais si vous le (POUVOIR),
mais je crois que vous le (VOULOIR).
Je ne sais si vous le (VOIR), je ne sais si vous l'(ÉCRIRE),
mais je crois que vous le (FAIRE).

5 **Dans ce texte, mettre les verbes au passé simple :**

Un jour, je (S'APERCEVOIR) qu'elle était lasse de moi. Je le (VOIR) dans son oeil, au réveil [...] Oh !, je le (VOIR), je le (SAVOIR), je le (SENTIR), je le (COMPRENDRE) tout de suite. C'était fini, fini pour toujours. Et j'en (AVOIR) la preuve à chaque heure, à chaque seconde [...] Je (ÊTRE) jaloux avec frénésie [...] Voilà qu'un soir, je la (SENTIR) heureuse [...] Je (FEINDRE) de ne rien comprendre [...] Et, tout à coup, je (DEVINER) [...] Je (RÉSOUDRE) de me venger [...].

Guy de Maupassant, *Fou ?* 1887.

ÊTRE, AVOIR, VERBES DU 1er GROUPE ET ALLER, VERBES DU 2e GROUPE ET DU 3e GROUPE en -ir

Pour former le passé antérieur d'un verbe, conjuguer **AVOIR** ou **ÊTRE** **au passé simple,** et ajouter le **participe passé** du verbe (accorder comme au passé composé).

ÊTRE

j'	**eus**	**été**
tu	**eus**	**été**
il	**eut**	**été**
nous	**eûmes**	**été**
vous	**eûtes**	**été**
ils	**eurent**	**été**

AVOIR

j'	**eus**	**eu**
tu	**eus**	**eu**
il	**eut**	**eu**
nous	**eûmes**	**eu**
vous	**eûtes**	**eu**
ils	**eurent**	**eu**

Verbes du 1er groupe et ALLER

DONNER

j'	**eus**	donn**é**
tu	**eus**	donn**é**
il	**eut**	donn**é**
nous	**eûmes**	donn**é**
vous	**eûtes**	donn**é**
ils	**eurent**	donn**é**

ÉTUDIER	j'	**eus**	étudi**é**
JOUER	j'	**eus**	jou**é**
CRÉER	j'	**eus**	cré**é**
ESSAYER	j'	**eus**	essay**é**
ACHETER	j'	**eus**	achet**é**
APPELER	j'	**eus**	appel**é**

ALLER

je	**fus**	all**é**(e)
tu	**fus**	all**é**(e)
il (elle)	**fut**	all**é**(e)
nous	**fûmes**	all**é**(e)**s**
vous	**fûtes**	all**é**(e)**s**
ils (elles)	**furent**	all**é**(e)**s**

ARRIVER	je	**fus**	arriv**é**(e)
RESTER	je	**fus**	rest**é**(e)
TOMBER	je	**fus**	tomb**é**(e)

Verbes du 2e groupe

FINIR	j'	**eus**	fin**i**
HAÏR	j'	**eus**	ha**ï**

S'ÉVANOUIR	je me	**fus**	évanou**i**(e)

Verbes du 3e groupe en -ir

DORMIR	j'	**eus**	dorm**i**
SENTIR	j'	**eus**	sent**i**
SERVIR	j'	**eus**	serv**i**
FUIR	j'	**eus**	fu**i**
CUEILLIR	j'	**eus**	cueill**i**
TENIR	j'	**eus**	ten**u**
COURIR	j'	**eus**	cour**u**
ACQUÉRIR	j'	**eus**	acqu**is**
OUVRIR	j'	**eus**	ouv**ert**

PARTIR	je	**fus**	part**i**(e)
SORTIR	je	**fus**	sort**i**(e)
S'ENFUIR	je me	**fus**	enfu**i**(e)
VENIR	je	**fus**	ven**u**(e)
DEVENIR	je	**fus**	deven**u**(e)
SE SOUVENIR	je me	**fus**	souven**u**(e)
MOURIR	je	**fus**	m**ort**(e)

1 Mettre les verbes au passé antérieur aux personnes indiquées :

1. ÊTRE : Tu ..., vous ...
2. AVOIR : Je ..., nous ...
3. ALLER : Il ..., elles ...
4. JOUER : Tu ..., ils ...
5. RESTER : Je ..., elle ...
6. FINIR : Il ..., ils ...
7. PARTIR : Tu ..., vous ...
8. VENIR : Je ..., il ...
9. TENIR : Elle ..., ils ...

2 Mettre les verbes au passé antérieur :

A. 1. Aussitôt que je (REMARQUER) son émotion, je m'approchai de lui.
2. Quand il (S'ÉLOIGNER), je me sentis plus calme.
3. Une fois que nous (OBSERVER) Yann, nous comprîmes qu'il était fou.
4. Lorsque je (DÉPENSER) toute ma fortune, j'épousai un vieux banquier.
5. Dès qu'ils (S'EN ALLER), les langues se délièrent.

B. 1. Une fois qu'Ulysse (PARCOURIR) le monde, il revint chez lui.
2. Aussitôt qu'il (REVENIR), nous nous mîmes à table.
3. Dès que le silence (S'ÉTABLIR), la voix de la cantatrice s'éleva.
4. Lorsqu'elle (FINIR) de chanter, un tonnerre d'applaudissements se fit entendre.
5. Dès que je (SE SOUVENIR) de mon rendez-vous, je sortis précipitamment.

C. 1. Aussitôt que nous (MONTER) ce spectacle, il connut un grand succès.
2. Dès que nous (MONTER) dans la voiture, le conducteur démarra.
3. Dès qu'elle (SORTIR) les marrons du feu, ils se précipitèrent pour les manger.
4. Après que vous (SORTIR), il se moqua de vous.
5. Quand je (RETOURNER) toute la maison, je trouvai enfin la lettre que je cherchais !
6. Est-ce que tu retrouvas tes amis après que tu (RETOURNER) dans ton pays ?
7. Dès qu'il (PASSER) son dernier concours, il entra dans la vie professionnelle.
8. Après qu'ils (PASSER) devant tout le monde, ils entrèrent dans le cinéma.
9. Une fois qu'elle (RENTRER) les données dans son ordinateur, elle se mit au travail.
10. Lorsqu'elle (RENTRER) chez elle, elle s'allongea sur son lit.

3 Refaire les phrases en imitant le modèle :

Ils parvinrent à un accord, puis ils signèrent leur contrat. (Après que)
→ Après qu'ils furent parvenus à un accord, ils signèrent leur contrat.

1. Il vérifia les comptes, puis il s'aperçut qu'il y avait encore des erreurs. (Une fois que)
2. On découvrit le vaccin, puis on le commercialisa. (Lorsque)
3. Nous réunîmes tout le monde, puis la discussion s'engagea. (Dès que)
4. Le ministre arriva, et les journalistes l'assaillirent de questions. (Aussitôt que)
5. Il conquit le public américain, et son succès devint international. (Dès que)

4 RÉVISION

Mettre les verbes au passé antérieur :

A. Meaulnes revint en classe dès qu'il (ÊTRE) chercher le pain de son goûter.

Alain Fournier, *le Grand Meaulnes,* 1913.

B. Alexis se releva dès qu'ils (PARTIR). Alain Dhôtel, *L'enfant qui disait n'importe quoi,* © Éd. Gallimard, 1978.

C. Après que nous (FINIR) de chanter, il alla renfermer ma harpe dans son étui.

Choderlos de Laclos, *Les Liaisons dangereuses,* 1782.

D. Dès que la porte (SE REFERMER) sur les comédiens, elle souleva lentement ses longues paupières brunes.

Théophile Gautier, *Le Capitaine Fracasse,* 1863.

VERBES DU 3e GROUPE

Pour former le passé antérieur d'un verbe, conjuguer **AVOIR** ou **ÊTRE** **au passé simple,** et ajouter le **participe passé** du verbe (accorder comme au passé composé).
Le classement des verbes dépend de la terminaison du participe passé.

en -endre, -ondre, -andre, -erdre, -ordre, -oudre, -eindre, -aindre, -oindre, -ttre, -pre, -cre, -aître, -oître

ATTENDRE	j' **eus**	attend**u**
RÉPONDRE	j' **eus**	répond**u**
RÉPANDRE	j' **eus**	répand**u**
PERDRE	j' **eus**	perd**u**
MORDRE	j' **eus**	mord**u**
RÉSOUDRE	j' **eus**	résol**u**
COUDRE	j' **eus**	cous**u**
BATTRE	j' **eus**	batt**u**
ROMPRE	j' **eus**	romp**u**
VAINCRE	j' **eus**	vainc**u**
CONNAÎTRE	j' **eus**	conn**u**
CROÎTRE	j' **eus**	cr**û**
PRENDRE	j' **eus**	pr**is**
PEINDRE	j' **eus**	pein**t**
CRAINDRE	j' **eus**	crain**t**
JOINDRE	j' **eus**	join**t**
DISSOUDRE	j' **eus**	diss**ous**
METTRE	j' **eus**	m**is**
NAÎTRE	*je* ***fus***	*n**é**(e)*

en -aire, -ire, -ure, -uire, -ivre, -uivre

PLAIRE	j' **eus**	pl**u**
SE TAIRE	*je me* ***fus***	*t**u**(e)*
LIRE	j' **eus**	l**u**
CONCLURE	j' **eus**	concl**u**
VIVRE	j' **eus**	véc**u**
RIRE	j' **eus**	r**i**
SUFFIRE	j' **eus**	suff**i**
SUIVRE	j' **eus**	suiv**i**
FAIRE	j' **eus**	fai**t**
DISTRAIRE	j' **eus**	distrai**t**
DIRE	j' **eus**	di**t**
ÉCRIRE	j' **eus**	écri**t**
TRADUIRE	j' **eus**	tradui**t**

en -oire, -oir

BOIRE	j' **eus**	b**u**
CROIRE	j' **eus**	cr**u**
POUVOIR	j' **eus**	p**u**
VOULOIR	j' **eus**	voul**u**
VALOIR	j' **eus**	val**u**
SAVOIR	j' **eus**	s**u**
RECEVOIR	j' **eus**	reç**u**
DEVOIR	j' **eus**	d**û**
VOIR	j' **eus**	v**u**
ÉMOUVOIR	j' **eus**	ém**u**
FALLOIR	il **eut**	fall**u**
PLEUVOIR	il **eut**	pl**u**
ASSEOIR	j' **eus**	ass**is**
S'ASSEOIR	*je me* ***fus***	*ass**is**(e)*

1 **Mettre les verbes au passé antérieur aux personnes demandées :**

1. FAIRE : il ..., ils ...
2. CROIRE : je ..., tu ...
3. SAVOIR : nous ..., vous ...
4. CONNAÎTRE : tu ..., ils ...
5. RECEVOIR : je ..., il ...
6. VOULOIR : il ..., nous ...
7. VIVRE : tu ..., elles ...
8. METTRE : vous ..., ils ...
9. DEVOIR : je ..., elle ...

2 **Mettre les verbes au passé antérieur :**

A. 1. Dès que tu (LIRE) sa lettre, tu la déchiras.
2. Une fois qu'il (APPRENDRE) à conduire, il ne fit plus un pas à pied.
3. Dès que tu (RÉPONDRE), il y eut beaucoup de réactions.
4. Aussitôt que je (BOIRE) de cet alcool, le sang me monta à la tête.
5. Une fois que nous (PERDRE) notre chemin, notre situation fut désespérée.
6. Après qu'ils (S'ASSEOIR) autour de la table, ils discutèrent longuement.
7. Quand vous (DIRE) au revoir à tous, les autres se levèrent pour partir.
8. Lorsqu'elle (TRADUIRE) le poème, elle le lut à haute voix.
9. Quand ils (ROMPRE) la glace, ils se sentirent plus à l'aise.
10. Aussitôt qu'ils (RÉSOUDRE) de se quitter, ils se séparèrent.

B. 1. Dès que le bébé (NAÎTRE), son père voulut le voir.
2. Lorsqu'il le (VOIR) dans son berceau, il fut très ému.
3. Une fois qu'il (VAINCRE) son émotion, il regarda sa femme.
4. Quand ils (COMPRENDRE) leur bonheur, ils se sourirent.

C. 1. Dès qu'il (PLEUVOIR) cinq minutes sur le court de tennis, tout le monde fut trempé.
2. Aussitôt que les organisateurs (S'EN APERCEVOIR), ils annulèrent le match.
3. Une fois que les joueurs (REJOINDRE) les vestiaires, le public voulut sortir.
4. Lorsque je (SUIVRE) la foule dehors, le soleil réapparut.

3 **Mettre les passés composés au passé antérieur, et les présents au passé simple :**

1. Quand il a pris son café, il descend acheter le journal.
2. Une fois qu'elle a peint son tableau, elle le met au mur.
3. Dès qu'ils ont conclu le contrat, ils se tendent la main.
4. Après qu'ils ont entendu l'explosion, ils craignent le pire.
5. Quand on a permis de fumer dans la salle, certains paraissent furieux.
6. Dès qu'il a ri, l'atmosphère se détend.
7. Après qu'ils ont fait les travaux, ils doivent payer la facture.
8. Quand les acteurs sont apparus sur la scène, on ne peut plus entrer dans le théâtre.
9. Aussitôt que tu as écrit une page, tu veux la recommencer.
10. Lorsque les bruits se sont tus, ils croient rêver.

4 **RÉVISION**

Dans ces phrases, mettre les verbes au passé antérieur :

A. Lorsque la paix (REVENIR) et que le pays (REPRENDRE) des forces, la ville de Paris décida de restaurer le monument.
Marcel Pagnol, *Le Temps des Secrets*, 1960.

B. Dès qu'il (DISPARAÎTRE), le baron s'écria [...] : Oh ! c'est trop fort, c'est trop fort !
Guy de Maupassant, *Une Vie*, 1883.

C. [...] lorsqu'il fut seul et qu'il (ÉTEINDRE) la lampe, il demeura les yeux grands ouverts.
André Dhôtel, *L'enfant qui disait n'importe quoi*, © Éd. Gallimard, 1978.

RÉVISION
Verbes à l'indicatif

1 Mettre les verbes pronominaux au présent de l'indicatif, puis au pluriel :

1. Tu (SE MOQUER) de moi.
2. Je (S'AMUSER) bien.
3. Tu (NE PAS SE TROMPER).
4. Il (SE MÉFIER) de tout.
5. Tu (NE PAS SE MARIER).
6. Je (S'EFFRAYER) pour rien.
7. Tu (S'ENNUYER) avec moi.
8. Elle (SE JETER) au cou d'Igor.
9. Je (SE DÉPÊCHER), je (SE PRÉCIPITER).
10. Elle (S'ÉTONNER) de ton retard.
11. Je (SE RÉVEILLER) juste.
12. Tu (SE BAIGNER) dans un lac.
13. Je (NE PAS S'HABITUER) à son caractère.
14. Je (S'ESSUYER) les mains.
15. Ce mot (NE PAS S'EMPLOYER) souvent.
16. Tu (SE RÉVÉLER) très prudent.

2 Mettre les verbes entre parenthèses au présent :

Tes papiers (S'AMONCELER) ... Tu (ACHEVER) ton roman. Tu (INSÉRER) une phrase, tu (INTÉGRER) un mot plus juste, tu (COMPLÉTER) quelques passages. Mais une pensée t'(OBSÉDER) : « Je me (RÉPÉTER) ». Alors, tu (ABRÉGER), tu (ENLEVER) les répétitions inutiles, tu (AÉRER) certains paragraphes.
Soudain, ton chat (PÉNÉTRER) dans la pièce et (LIBÉRER) ses instincts sauvages : il (SE JETER) sur ton bureau, (LACÉRER) tes papiers. Ses yeux (ÉTINCELER) de colère, il (HALETER). Puis, il (DÉLIBÉRER) : il (CONSIDÉRER) le désastre, (OPÉRER) un virage périlleux sur le bord du bureau, (REPÉRER) un coin tranquille, (LEVER) une patte, la (LÉCHER) avec volupté, (SE PROMENER) de long en large, (MODÉRER) son allure, puis (ACCÉLÉRER). Mais, il (CHANCELER), tombe et (S'ÉCARTELER) sur le tapis moelleux.
Tu (RÉCUPÉRER) enfin tes papiers éparpillés ! Tu (ESPÉRER) bien retrouver le calme propice à la créativité.

3 Trouver la terminaison du présent, puis donner l'infinitif et le groupe (2e ou 3e) :

A.	B.	C.	D.	E.	F.
Il sor...	Il rétabl...	Il repar...	Il ser...	Il offr...	Il accueill...
Il cour...	Il démen...	Il surg...	Il découvr...	Il assaill...	Il souffr...
Il rebond...	Il éblou...	Il englout...	Il franch...	Il embout...	Il compat...
Ils accompl...	Ils abrut...	Ils frém...	Ils blém...	Ils bond...	Ils s'endorm...
Ils se blott...	Ils s'affaibl...	Ils s'évanou...	Ils se sent...	Ils se serv...	Ils s'accroup...

4 Mettre les verbes du texte au présent :

Le soir (TOMBER). Le ciel (S'OBSCURCIR). Nous (VENIR) de finir le dîner.
Grand-père ne (DORMIR) pas encore, du coin de l'oeil il (REGARDER) les nouvelles à la télévision, mais peu à peu il (S'ASSOUPIR) dans un fauteuil du salon.
Les enfants, eux, n'(AVOIR) pas sommeil. Ils (COURIR) partout, ils (ALLER) et (VENIR), ils (ENTRER) et (SORTIR), ils (OUVRIR) et (CLAQUER) les portes, ils (ENVAHIR) toutes les pièces !
Ils (CHOISIR) le moment où personne ne les (REGARDER) et ils (SAUTER), ils (BONDIR) sur les fauteuils libres, sur le canapé. Ils (REMPLIR) les verres pendant que nous (DESSERVIR) la table, ils les (RENVERSER) et (SALIR) la nappe. Ils (HURLER), ils nous (ÉTOURDIR) de leurs cris, ils nous (ANÉANTIR).
Alors, nous (SE MUNIR) de patience, nous (NE PAS RÉAGIR), nous (SUBIR), nous (SE SENTIR) sans force face à ces petits monstres pleins de vie qui (NE PAS nous OBÉIR) et que nous (NE PAS PUNIR) non plus car nous (MOURIR) de fatigue. Pour nous consoler, nos amis (BLAGUER) : « C'(ÊTRE) normal, ils (GRANDIR) ! »

5 Placer les verbes proposés dans chaque texte et les mettre au présent :

A. CROIRE, DEVOIR, FAIRE, FALLOIR, PLEUVOIR, POUVOIR, SAVOIR, VALOIR, VOULOIR.

Il … un temps affreux et je … aller chez le coiffeur. Maintenant, il … . Bien sûr, je … prendre un taxi, mais je ne … pas, c'est trop cher. Je ne … pas quoi faire, mais il … que je me décide. Je … qu'il … mieux que je reste chez moi, devant un bon feu, avec un bon livre.

B. ALLUMER, ARRIVER, S'ARRÊTER, BOUGER, ENTENDRE, ÊTRE, FAIRE, INSPECTER, S'OUVRIR, PASSER, SORTIR, TENIR.

Cet après-midi-là il … 35 degrés à l'ombre. Tout … désert. L'heure du déjeuner.

Une voiture verte … très calmement par le haut du boulevard. […] La voiture … à moins de dix mètres de l'hôtel Carmel. On … le moteur tourner rond dans un silence surchauffé. Le temps … et personne ne … . Puis, une portière …, à l'arrière, côté trottoir. Un homme …, grand, mince. […] Il … un paquet de cigarettes et une pochette d'allumettes entre ses doigts. Il … une cigarette. Ses yeux, embusqués dans l'ombre du chapeau … l'avenue.

Alain Demouzon, *Dernière station avant Jérusalem*, D.R., 1995.

C. AVOIR, ALLER, ATTENDRE, COMPRENDRE, CONCLURE, DEVOIR, DIRE, ÊTRE, RIRE, VOULOIR.

Et moi, je bous sur place, tant je suis impatient de quitter ce bistrot. […]

« J'… encore faim, dit à ce moment son frère. Maintenant, je … une pizza. »

C'… une plaisanterie, probablement, car ils … tous les deux. Mais je ne … pas pourquoi. Cela … faire partie de leur folklore privé. Il y a ensuite un très long silence qui me paraît comme un trou dans le temps, ou comme un espace blanc entre deux chapitres. Je … que du nouveau … sans doute se produire. J'…

Alain Robbe-Grillet, *Djinn*, © Éd. de Minuit, 1981.

6 Retrouver le verbe de la famille du mot souligné et faire une phrase au présent :

1. Elle se présente à un concours pour être Miss Monde : elle …
2. Il me donne une réponse : il me …
3. Ils prennent des boissons : ils …
4. J'entends un bruit., j'éprouve un léger tressaillement : je …
5. Ils s'occupent de l'entretien de ce bâtiment : ils …
6. Elle donne sa conclusion : elle …
7. Ils font la conquête de ce pays : ils …
8. Vous votez pour l'élection de ces syndicalistes : vous …
9. Nous participons à la destruction du mur : nous …
10. Ils vivent dans la crainte du chômage : ils …

7 Mettre les verbes à l'imparfait :

A.
1. Il pleut.
2. Elle peut.
3. Elle doit.
4. Tu as.
5. Je fais.
6. Nous peignons.
7. Ils deviennent.
8. Je réfléchis.

B.
1. Tu combats.
2. Il dit.
3. Je crois.
4. Je dors.
5. Tu bois.
6. Ils sont.
7. Je réponds.
8. Il s'ennuie.

C.
1. Ils s'habituent.
2. Tu résous.
3. Elle vit.
4. Tu sais.
5. Il faut.
6. Je pense.
7. Tu ris.
8. Il connaît.

D.
1. Vous commencez.
2. Il ne veut pas.
3. Il perd.
4. Elle voit.
5. Je reçois.
6. Tu agis.
7. Je traduis.
8. Elle comprend.

B. Yolanda ne (MARCHER) pas, elle (SEMBLER) voler, elle (ÊTRE) aérienne. Sa jupe, longue et ample, (SE GONFLER) puis (REVENIR) se coller à ses jambes et cela (RECOMMENCER) à chaque pas.

Quand elle (BOUGER), ses cheveux roux (FLOTTER) le long de son dos, (SE RÉPANDRE) sur ses épaules, lui (EFFLEURER) la joue, (SE SOULEVER) au gré du vent. Elle (AVANCER) rapidement, (COURIR) parfois, puis (RALENTIR) brusquement, (ENTROUVRIR) la bouche comme si elle (VOULOIR) parler, mais elle (NE RIEN DIRE). Elle (SOURIRE).

8 Dans les textes suivants, mettre les verbes à l'imparfait de l'indicatif :

A. Elle (RESTER) debout, son sac à la main [...]. Elle (ATTENDRE), mais elle (NE PAS SAVOIR) quoi. Elle (SENTIR) seulement sa solitude, et le froid qui la (PÉNÉTRER), et un poids plus lourd à l'endroit du coeur. Elle (RÊVER) en vérité, presque sourde aux bruits qui (MONTER) de la rue [...].

Albert Camus, *L'Exil et le Royaume*, © Éd. Gallimard, 1957.

B. Quand la cloche du dîner (SONNER), il (SE RÉVEILLER), (REDESCENDRE) avec Mouche dans la cour et (REGAGNER) la maison. Il (FAIRE) semblant d'être là, assis avec tout le monde, sous la suspension, pendant que tante Edmée (REMPLIR) de soupe les assiettes. Mais il (SAVOIR) bien où il (ÊTRE) en réalité [...].

Claude Roy, *La Traversée du Pont des Arts*, © Éd. Gallimard, 1979.

C. Vers six heures, ils (DESCENDRE) sur la terrasse, (RETROUVER) Florent et Odile installés sur des chaises longues et l'on (BOIRE) un porto-flip en parlant du temps. Odile (ne plus ROUGIR) à tout propos, Florent (FAIRE) même le joli coeur, ce qui (AMUSER) Gilles prodigieusement. Ecarquillant ses grands yeux bleus, il (OFFRIR) à Nathalie, avec mille grâces, des cigarettes infâmes, à bout doré, qu'il (SE PRÉTENDRE) le seul à pouvoir trouver dans la région.

Françoise Sagan, *Un peu de soleil dans l'eau froide*, © Éd. Pocket, 1969.

D. La lune (ÊTRE) haut dans le ciel. [...] Et dans ce mirage lunaire, [...] on (VOIR) jouer les troupeaux sauvages attirés par la liberté de l'espace, la fraîcheur de l'air et l'éclat du ciel. [...] Ces silhouettes désincarnées et inscrites sur l'argent de la nuit ainsi qu'à l'encre de Chine, (GLISSER) à la surface, (FILER), (S'ÉLANCER), (SE CABRER), (S'ÉLEVER), (S'ENVOLER) avec une légèreté, une vitesse, une aisance et une grâce que leurs mouvements (NE PAS CONNAÎTRE) dans les heures du jour. Ce (ÊTRE) une danse folle et sacrée.

Joseph Kessel, *Le Lion*, © Éd. Gallimard, 1958.

9 Mettre les verbes au présent, puis à l'imparfait, et enfin au passé composé.

A.
1. Est-ce qu'il – ÊTRE gentil ?
2. Pourquoi est-ce que vous – AVOIR l'air inquiet ?
3. Où est-ce qu'ils – ALLER ?
4. En fin de journée, les nuages – OBSCURCIR le ciel.

B.
1. Sais-tu pourquoi ils – ATTENDRE, NE PAS PARTIR ?
2. Devant ma mère, je – OUVRIR des yeux innocents.
3. Est-ce que vous – APPARTENIR à un parti politique ?
4. Avant le film, nous – PRÉVENIR les spectateurs trop sensibles.

C.
1. Je ne sais pas pourquoi tu – ENTREPRENDRE trop de choses à la fois.
2. Ta solution – NE RIEN RÉSOUDRE.
3. Je ne comprends pas ce qu'il – DIRE, DÉCRIRE.
4. Est-ce que vous – LIRE le journal *Le Monde* ?

D. 1. Depuis son enfance, elle – VIVRE dans cette maison isolée.
2. Est-ce que vous – PRODUIRE des films ?
3. Cet enfant gâté – SE PERMETTRE de tout critiquer.
4. Le son des cloches – INTERROMPRE le silence du matin.

E. 1. Qu'est-ce que tu – FAIRE ?
2. Le témoin dit qu'il vous – CONNAÎTRE bien.
3. Pour réfléchir, je – S'INSTALLER dans mon fauteuil et SE TAIRE.
4. Devant toi, ta mère – SE PLAINDRE rarement.

10 Mettre les verbes au passé composé :

A. Ils (VENIR), ils (PLEURER)
Ils (PRIER), ils (FUMER)
Ils (GÉMIR), ils (CRIER)
Ils (FAIRE) chauffer du café.
Ils (BOIRE) la goutte en pleurant [...]
Ils (PARLER) d'enterrement.

Mouloudji, *Le Magot*, Complaintes, 1976.

B. Quand j'étais petit, j'avais déjà treize ans, je (QUITTER) mon lit, je (S'HABILLER), je (SORTIR) de ma chambre, je (DESCENDRE) les escaliers, je (PRENDRE) la route, je (ARRIVER) à la gare, je (MONTER) dans le train, je (ALLER) à la campagne.

Eugène Ionesco, *Exercices de conversation et de diction françaises pour étudiants américains*, 1974.

C. La première fois que je les (RETROUVER), rue Dante, Jacqueline (SE TOURNER) vers moi, elle me (SOURIRE) et elle (POURSUIVRE) sa partie de flipper. Je (S'ASSEOIR) à une table. [...] Elle (VENIR) me rejoindre à la table et V.B. (PRENDRE) place devant le billard.

Patrick Modiano, *Du plus loin de l'oubli*, © Éd. Gallimard, 1996.

11 Mettre les verbes au passé composé :

A. 1. Ils (VENIR), ils (VOIR) la situation, ils (TENIR) une assemblée, chacun (DÉFENDRE) son point de vue et ils (RÉSOUDRE) le problème.
2. Mon interlocuteur (MAINTENIR) son attitude, cela me (DÉPLAIRE), mon impatience (S'ACCROÎTRE), mais je la (CONTENIR).
3. Un médiateur (INTERVENIR), il (S'ENTRETENIR) avec les grévistes. Il les (CONVAINCRE). Ils (PARVENIR) à un accord.
4. Le ministre (DÉFENDRE) son projet. Il (DISCOURIR) longuement, puis il (ENTENDRE) les questions des députés. Il y (RÉPONDRE). Ils en (DÉBATTRE). L'atmosphère (SE DÉTENDRE) peu à peu, mais brusquement le président (SUSPENDRE) la séance.
5. Un accident (SURVENIR). Les policiers (ACCOURIR), ils (SECOURIR) les blessés.

B. Remplacer les ... par les verbes suivants au passé composé : COMPRENDRE, CROIRE, DIRE, FAIRE, OUVRIR, PARAÎTRE, PERDRE, POUVOIR, REPRENDRE, SAVOIR, SURPRENDRE, VOIR, VOULOIR.

Hier, Nathalie ... un spectacle qui lui ... si étrange, un spectacle qui l' ... tellement ... qu'elle n'en ... pas ... ses yeux et qu'elle en ... la parole. Elle ... nous raconter son histoire, elle ... la bouche, elle ... quelque chose que nous ne ... pas ... . Elle ... un effort, elle ... son souffle, mais elle ne ... rien ... dire et nous ne ... pas ... ce qui s'était passé.

12 Remplacer les expressions données par un des verbes suivants de même sens et refaire la phrase au passé composé :

A. AIDER, ALLER, ALLER VOIR, MOURIR, S'APERCEVOIR DE.

1. Vous nous avez rendu service . Merci !
2. Elle a rendu le dernier soupir.
3. Nous avons rendu visite à nos grands-parents.
4. Il ne s'est pas rendu compte de sa maladresse.
5. Est-ce que tu t'es rendu à Madrid ?

B. ATTRAPER FROID, BOIRE, COMMENCER À PARLER, ÊTRE OPTIMISTE, S'ENFLAMMER, S'ENFUIR, NE PAS SE PRESSER, S'OCCUPER DE, SE REPOSER, VIEILLIR.

1. Ils ont pris la fuite.
2. Tu as pris ton temps.
3. J'ai pris la parole.
4. Il a toujours pris la vie du bon côté.
5. Vous avez pris cette affaire en main.
6. Nous avons pris froid.
7. J'ai pris un verre.
8. Elle a pris de l'âge.
9. Ils ont pris du repos.
10. La voiture accidentée a pris feu.

13 Mettre les verbes des textes au passé composé :

A. Quand vous (APPUYER) sur l'interrupteur, la porte (S'OUVRIR) avec un petit grésillement, [...] vous (ALLUMER) la minuterie, vous (PRENDRE) l'ascenseur jusqu'au quatrième où dans le vestibule vous (VOIR) Henriette arriver en s'essuyant les mains à son tablier gris. Elle attendait que vous l'embrassiez comme toutes les autres fois, mais vous vous refusiez à prolonger plus longtemps cette comédie, vous (COMMENCER) à déboutonner votre manteau, et c'est alors qu'elle vous (DEMANDER) :
« Qu'est-ce que tu (FAIRE) de ta valise ?
– Je le (LAISSER) au bureau ; je (NE PAS VOULOIR) m'en encombrer ce soir dans la voiture [...]. »

Michel Butor, *La Modification*, © Éd. de Minuit, 1957.

B. Le président (FAIRE) un signe et l'huissier (APPORTER) trois éventails de paille tressée que les trois juges (UTILISER) immédiatement.
Mon interrogatoire (COMMENCER) aussitôt. Le président me (QUESTIONNER) avec calme [...]. On me (encore FAIRE) décliner mon identité [...].
Je (NE PAS AVOIR) le temps de réfléchir. On me (EMMENER), (FAIRE) monter dans la voiture cellulaire et (CONDUIRE) à la prison où je (MANGER). Au bout de très peu de temps, [...] on (REVENIR) me chercher ; tout (RECOMMENCER) et je (SE TROUVER) dans la même salle, devant les mêmes visages.

Albert Camus, *L'Étranger*, © Éd. Gallimard, 1942.

C. Or, un soir, je (ENTENDRE) craquer mon parquet derrière moi. Il (CRAQUER) d'une façon singulière. Je (FRÉMIR). Je (SE TOURNER). Je (NE RIEN VOIR). Et je (NE PLUS Y SONGER). Mais le lendemain, à la même heure, le même bruit (SE PRODUIRE). Guy de Maupassant, *Lettre d'un fou*, 1887.

14 Mettre les verbes au plus-que-parfait :

A.
1. Hier, vous êtes sortis à trois heures. Qu'est-ce que vous (FAIRE) auparavant ?
2. Cet homme est mort à 107 ans. Quelle (ÊTRE) sa vie ?
3. Pourquoi as-tu quitté ton mari ? Est-ce qu'il te (RENDRE) malheureuse ?
4. Tu as habité la France. Qu'est-ce que tu y (VOIR) ? Qu'est-ce que tu (VISITER) ?
5. Elle a fait vingt ans de prison. Quel crime (COMMETTRE)-elle ?

B. Il y (AVOIR) un tremblement de terre. La secousse (ÊTRE) forte et nous (AVOIR) très peur. Les gens (ALLER) dans la rue, ou ils (SE PRÉCIPITER) dans les jardins et ils (OBSERVER) le ciel et les arbres alentour. Nous, nous (AVOIR) un autre réflexe : nous (DESCENDRE) dans la cave. Vous, vous (PRÉFÉRER) rester immobiles dans la cuisine. Tous nous (ATTENDRE). Cette attente nous (PARAÎTRE) éternelle.
Tout d'abord, personne ne (CRIER). Un silence incroyable (S'ÉTABLIR). Nous (ENTENDRE) craquer la maison. Cela (ÊTRE) un moment d'angoisse terrible, mais finalement rien ne (CASSER), rien de grave ne (TOMBER) chez nous.
La maison (RÉSISTER). Par contre dans le quartier, d'autres habitants (SORTIR) de leurs cachettes et (DÉCOUVRIR) leurs immeubles, détruits comme si une main géante (VOULOIR) les anéantir.

15 Mettre les verbes de ces textes au plus-que-parfait :

A. Tout seul, le lendemain, Olivier (RETOURNER) s'asseoir dans la clairière, il (DESCENDRE) la même colline en chantant. La semaine suivante, il (APERCEVOIR) son père dans la rue, une serviette à la main, et il le (SUIVRE) en savourant le plaisir de le surprendre ; mais il (S'ARRÊTER) un instant pour regarder un petit ballon qui s'envolait tout seul dans le ciel, et il était trop tard quand il (COURIR) pour le rejoindre, la porte d'un jardin (SE REFERMER) sur lui. [...]
Il (MONTER) sur le rebord de la grille, mais le lierre était trop épais. Pendant deux heures, il (RESTER) assis contre la porte ; il (REVENIR) à la tombée du jour. [...]

Jean-René Huguenin, *La Côte sauvage*, © Éd. du Seuil, 1960.

B. Elle (TOURNER) une page avec un étonnant courage après la mort de mon père. Elle en (AVOIR) un violent chagrin. Mais elle (NE PAS S'ENLISER) dans son passé. Elle (PROFITER) de sa liberté retrouvée pour se reconstruire une existence conforme à ses goûts. [...] Elle (PASSER) des examens, (FAIRE) des stages et (OBTENIR) un certificat qui lui (PERMETTRE) de travailler comme aide-bibliothécaire dans les services de la Croix-Rouge. Elle (RÉAPPRENDRE) à monter à bicyclette pour se rendre à son bureau.

Simone de Beauvoir, *Une Mort très douce*, © Éd. Gallimard, 1964.

C. Alors, il nous racontait l'histoire d'Eliot Salter, marquis de Caussade, qui, à l'âge de vingt ans, pendant la première guerre, (ÊTRE) un héros de l'aviation. Puis il (ÉPOUSER) une Argentine et il (DEVENIR) le roi de l'armagnac. [...] Il (ACHETER) ce château. Il (DISPARAÎTRE) à la fin de la guerre avec sa femme, mais il (NE PAS MOURIR) et il reviendrait un jour.
Mon père (ARRACHER) avec précaution une petite affiche collée contre la porte d'entrée, à l'intérieur. Et il me la (OFFRIR).

Patrick Modiano, *Remise de peine*, © Éd. Gallimard, 1988.

16 Vous consultez une voyante pour connaître votre avenir. Vous imaginez ce qu'elle vous prédit et vous employez au futur les expressions de votre choix :

1. Chance :
   - gagner au loto, recevoir un héritage, devenir riche, tomber sur un milliardaire...
   - perdre son portefeuille, rater un avion, avoir un accident grave...
2. Amour :
   - rencontrer l'homme ou la femme de sa vie, bien se comprendre, vivre en parfaite harmonie, connaître le bonheur, se marier...
3. Profession :
   - apprendre une bonne nouvelle, obtenir une augmentation, atteindre le sommet de la hiérarchie, pénétrer dans le monde des patrons, acquérir de solides compétences, pouvoir faire le travail que vous aimez...
   - faire une faute professionnelle, perdre votre travail, devoir de l'argent, se débattre dans des difficultés financières, ne pas constater d'amélioration, courir au désastre, aller à la catastrophe...
4. Santé :
   - être en excellente santé, se porter comme un charme, embellir, rajeunir, jouer beaucoup au tennis, mener une vie saine, parvenir à un bon équilibre...

– attraper une maladie très rare, grossir beaucoup, faire une dépression nerveuse, se tordre une cheville, se démettre une épaule, dormir mal, s'évanouir pour un rien, se démolir la santé, boire trop d'alcool...

5. Caractère : – se montrer dynamique, paraître bien dans sa peau, prendre de l'assurance, savoir s'adapter, s'épanouir, conquérir tous les coeurs, vouloir toujours être le premier ou la première...
– subir les événements, se morfondre tout(e) seul(e), ne jamais se détendre, ne pas reconnaître son échec, voir tout en noir, demander l'impossible...

17 Dans cette chanson de Pierre Perret, mettre les verbes au futur :

T'en fais pas, mon p'tit loup,
c'est la vie, ne pleure pas,
tu (OUBLIER), mon p'tit loup,
ne pleure pas.
Je t'(AMENER) sécher tes larmes
au vent des quatre points cardinaux,
respirer la violette à Parme
et les épices à Colombo.
On (VOIR) le fleuve Amazone
et la vallée des orchidées
et les enfants qui se savonnent
le ventre avec des fleurs coupées
[...]
On (GOÛTER) les harengs crus
et on (BOIRE) du vin de Moselle [...]
Je t'(APPRENDRE) à la Jamaïque
la pêche de nuit au lamparo
et je t'(EMMENER) faire un pique-nique
en haut du Kilimandjaro [...]
T'en fais pas, mon p'tit loup,
c'est la vie ne pleure pas [...]

18 Mettre ce bulletin météorologique :

A. au futur *(Demain ...)*, **puis au passé composé** *(Hier ...)* **:**

1. SE LEVER, SE COUCHER : Le soleil ... à 6h 02 et ... à 19h 01.
2. FAIRE, SE RADOUCIR : Il ... froid le matin, mais la température ... dans l'après-midi.
3. SOUFFLER, S'AFFAIBLIR : Un vent fort ... à l'Ouest du pays, puis il ...
4. APPARAÎTRE, SE COUVRIR : Des nuages ... sur le Centre, et le ciel ... sur la plupart des régions.
5. SE METTRE, ATTEINDRE : La pluie ... à tomber en fin d'après-midi sur les côtes, et des averses ... les montagnes dans la soirée.
6. NEIGER, REVENIR : Il ... au-dessus de 1500 mètres. Le beau temps ne ... pas avant la fin de la nuit.

B. au présent *(Aujourd'hui ...)*, **puis à l'imparfait** *(Hier ...)* **:**

1. ÊTRE, DISPARAÎTRE : Le temps ... variable sur l'ensemble du pays. Le soleil ... souvent derrière des nuages.
2. SUBIR, BÉNÉFICIER : La moitié Nord ... les effets d'une dépression, tandis que les régions méridionales ... de belles éclaircies.
3. PLEUVOIR, DÉPASSER : Il ... en Normandie et sur la Bretagne. Les températures ne ... pas 15 degrés.
4. PRÉVOIR, COMMENCER : Météo-France ... un mauvais temps généralisé durant toute la semaine, mais déjà en début de week-end, le temps ... à se rétablir.

19 Mettre les verbes de ce texte au futur antérieur :

Une fois que vous (PRENDRE) votre espresso dans le bar qui lui, s'il n'est déjà ouvert, s'ouvrira à peu près à ce moment-là, que vous (DESCENDRE) à l'Albergo Diurno, au sous-sol pour vous y baigner, vous y raser, vous y changer, que vous (REMONTER) et que, alors seulement, vous (DÉPOSER) votre valise à la consigne, commencera timidement à transparaître, à poindre, le crépuscule de l'aube.

Michel Butor, *La Modification*, © Éd. de Minuit, 1957.

20 **Dans cet entretien d'un journaliste avec un économiste, mettre les verbes au futur antérieur :**

- Est-ce que l'année 1996 (ÊTRE) une bonne période pour notre pays ?
- Oui et non. Un nouvel acteur (FAIRE) son entrée : tout le poids de l'économie (SE REPORTER) sur la consommation des ménages, c'est-à-dire que nous (REVENIR) à la situation où le consommateur occupe la première place.
- Est-ce que les modes de consommation (CHANGER) ?
- Oui, il est clair que cette année, les gens (PRÉFÉRER) profiter des promotions et (NÉGLIGER) les produits de luxe.
- Est-ce que la restructuration des entreprises (AVOIR) des effets positifs ou négatifs ?
- On (RÉDUIRE) l'embauche des jeunes diplômés et le taux de chômage (SE MAINTENIR), mais la courbe des bénéfices (S'AMÉLIORER). Certains secteurs (NE PAS SUBIR) de transformation, mais beaucoup (SAVOIR) s'adapter à l'évolution mondiale. C'est un bilan plutôt positif.
- Est-ce qu'on peut dire qu'en 1996, la confiance (SE RÉTABLIR) ?
- Oui, les gens (SE REMETTRE) à consommer. En 1996, le gouvernement (SE DONNER) pour but la reprise économique et il (ATTEINDRE) en partie son objectif.

21 **Dans ce jeu-poème, les verbes sont au passé simple. Retrouver leur infinitif :**

Lorsque vous me vîtes
je vous plus
Lorsque je vous vis
vous me plûtes
Vous vous approchâtes
et vous me frôlâtes
la joue
puis vous me baisâtes
la main
Nos regards se croisèrent
nos cœurs s'émurent
nos cœurs battirent
et ils s'affolèrent
un moment
Puis vous me laissâtes
puis vous me quittâtes
vous vous en allâtes
et vous ne me fîtes
et vous ne me dîtes
rien
Et moi, je restai
je m'effondrai
je soupirai
et je sanglotai.

22 **Dans ces textes, mettre les verbes au passé simple :**

A. Soudain, vers l'avant, à quelques brasses seulement, un énorme poisson, un dauphin (BONDIR) hors de l'eau, puis y (REPLONGER) la tête la première et (DISPARAÎTRE). Jeanne toute saisie (AVOIR) peur, (POUSSER) un cri, et (SE JETER) sur la poitrine de Julien. Puis elle (SE METTRE) à rire de sa frayeur, et (REGARDER), anxieuse, si la bête n'allait pas reparaître. Au bout de quelques secondes, elle (JAILLIR) de nouveau comme un gros joujou mécanique. Puis, elle (RETOMBER), (RESSORTIR) encore.

Guy de Maupassant, *Une Vie,* 1883.

B. Je (S'ÉTENDRE) face au large dans un creux du sable et, fatigué de mes réflexions, l'esprit vide, je (SUIVRE) longtemps d'un œil désœuvré les jeux de lumière de la lune sur la mer. [...] Je (DEVOIR) rester longtemps engourdi dans cette contemplation [...]. C'est alors que je (VOIR) glisser devant moi, à peu de distance sur la mer, au travers des flaques de lune, l'ombre à peine distincte d'un petit bâtiment. Il (LONGER) un moment la côte, puis, [...] (PIQUER) vers le large et (SE PERDRE) bientôt à l'horizon.

Julien Gracq, *Le Rivage des Syrtes*, 1951.

C. Les deux femmes (FINIR) par transporter Eugène dans sa chambre, le (COUCHER) sur son lit, et la cuisinière lui (DÉFAIRE) ses vêtements pour le mettre à l'aise. Avant de partir, quand sa protectrice (AVOIR) le dos tourné, Victorine (METTRE) un baiser sur le front d'Eugène.

Honoré de Balzac, *Le Père Goriot,* 1834.

23 **Mettre le premier verbe au passé antérieur selon le modèle :**

Il prit son petit déjeuner, puis il sortit. (Quand) → Quand il eut pris son petit déjeuner, il sortit.

1. Ils s'assirent, puis la discussion s'engagea. (Dès que)
2. Il écrivit sa lettre, puis il se mit à rêver. (Après que)
3. Il attendit patiemment pendant une heure, puis il commença à s'énerver. (Quand)
4. Je conçus ce projet, puis je tentai de le réaliser. (Une fois que)
5. Il fit trois fois le tour du stade, puis il s'écroula. (Lorsque)
6. Les musiciens entrèrent et le public se tut. (Aussitôt que)
7. Il descendit de son tabouret de bar et acheva sa partie de billard. (Aussitôt que)
8. Les ennemis conquirent une autre province, puis le général en chef entreprit d' organiser une résistance armée. (Après que)
9. Je revins, je me servis un whishy bien tassé. (Aussitôt que)
10. Ses parents lui achetèrent des rollers, il ne mit plus que quelques minutes pour aller en classe. (Une fois que)

24 **Trouver le verbe et faire une phrase au présent, au futur, au passé composé et au passé simple :**

Exemple : l' économie → économiser → Tu économises / économiseras / as économisé / économisas pour partir en vacances.

A.	B.	C.
1. la prison	1. le mensonge	1. la trahison
2. le regret	2. la subvention	2. l'invasion
3. le départ	3. la morsure	3. la prévention
4. la descente	4. l'élection	4. la médisance
5. la boisson	5. la poursuite	5. la réduction
6. la survie	6. le combat	6. l'acquisition
7. l'émission	7. l'abolition	7. le discours
8. la déception	8. la noyade	8. la saleté

25 **Mettre les verbes aux deux temps de l'indicatif indiqués dans chaque phrase :**

A. Passé composé – présent

1. Dès qu'il (RENTRER), il (SE METTRE) au piano.
2. Lorsque je (trop BOIRE), je (ÊTRE) très gai.
3. Quand elle (SE MAQUILLER), elle (PARAÎTRE) plus séduisante.

B. Plus-que-parfait – imparfait

1. Dès que je (POSER) ma tête sur l'oreiller, je (S'ENDORMIR).
2. Après que la lune (APPARAÎTRE), la nuit (DEVENIR) moins sombre.
3. Quand on (OUVRIR) les fenêtres toute la journée, on (SE SENTIR) mieux.

C. Futur antérieur – futur

1. Une fois que le Président (DISSOUDRE) l'Assemblée, que (SE PASSER)-t-il?
2. Quand la grève (CONTRAINDRE) le Premier Ministre à démissionner, que (FAIRE) le Président?
3. Aussitôt que la nouvelle de sa démission (SE RÉPANDRE), ce (ÊTRE) la panique.
4. Lorsque vous (FINIR) vos palabres, je (POUVOIR) enfin écouter de la musique.

D. Passé antérieur – passé simple

1. Une fois qu'ils (REPEINDRE) tout l'appartement, ils (S'Y INSTALLER).
2. Aussitôt qu'elles (APERCEVOIR) le château, elles (S'ÉCRIER) : Ahhh !
3. Après que la foudre (TOMBER), il (PLEUVOIR) deux fois plus fort.
4. Lorsque le garçon (PRENDRE) notre commande, il nous (SERVIR) l'apéritif.

26 Retrouver le texte de l'auteur en mettant les verbes aux temps indiqués :

A. Un dimanche après-midi, Sita (NE PAS VENIR, *passé composé*). Il (PLEUVOIR, *imparfait*) à verse. Anna (ATTENDRE, *passé composé*) longtemps près de l'arbre, sous la pluie froide. Le ciel (ÊTRE, *imparfait*) sombre, et quand elle (S'APERCEVOIR, *passé composé*) que la nuit (TOMBER, *imparfait*), elle (COURIR, *passé composé*) jusqu'à Floréal, sans reprendre haleine.
Ce (ÊTRE, *imparfait*) la première fois. Son père (FAIRE, *passé composé*) une scène terrible. Pendant plusieurs jours, Anna (RESTER, *passé composé*) consignée dans sa chambre, à regarder la pluie sur les plantes du jardin. Puis elle (TOMBER, *passé composé*) malade, à cause du froid qu'elle (PRENDRE, *plus-que-parfait*) le jour où elle (tant ATTENDRE, *plus-que-parfait*).
Quand elle (ALLER, *passé composé*) mieux, elle (SENTIR, *passé composé*) un grand vide.

J.M.G. Le CLézio, *La Quarantaine*, © Éd. Gallimard, 1995.

B. Quand je (SE RÉVEILLER, *passé composé*) , Marie (PARTIR, *plus-que-parfait*). Elle me (EXPLIQUER, *plus-que-parfait*) qu'elle (DEVOIR, *imparfait*) aller chez sa tante. Je (PENSER, *passé composé*) que c'était dimanche et cela me (ENNUYER, *passé composé*) : je (NE PAS AIMER, *présent*) le dimanche. Alors, je (SE RETOURNER, *passé composé*) dans mon lit, je (CHERCHER, *passé composé*) dans le traversin l'odeur de sel que les cheveux de Marie y (LAISSER, *plus-que-parfait*) et je (DORMIR, *passé composé*) jusqu'à dix heures. Je (FUMER, *passé composé*) ensuite des cigarettes, toujours couché, jusqu'à midi. [...] Je (SE FAIRE, *passé composé*) cuire des œufs et je les (MANGER, *passé composé*) à même le plat, sans pain parce que je (NE PLUS en AVOIR, *imparfait*) et que je (NE PAS VOULOIR, *imparfait*) descendre pour en acheter.

Albert Camus, *L'Étranger*, © Éd. Gallimard, 1942.

ÊTRE, AVOIR, ALLER ET VERBES DU 1er GROUPE

ÊTRE		AVOIR		ALLER	
je	**sois**	j'	**aie**	j'	**aille**
tu	**sois**	tu	**aies**	tu	**ailles**
il	**soit**	il	**ait**	il	**aille**
nous	**soyons**	nous	**ayons**	nous	**allions**
vous	**soyez**	vous	**ayez**	vous	**alliez**
ils	**soient**	ils	**aient**	ils	**allent**

Verbes du 1er groupe

Pour former le présent du subjonctif :
prendre le **radical de la 3e personne du pluriel du présent de l'indicatif** (par exemple donn-) et ajouter la terminaison : **-e, -es, -e, -ions, -iez, -ent**.

	Indicatif	Subjonctif	
DONNER	ils donnent	je	**donn**e
		tu	**donn**es
		il	**donn**e
		nous	**donn**ions
		vous	**donn**iez
		ils	**donn**ent

ÉTUDIER	ils étudient	j'	étudie	nous	étud**i**ions	vous	étud**i**iez
CONTINUER	ils continuent	je	continue	nous	contin**u**ions	vous	contin**u**iez
JOUER	ils jouent	je	joue	nous	j**ou**ions	vous	j**ou**iez
CRÉER	ils créent	je	crée	nous	cr**é**ions	vous	cr**é**iez
GAGNER	ils gagnent	je	gagne	nous	gag**n**ions	vous	gag**n**iez
TRAVAILLER	ils travaillent	je	travaille	nous	travai**ll**ions	vous	travai**ll**iez
ESSAYER	ils essaient	j'	essaie	nous	essayions	vous	essayiez
EMPLOYER	ils emploient	j'	emploie	nous	employions	vous	employiez
AVANCER	ils avancent	j'	avance	nous	avancions	vous	avanciez
CHANGER	ils changent	je	change	nous	changions	vous	changiez

Attention :

	Indicatif	Subjonctif							
LEVER	ils l**è**vent	je	l**è**ve	nous	levions	vous	leviez	ils	l**è**vent
ACHETER	ils ach**è**tent	j'	ach**è**te	nous	achetions	vous	achetiez	ils	ach**è**tent
PELER	ils p**è**lent	je	p**è**le	nous	pelions	vous	peliez	ils	p**è**lent
ESPÉRER	ils esp**è**rent	j'	esp**è**re	nous	esp**é**rions	vous	esp**é**riez	ils	esp**è**rent
JETER	ils je**tt**ent	je	je**tt**e	nous	jetions	vous	jetiez	ils	je**tt**ent
APPELER	ils appe**ll**ent	j'	appe**ll**e	nous	appelions	vous	appeliez	ils	appe**ll**ent

1 Conjuguer au présent du subjonctif :

1. Il faut que … TROUVER du travail,
2. il faut que … ALLER à un rendez-vous,
3. il faut que … AVOIR un entretien,
4. il faut que … ÊTRE à l'heure.

2 Mettre les verbes au présent du subjonctif :

A. 1. Il faut que tu lui (PARLER), que tu lui (RACONTER) tout.
2. Il faut qu'elle (ARRÊTER) de se plaindre et qu'elle (SE COUCHER).
3. Il faut que nous (RENTRER) à la maison et que nous (FERMER) les volets.
4. Il ne faut pas que vous (CHANGER) d'avis toutes les cinq minutes.
5. Il faut que les enfants (CESSER) de se disputer et qu'ils (SE CALMER).

B. 1. Il faut que je (SE RÉVEILLER) à cinq heures et que je (SE LEVER).
2. Il ne faut pas que tu (EXAGÉRER).
3. Il faut qu'il (ACHEVER) ses études et qu'il (ACHETER) un studio.
4. Il faut que nous (EMMENER) les enfants voir cette exposition.
5. Il faut qu'ils (ENLEVER) leurs chaussures.

C. 1. 48% des femmes souhaitent que l'homme de leur vie (ÊTRE) intelligent.
2. 39% des femmes souhaitent qu'il (AVOIR) de l'humour.
3. 33% des femmes souhaitent qu'il (POSSÉDER) un beau regard.
4. 10% des femmes souhaitent que les hommes (ÊTRE) grands.
5. 8% des femmes souhaitent qu'ils (S'EXPRIMER) avec une belle voix.
6. 7% des femmes souhaitent qu'ils (AVOIR) de belles mains.
7. 3% des femmes souhaitent qu'ils (PARTAGER) leur fortune avec elles.

D. 1. Il faut que j'(ALLER) chez le dentiste et que toi, tu (ALLER) voir ton copain.
2. Il faut absolument que vous (ALLER) visiter cette région.
3. Il faut que cette fille (S'EN ALLER) et qu'elle me (LAISSER) en paix.
4. Il s'est endormi, il vaut mieux que nous (S'EN ALLER) sans rien dire.
5. Il vaudrait mieux que tes chaussures (ALLER) avec ton costume.

3 Mettre le verbe de la question au subjonctif présent et répondre :

1. Est-ce qu'il est important que nous (ALLER) à cette fête ? – Oui, …
2. À quelle heure est-ce qu'il est nécessaire que je (ÊTRE) prêt ? – … à 20 heures.
3. Est-ce qu'il est obligatoire que j'(AVOIR) une cravate ? – Oui, …
4. Est-ce qu'il est possible que j'y (RENCONTRER) Barbara ? – Oui, …
5. Est-ce qu'il est indispensable que nous (APPORTER) des fleurs ? – Non, …

4 Mettre les verbes au subjonctif présent :

1. Il est bon que les choses (ÊTRE) claires entre nous.
2. Il est dangereux que cette situation (ÉVOLUER) ainsi.
3. Il est étrange que vous (AVOIR) encore un doute.
4. Il est inadmissible que vous (CRIER) si fort.
5. Il est temps que vous le (APPELER) à son bureau.
6. Il est urgent que nous (SE LIBÉRER) de cette tyrannie.
7. Il est souhaitable que vous (NE PLUS GASPILLER) vos chances.
8. Il est incroyable que son directeur la (HARCELER).
9. Il est pénible que tu (S'INQUIÉTER) toujours pour tout.
10. Il est rare qu'un adolescent (RÉVÉLER) tous ses secrets.

VERBES DU 2e GROUPE ET VERBES DU 3e GROUPE en -ir

Prendre le **radical de la 3e personne du pluriel du présent de l'indicatif** (par exemple finiss- et dorm-) et ajouter la terminaison : **-e, -es, -e, -ions, -iez, -ent**.

Verbes du 2e groupe

	Indicatif	Subjonctif
FINIR	ils finissent	je fin**isse** tu fin**iss**es il fin**isse** nous fin**iss**ions vous fin**iss**iez ils fin**iss**ent

	Indicatif	Subjonctif
HAÏR	ils haïssent	je ha**ïsse**
S'ÉVANOUIR	ils s'évanouissent	je m' évanou**isse**

Verbes du 3e groupe en -ir

	Indicatif	Subjonctif
DORMIR	ils dorment	je **dorm**e tu **dorm**es il **dorm**e nous **dorm**ions vous **dorm**iez ils **dorm**ent
PARTIR	ils partent	je parte
MENTIR	ils mentent	je mente
SENTIR	ils sentent	je sente
SERVIR	ils servent	je serve
BOUILLIR	ils bouillent	je bouille
CUEILLIR	ils cueillent	je cueille
COURIR	ils courent	je coure
OUVRIR	ils ouvrent	j' ouvre

	Indicatif	Subjonctif
VENIR	ils viennent	je vi**enn**e tu vi**enn**es il vi**enn**e *nous* ***ven**ions* *vous* ***ven**iez* ils vi**enn**ent
TENIR	ils tiennent	je t**ienn**e *nous* ***ten**ions* *vous* ***ten**iez*
FUIR	ils fuient	je **fui**e *nous* ***fuy**ions* *vous* ***fuy**iez*
S'ENFUIR	ils s'enfuient	je m' enf**ui**e *nous nous enf**uy**ions* *vous vous enf**uy**iez*
MOURIR	ils meurent	je m**eu**re *nous* *m**ou**rions* *vous* *m**ou**riez*
ACQUÉRIR	ils acquièrent	j' acqu**iè**re *nous acqu**é**rions* *vous acqu**é**riez*

1 Conjuguer les verbes au présent du subjonctif :

Il faut que ... RÉFLÉCHIR, il faut que ... SORTIR, il faut que ... VENIR.

2 Pour former la phrase, mettre le verbe au présent du subjonctif :

1. Il vaut mieux que tu (CHOISIR).
2. Je doute qu' ils (RÉUSSIR).
3. Tu veux que je (RALENTIR).
4. Elle souhaite que vous (AGIR).
5. Il refuse qu' elle (MAIGRIR).
6. Il est fier que cet arbre (FLEURIR).
7. J'accepte que vous (SE RÉUNIR) ici.
8. Je suis ravi qu' il (RÉAGIR) bien.
9. Tu es triste que nous (VIEILLIR).
10. Il désire que vous (FINIR) le jeu.

3 Donner le présent de l'indicatif puis le présent du subjonctif :

A.

1. MENTIR : ils ... , je ...
2. COURIR : ils ... , tu ...
3. DÉCOUVRIR : ils ... , il ...
4. PARTIR : ils ... , vous ...
5. S'ENDORMIR : ils ... , ils ...
6. ACCUEILLIR : ils ... , je ...

B.

1. SENTIR : ils ... , tu ...
2. OFFRIR : ils ... , elle ...
3. SERVIR : ils ... , nous ...
4. VENIR : ils ... , vous ...
5. FUIR : ils ... , il ...
6. OBTENIR : ils ... , tu ...

C.

1. DEVENIR : ils ... , je ...
2. ACQUÉRIR : ils ... , nous ...
3. SE SOUVENIR : ils ... , elles ...
4. RETENIR : ils ... , je ...
5. REVENIR : ils ... , tu ...
6. CONQUÉRIR : ils ... , il ...

4 Terminer les phrases au subjontif :

1. Je veux que tu (REPARTIR) ....
2. Il attend que nous (REVENIR) ...
3. Il ne faut pas qu'ils (MOURIR) ...
4. Je suis ravi qu'il (SE SENTIR) ...
5. Tu évites qu'elle (DÉCOUVRIR) ...
6. Il est déçu que tu (SORTIR) ...
7. Tu es vexé qu'il (SE SOUVENIR) ...
8. J'ai peur qu'elle (DEVENIR) ...
9. Il se peut qu'ils (ACCOURIR) ...
10. Il est normal qu'on (PUNIR) ...

5 Transformer ces conseils en phrase au présent du subjonctif :

Ex. : Tu dois finir ce travail avant ce soir → Il faut que tu finisses ce travail avant ce soir.

1. Tu dois dormir davantage : il faut que ...
2. Tu ne dois plus sortir sans me dire où tu vas : il ne faut plus que ....
3. Tu dois me prévenir si tu rentres après minuit : il faut que ...
4. Tu ne dois pas me mentir au sujet de tes copains : il ne faut pas que ...
5. Tu dois m'avertir quand tu pars en week-end : il faut que ...
6. Tu ne dois pas tenir ce genre de propos : il ne faut pas que ...
7. Tu dois devenir responsable de tes actes : il faut que ...
8. Tu dois réfléchir à ton avenir : il faut que ...
9. Tu dois choisir mieux tes amis : il faut que ...
10. Tu dois t'enfuir en cas de danger : il faut que ...

6 RÉVISION

Mettre au présent du subjonctif :

Devant son thé, Marianne réfléchit à l'organisation de sa journée : « Ce matin, il faut que je (ALLER) à la poste, que je (EXPÉDIER) des lettres et que je (ENVOYER) un paquet. À 2 heures, il faut que je (INTERVENIR) à la réunion et que je (OBTENIR) une réponse pour notre projet. À 5 heures, il faudra que je (COURIR) chercher les enfants à l'école, que je les (RAMENER) à la maison, qu'ils (TRAVAILLER), qu'ils (SE BAIGNER), que je les (NOURRIR) et qu'ils (ÊTRE) au lit avant 9 heures. Ensuite, il faudra que je (AVOIR) le temps de préparer le dîner pour Marc et son copain, que je les (ACCUEILLIR), et en plus que je leur (SERVIR) l'apéritif avec le sourire d'une femme détendue et reposée ».

VERBES DU 3e GROUPE

Prendre le **radical de la 3e personne du pluriel du présent de l'indicatif** et ajouter la terminaison : **-e, -es, -e, -ions, -iez, -ent**.

en **-endre, -ondre, -andre, -erdre, -ordre, -oudre, -eindre, -aindre, -oindre**

	Indicatif	Subjonctif
ATTENDRE	ils attendent	j' **attend**e tu **attend**es il **attend**e nous **attend**ions vous **attend**iez ils **attend**ent
RÉPONDRE	ils répondent	je réponde
RÉPANDRE	ils répandent	je répande
PERDRE	ils perdent	je perde
MORDRE	ils mordent	je morde
COUDRE	ils cousent	je cou**s**e nous cou**s**ions
MOUDRE	ils moulent	je mou**l**e nous mou**l**ions
RÉSOUDRE	ils résolvent	je réso**lv**e nous réso**lv**ions

	Indicatif	Subjonctif
PRENDRE	ils prennent	je pr**enn**e tu pr**enn**es il pr**enn**e *nous pr**en**ions* *vous pr**en**iez* ils pr**enn**ent
PEINDRE	ils peignent	je pei**gn**e nous pei**gn**ions
CRAINDRE	ils craignent	je crai**gn**e nous crai**gn**ions
JOINDRE	ils joignent	je joi**gn**e nous joi**gn**ions

en **-ttre, -pre, -cre, -aître, -oître**

	Indicatif	Subjonctif
METTRE	ils mettent	je mette
BATTRE	ils battent	je batte
ROMPRE	ils rompent	je rompe
VAINCRE	ils vainquent	je vain**qu**e tu vain**qu**es il vain**qu**e nous vain**qu**ions vous vain**qu**iez ils vain**qu**ent

	Indicatif	Subjonctif
CONNAÎTRE	ils connaissent	je conna**iss**e tu conna**iss**es il conna**iss**e nous conna**iss**ions vous conna**iss**iez ils conna**iss**ent
NAÎTRE	ils naissent	je na**iss**e
CROÎTRE	ils croissent	je cro**iss**e

1 Mettre les verbes au subjonctif présent aux personnes indiquées :

1. RENDRE : je ..., nous ...
2. MORDRE : tu ..., ils ...
3. PEINDRE : je ..., vous ...
4. COMPRENDRE : tu ..., ils ...
5. FONDRE : je ..., elle ...
6. BATTRE : je ..., vous ...
7. VENDRE : il ..., ils ...
8. METTRE : tu ..., nous ...
9. CRAINDRE : nous ..., vous ...
10. CONNAÎTRE : je ..., tu ...
11. APPRENDRE : je ..., nous ...
12. ROMPRE : tu ..., vous ...
13. NAÎTRE : il ..., vous ...
14. COUDRE : je ..., tu ...
15. DÉTEINDRE : il ..., ils ...

2 Mettre les verbes au subjonctif présent, puis compléter la phrase :

1. Il vaut mieux que tu (ATTENDRE) un peu et que tu (PRENDRE) le train du soir.
   Il vaut mieux que vous ...
2. Elle souhaite qu'il (RÉPONDRE) à sa lettre et qu'il (REPRENDRE) contact avec elle.
   Elle souhaite qu'ils ...
3. Il ne veut plus que je (PERDRE) de temps, il veut que je le (REJOINDRE).
   Il ne veut plus que nous ...

3 Mettre les verbes au subjonctif présent :

1. Veux-tu qu'elle (PRENDRE) un taxi ?
2. Il est impossible que je vous (CONFONDRE) avec lui.
3. Nous souhaitons qu'ils (S'ENTENDRE) bien.
4. Préférez-vous que nous (REPRENDRE) cette conversation plus tard ?
5. J'ai envie que tu (ÉTEINDRE) la lumière.
6. Il se peut qu'elle (ATTEINDRE) son objectif.
7. Ils n'apprécieront pas que vous (SE PLAINDRE) sans arrêt.
8. Cela m'étonne que tu (SE RÉSOUDRE) à abandonner ton projet.
9. Je ne suis pas sûre qu'elle (COUDRE) très bien.
10. Il est normal que le sucre (SE DISSOUDRE) dans l'eau.

4 Mettre les verbes au subjonctif présent, puis compléter les phrases :

1. Il est possible qu'il (METTRE) très peu de temps et qu'il (BATTRE) le record de vitesse.
   Il est possible qu'ils ...
2. Ils désirent que je (VAINCRE) ma timidité et que je (ROMPRE) mon isolement.
   Ils désirent que nous ...
3. Je regrette que tu (PARAÎTRE) content de toi et que tu (NE PAS RECONNAÎTRE) tes torts.
   Je regrette que vous ...

5 Mettre les verbes au subjonctif présent :

1. Je suis surpris que vous (SE BATTRE) pour si peu.
2. Tu es étonné que je (SE SOUMETTRE) à ses caprices.
3. Il faut que tous les pays (COMBATTRE) la pollution.
4. Il est scandaleux que tu (NE JAMAIS REMETTRE) d'argent sur notre compte.
5. Gilles ne supporte pas qu'on l'(INTERROMPRE).
6. Avec de si mauvais arguments, je crains qu'ils ne (CONVAINCRE) personne.
7. L'éditeur propose que ces livres (PARAÎTRE) avant Noël.
8. Alexandre est gêné que son trouble (APPARAÎTRE) devant elle.
9. Je ne demande pas que vous me (PROMETTRE) la lune !
10. Il est étonnant que les rumeurs (NAÎTRE), (CROÎTRE) et (DISPARAÎTRE) si vite.

VERBES DU 3e GROUPE

en -aire, -ire, -ure, -uire, -ivre, -uivre

Prendre le **radical de la 3e personne du pluriel du présent de l'indicatif** (sauf *faire*) et ajouter la terminaison : **-e, -es, -e, -ions, -iez, -ent**.

	Indicatif	Subjonctif
DIRE	ils disent	je dise tu dises il dise nous disions vous disiez ils disent
LIRE	ils lisent	je lise nous lisions
SUFFIRE	ils suffisent	je suffise nous suffisions
TRADUIRE	ils traduisent	je traduise nous traduisions
NUIRE	ils nuisent	je nuise nous nuisions
LUIRE	ils luisent	je luise nous luisions
ÉCRIRE	ils écrivent	j' écrive tu écrives il écrive nous écrivions vous écriviez ils écrivent
VIVRE	ils vivent	je vive
SUIVRE	ils suivent	je suive
RIRE	ils rient	je rie tu ries il rie nous riions vous riiez ils rient

	Indicatif	Subjonctif
FAIRE	*ils font*	*je fasse* *tu fasses* *il fasse* *nous fassions* *vous fassiez* *ils fassent*
PLAIRE	ils plaisent	je plaise nous plaisions
SE TAIRE	ils se taisent	je me taise nous nous taisions
DISTRAIRE	ils distraient	je distraie tu distraies il distraie *nous distrayions* *vous distrayiez* ils distraient
CONCLURE	ils concluent	je conclue tu conclues il conclue nous concluions vous concluiez ils concluent

1 Mettre les verbes au subjonctif présent aux personnes indiquées :

1. FAIRE : tu ..., nous ...
2. RIRE : je ..., nous ...
3. ÉCRIRE : tu ..., vous ...
4. LIRE : tu ..., il ...
5. SUFFIRE : il ..., vous ...
6. SE TAIRE : tu ..., nous ...
7. INSCRIRE : elle ..., vous ...
8. CONCLURE : je ..., nous ...
9. TRADUIRE : vous ..., ils ...
10. DISTRAIRE : nous ..., ils ...
11. SUIVRE : tu ..., il ...
12. VIVRE : elle ..., elles ...
13. SOUSTRAIRE : je ..., vous ...
14. PLAIRE : nous ..., ils ...
15. SÉDUIRE : je ..., nous ...

2 Mettre les verbes au subjonctif présent, puis compléter les phrases :

1. Je ne comprends pas qu'il (NE PAS DIRE) oui et qu'il (NE PAS CONCLURE) l'affaire.
   Je ne comprends pas qu'ils ...
2. Elle n'aime pas que je (LIRE) ou que je (ÉCRIRE) toute la nuit.
   Elle n'aime pas que nous ...
3. Je suis content que tu (SE PLAIRE) ici, que tu (RIRE), que tu (SE DISTRAIRE).
   Je suis content que vous ...

3 Choisir *il faut que* ou *il ne faut pas que* et mettre le verbe au subjonctif présent :

1. ... nous (DÉFAIRE) nos valises et que nous (FAIRE) un peu de rangement.
2. ... je (REFAIRE) ce gâteau, je l'ai complètement raté.
3. ... tu (FAIRE) de bêtises, ... tu (FAIRE) attention !
4. ... ils (FAIRE) un effort, ... ils (REFAIRE) les mêmes erreurs.
5. ... vous (SATISFAIRE) tous ses caprices.

4 Mettre les verbes au subjonctif présent :

A.
1. Boris a horreur que je lui (DIRE) ses quatre vérités ou que je le (CONTREDIRE).
2. Il n'est pas sûr que ces raisons (SUFFIRE) à les persuader.
3. Je doute que vous (VIVRE) seulement d'amour et d'eau fraîche.
4. Julien adore qu'elle lui (SOURIRE).
5. Il est préférable que personne ne (DISTRAIRE) le conducteur.
6. Il est important que vous (SUIVRE) le programme du début à la fin.
7. Il n'est pas utile que tu (TRADUIRE) cet article en entier.
8. Il est rare qu'Hélène (SE TAIRE) dans une réunion.

B.
1. Je t'appelle pour que tu me (CONDUIRE) à la gare.
2. Il ne parle pas le français, bien qu'il le (LIRE) et qu'il le (ÉCRIRE).
3. Je vous conseille d'acheter ce tableau, à moins qu'il ne vous (DÉPLAIRE).
4. Il consulte son associé avant que les discussions ne (SE POURSUIVRE).
5. Tu peux faire ce petit job, pourvu que cela (NE PAS NUIRE) à tes études.
6. Les chirurgiens se battent pour que cet homme (SURVIVRE).
7. Alain la provoque jusqu'à ce que ses yeux (LUIRE) de colère.
8. Je vous charge de l'enquête, à condition que vous ne (EXCLURE) aucune hypothèse.

5 Former des phrases dont le premier verbe sera à l'indicatif et le deuxième au subjonctif. Trouver un sujet différent à chacun des deux verbes.

1. VOULOIR – que – CONSTRUIRE un immeuble de 50 étages.
2. AVOIR PEUR – que – PRÉDIRE une catastrophe.
3. PROPOSER – que – S'INSCRIRE à un cours d'espagnol.
4. ÊTRE POSSIBLE – que – PLAIRE à tout le monde.
5. DOUTER – que – CONCLURE un traité de paix.

VERBES DU 3e GROUPE en -oire, -oir

Prendre le **radical de la 3e personne du pluriel du présent de l'indicatif** et ajouter la terminaison : **-e, -es, -e, -ions, -iez, -ent**.

BOIRE
Indicatif : ils boivent

je	boive
tu	boives
il	boive
nous	*buvions*
vous	*buviez*
ils	boivent

CROIRE
Indicatif : ils croient

je	croie
tu	croies
il	croie
nous	*croyions*
vous	*croyiez*
ils	croient

VOIR
Indicatif : ils voient

je	voie
tu	voies
il	voie
nous	*voyions*
vous	*voyiez*
ils	voient

DEVOIR
Indicatif : ils doivent

je	doive
tu	doives
il	doive
nous	*devions*
vous	*deviez*
ils	doivent

RECEVOIR
Indicatif : ils reçoivent

je	reçoive
tu	reçoives
il	reçoive
nous	*recevions*
vous	*receviez*
ils	reçoivent

ÉMOUVOIR
Indicatif : ils émeuvent

j'	émeuve
tu	émeuves
il	émeuve
nous	*émouvions*
vous	*émouviez*
ils	émeuvent

PLEUVOIR il pleuve

(S')ASSEOIR

Indicatif : ils (s') assoient			**Indicatif :** ils (s') asseyent		
je	(m')	assoie	je	(m')	asseye
tu	(t')	assoies	tu	(t')	asseyes
il	(s')	assoie	il	(s')	asseye
nous	(nous)	assoyions	nous	(nous)	asseyions
vous	(vous)	assoyiez	vous	(vous)	asseyiez
ils	(s')	assoient	ils	(s')	asseyent

Attention :

Le subjonctif présent de ces verbes est très irrégulier.

POUVOIR

je	*puisse*
tu	*puisses*
il	*puisse*
nous	*puissions*
vous	*puissiez*
ils	*puissent*

SAVOIR

je	*sache*
tu	*saches*
il	*sache*
nous	*sachions*
vous	*sachiez*
ils	*sachent*

VOULOIR

je	*veuille*
tu	*veuilles*
il	*veuille*
nous	*voulions*
vous	*vouliez*
ils	*veuillent*

VALOIR

je	*vaille*
tu	*vailles*
il	*vaille*
nous	*valions*
vous	*valiez*
ils	*vaillent*

FALLOIR *il faille*

1 **Mettre les verbes au subjonctif présent aux personnes indiquées :**

Il faut que ...

1. BOIRE beaucoup d'eau : tu ..., vous ...
2. CROIRE cet homme : il ..., elles ...
3. VOIR ce reportage : vous ..., ils ...
4. RECEVOIR les invités : je ..., nous ...
5. SAVOIR la vérité : je ..., nous ...
6. S'ASSEOIR ici : tu ..., vous ...
7. POUVOIR répondre : nous ..., ils ...
8. PLEUVOIR : il ...
9. VALOIR la peine : cela ...
10. VOULOIR bien le faire : je ... , tu ...

2 **Mettre les verbes au subjonctif présent :**

1. Il est dommage que vous (DEVOIR) partir.
2. Il est possible que ce spectacle (ÉMOUVOIR) les gens.
3. Il est étrange qu'elle (CROIRE) encore en moi.
4. Il est inutile que tu (REVOIR) cette fille.
5. Il est inquiétant qu'elle (BOIRE) tant de vin.
6. Il est nécessaire que vous (PRÉVOIR) d'arriver à l'avance.

3 **Choisir *il faut* ou *il ne faut pas* et mettre le verbe au subjonctif présent :**

1. ... cette affaire (RECEVOIR) une heureuse solution.
2. ... tu (APERCEVOIR) Marie dans la foule.
3. ... ils (S'APERCEVOIR) de ta présence, tu dois te cacher.
4. ... nous (DÉCEVOIR) nos parents, nous devons les satisfaire.
5. ... un architecte (CONCEVOIR) les plans de notre future maison.

4 **Mettre les verbes au subjonctif présent, puis répondre négativement aux questions :**

1. Est-ce qu'il est indispensable que nous (REVOIR) ce texte ?
2. Est-ce que vous désirez qu'il (PLEUVOIR) ?
3. Est-ce que tu es surpris que Babeth (DEVOIR) 10.000 F à son propriétaire ?
4. Est-ce que vous voulez que nous (BOIRE) ce thé amer ?
5. Pensez-vous qu'il (FALLOIR) lui téléphoner ?
6. Croyez-vous que ces objets (VALOIR) très cher ?
7. Regrettes-tu que je ne (POUVOIR) pas venir ?
8. Êtes-vous sûr qu'il (SAVOIR) l'heure de notre arrivée ?
9. Est-il possible que nous (S'ASSEOIR) à cette table ?
10. Est-ce que vous avez peur qu'il (VOULOIR) se venger ?

5 **Remplacer les ... par les verbes indiqués au subjonctif présent :**

1. BOIRE/POUVOIR : Mes parents ont peur que je ... trop d'alcool, et que je ne ... pas conduire.
2. REVOIR/RECEVOIR : J'accepte que tu ... Benoît, mais je refuse que tu ... ses amis.
3. CONCEVOIR/CROIRE : J'aime qu'il ... des projets, mais je déteste qu'il ... avoir toujours raison.
4. PRÉVOIR/PLEUVOIR : Je doute que l'on ... du beau temps pour demain, j'ai peur qu'il ... .
5. PERCEVOIR/ÉMOUVOIR : Je suis étonné que vous ... son émotion, mais je comprends qu'elle vous ...
6. DEVOIR/S'APERCEVOIR : Je suis désolé que tu ... t'en aller, je souhaite que personne ne ... de ton départ.
7. FALLOIR/SAVOIR : Je crains qu'il ... la supplier de venir, je veux pourtant qu'elle ... que je l'attends.
8. POUVOIR/VOULOIR Je souhaite que vous ... m'accompagner, mais j'ai peur que vous ne le ... pas.

ÊTRE, AVOIR, VERBES DU 1er GROUPE ET ALLER, VERBES DU 2e GROUPE

Pour former le subjonctif passé, conjuguer **AVOIR ou ÊTRE au subjonctif présent** et ajouter le **participe passé** (accorder comme aux temps composés de l'indicatif).

ÊTRE			AVOIR		
j'	**aie**	**été**	j'	**aie**	**eu**
tu	**aies**	**été**	tu	**aies**	**eu**
il	**ait**	**été**	il	**ait**	**eu**
nous	**ayons**	**été**	nous	**ayons**	**eu**
vous	**ayez**	**été**	vous	**ayez**	**eu**
ils	**aient**	**été**	ils	**aient**	**eu**

Verbes du 1er groupe et ALLER

DONNER				ALLER			
	j'	**aie**	donn**é**		je	**sois**	all**é**(e)
	tu	**aies**	donn**é**		tu	**sois**	all**é**(e)
	il	**ait**	donn**é**		il (elle)	**soit**	all**é**(e)
	nous	**ayons**	donn**é**		nous	**soyons**	all**é**(e)**s**
	vous	**ayez**	donn**é**		vous	**soyez**	all**é**(e)**s**
	ils	**aient**	donn**é**		ils (elles)	**soient**	all**é**(e)**s**

ÉTUDIER	j' **aie**	étudi**é**	**ARRIVER**	je **sois**	arriv**é**(e)
JOUER	j' **aie**	jou**é**	**RESTER**	je **sois**	rest**é**(e)
CRÉER	j' **aie**	cré**é**	**TOMBER**	je **sois**	tomb**é**(e)
ESSAYER	j' **aie**	essay**é**			
ACHETER	j' **aie**	achet**é**			
APPELER	j' **aie**	appel**é**			

Verbes du 2e groupe

FINIR			
	j'	**aie**	fin**i**
	tu	**aies**	fin**i**
	il	**ait**	fin**i**
	nous	**ayons**	fin**i**
	vous	**ayez**	fin**i**
	ils	**aient**	fin**i**

HAÏR	j' **aie**	haï	**S'ÉVANOUIR**	je me **sois** évanou**i**(e)

1 **Mettre les verbes au subjonctif passé :**
(Attention à l'accord des participes passés.)

1. Je regrette que tu (ÊTRE) malade hier, que tu (AVOIR) de la fièvre, que tu (PASSER) ta semaine au lit, que tu (RESTER) toute seule chez toi.
2. Je suis désolé que mon télégramme (NE PAS ARRIVER), que vous (ESSAYER) de venir me chercher à la gare, que Pierre (NE PAS M'APPELER) au téléphone, que notre rencontre (NE PAS AVOIR LIEU).
3. Olaf est déçu que tu (OUBLIER) l'heure de votre rendez-vous, que tes copains et toi, vous (ALLER) au cinéma sans lui, que vous (NE PAS TENTER) de venir le chercher plus tard, que tu (SE MONTRER) si indifférente.
4. Cette jeune actrice est vexée que ce producteur (NE PAS SE RAPPELER) son existence, qu'il (PARLER) à une autre fille toute la soirée, qu'il (NE PAS LA CHOISIR) pour ce film. Elle est furieuse que son impresario (NE PAS L'IMPOSER) dans ce rôle. Elle s'étonne que son talent (NE PAS ÉBLOUIR) tout le monde.

2 **Mettre les verbes au subjonctif passé :**

Marion est enfermée dans sa chambre depuis ce matin. Ses parents s'inquiètent :

Sa mère : Crois-tu qu'elle (TRAVAILLER) toute la journée, qu'elle (FINIR) ses devoirs, qu'elle (ESSAYER) de comprendre ses maths ?
Son père : J'ai peur que quelque chose (BOULEVERSER) sa vie, que des difficultés (SURGIR), qu'elle (SE DÉCOURAGER), qu'elle (PLEURER) toute la matinée.
Sa mère : Il est aussi possible qu'elle (TOMBER) amoureuse et qu'elle (ALLER) retrouver son petit ami.
Son père : Crois-tu qu'elle (SAUTER) par la fenêtre, qu'elle (RÉUSSIR) à partir sans qu'on la voie ?
Sa mère : J'ai vraiment peur que quelque chose lui (ARRIVER).
Son père : Tout ce que je souhaite, c'est qu'elle (NE PAS SE SUICIDER) !

3 **Mettre les verbes au subjonctif passé :**

A.

1. Il est interdit de revenir vivre dans ce quartier inondé jusqu'à ce que le niveau de l'eau de la rivière (BAISSER).
2. Les chercheurs restent prudents avant que leurs expériences (RÉUSSIR).
3. Tu ne peux pas connaître mon secret à moins que tu le (DEVINER).
4. Nous vous aiderons à réaliser ce projet à condition que vous y (bien RÉFLÉCHIR).
5. Bien que tout le monde le (FÉLICITER), il ne semble pas satisfait.
6. Elle a raconté son étrange histoire sans que personne ne (S'ATTENDRIR).
7. Je restais toujours dans un fauteuil à lire un livre en attendant qu'il (RENTRER).
8. Elle faisait confiance à la terre entière avant qu'on lui (VOLER) tout.
9. Qu'est-ce que tu lui as fait pour qu'il (S'OPPOSER) à toi pendant toute la réunion ?
10. Qu'il (SE RÉVOLTER) et que tu (ÊTRE) surprise, cela ne m'étonne pas vraiment !

B.

1. C'est le seul forfait dont je (GARDER) la mémoire. Jean-Paul Sartre, *Les Mots*, © Éd. Gallimard, 1964.
2. Mme de Volanges marie sa fille : [...] et qui croyez-vous qu'elle (CHOISIR) pour gendre ?
Choderlos de Laclos, *Les Liaisons dangereuses*, 1782.
3. Dommage, dit-il, qu'elle (déjà DÉJEUNER) dehors, il pensait justement aller dîner au Jardin de la paresse, dans le parc Montsouris. Emmanuel Carrère, *La Moustache*, 1986.
4. Avant tout, je veux vous dire que je vous dois la plus grande jouissance musicale que je (ÉPROUVER) jamais. Baudelaire, *Richard Wagner et Tannhaüser*, 1861.

VERBES DU 3e GROUPE

Conjuger **AVOIR ou ÊTRE au subjonctif présent** et ajouter le **participe passé** (accorder comme aux temps composés de l'indicatif).

en -ir

DORMIR	j'	**aie**	dorm**i**	**PARTIR**	je	**sois**	part**i**(e)
	tu	**aies**	dorm**i**		tu	**sois**	part**i**(e)
	il	**ait**	dorm**i**		il (elle)	**soit**	part**i**(e)
	nous	**ayons**	dorm**i**		nous	**soyons**	part**i**(e)**s**
	vous	**ayez**	dorm**i**		vous	**soyez**	part**i**(e)**s**
	ils	**aient**	dorm**i**		ils (elles)	**soient**	part**i**(e)**s**
MENTIR	j'	**aie**	ment**i**	**SORTIR**	je	**sois**	sort**i**(e)
SENTIR	j'	**aie**	sent**i**				
SERVIR	j'	**aie**	serv**i**				
FUIR	j'	**aie**	fu**i**	**S'ENFUIR**	je me	**sois**	enfu**i**(e)
CUEILLIR	j'	**aie**	cueill**i**				
TENIR	j'	**aie**	ten**u**	**VENIR**	je	**sois**	ven**u**(e)
COURIR	j'	**aie**	cour**u**	**DEVENIR**	je	**sois**	deven**u**(e)
				SE SOUVENIR	je me	**sois**	souven**u**(e)
ACQUÉRIR	j'	**aie**	acqu**is**				
OUVRIR	j'	**aie**	ouv**ert**	**MOURIR**	je	**sois**	**mort**(e)

en -endre, -ondre, -andre, -erdre, -ordre, -oudre, -eindre, -aindre, -oindre, -ttre, -pre, -cre, -aître, -oître

ATTENDRE	j'	**aie**	attend**u**	**PRENDRE**	j'	**aie**	pr**is**
	tu	**aies**	attend**u**		tu	**aies**	pr**is**
	il	**ait**	attend**u**		il	**ait**	pr**is**
	nous	**ayons**	attend**u**		nous	**ayons**	pr**is**
	vous	**ayez**	attend**u**		vous	**ayez**	pr**is**
	ils	**aient**	attend**u**		ils	**aient**	pr**is**
RÉPONDRE	j'	**aie**	répond**u**	**PEINDRE**	j'	**aie**	peint
RÉPANDRE	j'	**aie**	répand**u**	**CRAINDRE**	j'	**aie**	craint
PERDRE	j'	**aie**	perd**u**	**JOINDRE**	j'	**aie**	joint
MORDRE	j'	**aie**	mord**u**				
COUDRE	j'	**aie**	cous**u**				
RÉSOUDRE	j'	**aie**	résol**u**	**DISSOUDRE**	j'	**aie**	diss**ous**
BATTRE	j'	**aie**	batt**u**	**METTRE**	j'	**aie**	mis
ROMPRE	j'	**aie**	romp**u**				
VAINCRE	j'	**aie**	vainc**u**				
CONNAÎTRE	j'	**aie**	conn**u**	**NAÎTRE**	je	**sois**	**né**(e)
CROÎTRE	j'	**aie**	cr**û**				

1 **Mettre les verbes au subjonctif passé :**

1. Il n'y a rien d'étonnant à ce qu'il (MENTIR), qu'il (SE SERVIR) d'un prétexte, qu'il (SORTIR), qu'il (FUIR) la réunion : il semble qu'il (SE SENTIR) complètement perdu.
2. Je regrette que tu (NE PAS CONTENIR) ta colère, que tu (PARTIR) en claquant la porte, que tu (S'ENFUIR) à toute vitesse, que tu (COURIR) plus vite que moi.
3. J'admire que vous (DÉCOUVRIR) cet artiste, que vous le (ACCUEILLIR) chez vous, que vous lui (OFFRIR) l'hospitalité, qu'il (ACQUÉRIR) votre estime et qu'il (DEVENIR) votre ami.

2 **Même exercice :**

1. Je reste avec les enfants jusqu'à ce qu'ils (S'ENDORMIR).
2. L'infirmière a enlevé l'aiguille avant que je (RESSENTIR) la moindre piqûre.
3. Tu viendras avec nous, à moins que tu (NE PAS OBTENIR) ton visa à temps.
4. On nous fera confiance à condition que nous (ACQUÉRIR) assez d'expérience.
5. Bien que vous (DEVENIR) excellents en français, il vous reste un petit accent.
6. Il ne s'est pas passé un jour sans qu'une dispute (SURVENIR) entre eux.
7. Il n'y avait pas de liaison aérienne avant que la compagnie (OUVRIR) cette ligne.
8. Il a dû y avoir un événement terrible pour que les gens (tous S'ENFUIR) d'ici.
9. Qu'ils (NE PAS VENIR) voter ou qu'ils (S'ABSTENIR), je ne vois pas la différence.
10. Bien que je (NE PAS SOUFFRIR) du tout, je garde un mauvais souvenir de cette opération.

3 **Mettre les verbes au subjonctif passé :**

1. Autour de la patinoire, le public était enchanté que les patineurs (NE PAS CRAINDRE) de dépasser leurs limites, qu'ils (SE CONTRAINDRE) à des figures très difficiles et qu'ils (ATTEINDRE) le meilleur niveau.
2. C'était fantastique que la neige (NE PAS ENCORE FONDRE), que vous (PRENDRE) le téléphérique, que vous (SE RENDRE) jusqu'au sommet et que vous (REDESCENDRE) à skis.
3. Dans cette course de chevaux, il n'est pas sûr que tous (bien SE BATTRE), que chacun (METTRE) toute son énergie à gagner, que le meilleur (VAINCRE).
4. Tu as gagné le premier prix de danse. Les gens ont été très contents que tu (PARAÎTRE) détendue, que l'impression de l'effort (DISPARAÎTRE), que tu (SE SOUMETTRE) à toutes les épreuves.

4 **A. Former des phrases au subjonctif passé :**

Exemple : Je l'ai joint au téléphone. J'étais inquiet jusqu'à ce que je ...
→ J'étais inquiet jusqu'à ce que je l'aie joint au téléphone.

1. Ils ont bien compris. Il a répété la phrase jusqu'à ce qu'ils ...
2. Vous avez perdu votre calme. Tout s'était bien passé avant que vous ...
3. L'eau a atteint les maisons. On a fait évacuer le village avant que l'eau ...
4. Tu as résolu ton problème de maths. Je lis un peu en attendant que tu ...
5. Nous les avons mis à la porte. Ils sont restés jusqu'à ce que nous ...

B. Mettre les verbes au subjonctif passé :

1. Qu'il (INTERROMPRE) ses études sur un coup de tête ou non, le résultat est là.
2. Toute ma vie a passé sans que je (CONNAÎTRE) la gloire.
3. Le chômage augmente, bien que les entreprises (ACCROÎTRE) leur compétitivité.
4. Vous pouvez vous inscrire à cette école, pourvu que vous (NAÎTRE) après 1975.
5. Tout ira bien pour ton travail à condition que tu (REMETTRE) ce rapport avant jeudi.

VERBES DU 3e GROUPE

Conjuguer **AVOIR ou ÊTRE au subjonctif présent** et ajouter le **participe passé** (accorder comme aux temps composés de l'indicatif).

en -aire, -ire, -ure, -uire, -ivre, -uivre

PLAIRE

j'	**aie**	pl**u**
tu	**aies**	pl**u**
il	**ait**	pl**u**
nous	**ayons**	pl**u**
vous	**ayez**	pl**u**
ils	**aient**	pl**u**

SE TAIRE *je me* ***sois*** *tu*

LIRE j' **aie** l**u**
CONCLURE j' **aie** concl**u**
VIVRE j' **aie** véc**u**

RIRE j' **aie** ri
SUFFIRE j' **aie** suffi
SUIVRE j' **aie** suivi

FAIRE

j'	**aie**	fait
tu	**aies**	fait
il	**ait**	fait
nous	**ayons**	fait
vous	**ayez**	fait
ils	**aient**	fait

DISTRAIRE j' **aie** distrait

DIRE j' **aie** dit
ÉCRIRE j' **aie** écrit
TRADUIRE j' **aie** traduit

en -oire, -oir

BOIRE j' **aie** b**u**
CROIRE j' **aie** cr**u**

POUVOIR

j'	**aie**	p**u**
tu	**aies**	p**u**
il	**ait**	p**u**
nous	**ayons**	p**u**
vous	**ayez**	p**u**
ils	**aient**	p**u**

VOULOIR j' **aie** voul**u**
VALOIR j' **aie** val**u**
SAVOIR j' **aie** s**u**
RECEVOIR j' **aie** reç**u**
DEVOIR j' **aie** d**û**
VOIR j' **aie** v**u**
ÉMOUVOIR j' **aie** ém**u**

FALLOIR il **ait** fall**u**
PLEUVOIR il **ait** pl**u**

ASSEOIR

j'	**aie**	ass**is**
tu	**aies**	ass**is**
il (elle)	**ait**	ass**is**
nous	**ayons**	ass**is**
vous	**ayez**	ass**is**
ils (elles)	**aient**	ass**is**

S'ASSEOIR

je	*me*	***sois***	*ass**is**(e)*
tu	*te*	***sois***	*ass**is**(e)*
il (elle)	*se*	***soit***	*ass**is**(e)*
nous	*nous*	***soyons***	*ass**is**(es)*
vous	*vous*	***soyez***	*ass**is**(es)*
ils (elles)	*se*	***soient***	*ass**is**(es)*

1 **Mettre les verbes aux personnes indiquées du subjonctif passé :**

1.	FAIRE :	tu ..., il ...	6.	VIVRE :	je ..., vous ...	11.	SAVOIR :	il ..., vous ...
2.	SE TAIRE :	elle ..., nous ...	7.	ÉCRIRE :	elle ..., ils ...	12.	CONNAÎTRE :	tu ..., nous ...
3.	DISTRAIRE :	je ..., vous ...	8.	TRADUIRE :	tu ..., vous ...	13.	CROIRE :	je ..., ils ...
4.	LIRE :	il ..., ils ...	9.	CONCLURE :	je ..., elles ...	14.	RECEVOIR :	elle ..., nous ...
5.	DIRE :	tu ..., vous ...	10.	VALOIR :	il ..., ils ...	15.	DEVOIR :	tu ..., elle ...

2 **A. Former des phrases au subjonctif passé :**

1. Tu as écrit cette lettre tout seul. Cela m'étonne que tu ...
2. Nous n'avons pas dit toute la vérité. Il vaut mieux que nous ...
3. On a très mal traduit ce poème. Tu es furieux qu'on ...
4. Je ne t'ai pas suivi tout de suite. Quel dommage que je ... !
5. Vous avez lu ce livre avant l'examen. Quelle chance que vous ... !

B. Mettre les verbes au subjonctif passé :

1. Elle est désolée que ses avertissements (NE PAS SUFFIRE).
2. Etes-vous certains qu'il (VIVRE) en Australie si longtemps ?
3. Je suis content que mon cadeau vous (PLAIRE).
4. Nous regrettons que tu (NE PAS nous FAIRE) signe pendant ton séjour ici.
5. Il est possible que quelque chose (DISTRAIRE) son attention à ce moment-là.

3 **A. Former des phrases au subjonctif passé :**

1. J'ai bu un bon Bordeaux. Jusqu'à ce que j'..., je n'aimais pas le vin.
2. Il a plu toute la semaine. Bien qu'il ..., nous avons bien profité de nos vacances.
3. On a extrait tout le pétrole de ce gisement. Il se passera trente ans avant qu'on ...
4. Tu as décrit la situation. Jusqu'à ce que tu ..., je ne l'imaginais pas si grave.
5. Elle a séduit Alain ou elle lui a déplu. Qu'elle ... ou qu'elle ..., cela ne te regarde pas.

B. Mettre les verbes au subjonctif passé :

1. Comment se fait-il qu'ils (RIRE) au moment où je suis entré ?
2. Elle était désolée que nous la (NE PAS CROIRE) capable de réussir.
3. La salle était debout avant que le pianiste (CONCLURE) sa sonate.
4. Pourvu que nos amis (SURVIVRE) à ce tremblement de terre !
5. Tu pourras travailler ici à condition que tu (SATISFAIRE) à tes obligations militaires.

4 **Mettre les verbes au subjonctif passé :**

A. 1. Sophie, quel dommage que tu (NE PAS POUVOIR) ou que tu (NE PAS SAVOIR) comprendre Léo !
2. Quelle tristesse que tu (NE PAS VOIR) les efforts qu'il faisait pour te plaire, que tu (NE PAS CROIRE) ce qu'il te disait !
3. Quel malheur que vous (NE PAS S'ASSEOIR) à une table pour vous expliquer, et que vous (NE PAS BOIRE) ce verre qui vous aurait fait oublier vos problèmes !
4. Quelle sottise qu'il (FALLOIR) que tu partes, et que vous (NE PAS FAIRE) ce voyage qu'il te proposait !
5. Quel gâchis que ta mère le (RECEVOIR) si mal et qu'elle (NE PAS VOULOIR) le revoir !

B. 1. Sylvie, quel heureux hasard que tu (FAIRE) la connaissance de Théo à ce concert !
2. Quelle joie que vous (SE PLAIRE) !
3. Quelle chance que vous (S'APERCEVOIR) que vous aviez les mêmes goûts !
4. Quelle merveille que la musique (POUVOIR) vous rapprocher !
5. Quel bonheur qu'il te (SUIVRE) dans ton pays !

ÊTRE, AVOIR, VERBES DU 1er GROUPE ET ALLER, VERBES DU 2e GROUPE ET DU 3e GROUPE en -ir

ÊTRE		AVOIR	
je	**fusse**	j'	**eusse**
tu	**fusses**	tu	**eusses**
il	**fût**	il	**eût**
nous	**fussions**	nous	**eussions**
vous	**fussiez**	vous	**eussiez**
ils	**fussent**	ils	**eussent**

Verbes du 1er groupe et ALLER

Pour former l'imparfait du subjonctif, prendre le **radical du passé simple** et ajouter la terminaison : **-asse, -asses, -ât, -assions, -assiez, -assent.**

	Passé simple	Subj. imparfait		Passé simple	Subj. imparfait
DONNER		je donn**asse**	**ALLER**		j' all**asse**
		tu donn**asses**		il alla	il all**ât**
	il donna	il donn**ât**	**AVANCER**		j' avanç**asse**
		nous donn**assions**		il avança	il avanç**ât**
		vous donn**assiez**	**CHANGER**		je change**asse**
		ils donn**assent**		il changea	il change**ât**

Verbes du 2e groupe

La terminaison est : **-isse, -isses, -ît, -issions, -issiez, -issent** (sauf *il haït*).

	Passé simple	Subj. imparfait		Passé simple	Subj. imparfait
FINIR		je fin**isse**	***HAÏR***		*je haïsse*
	il finit	il fin**ît**		*il haït*	*il haït*

Verbes du 3e groupe en -ir

La terminaison est : **-isse, -isses, -ît, -issions, -issiez, -issent,**
-usse, -usses, -ût, -ussions, -ussiez, ussent,
-insse, -insses, -înt, -inssions, -inssiez, -inssent.

	Passé simple	Subj. imparfait		Passé simple	Subj. imparfait
DORMIR		je dorm**isse**	**ACQUÉRIR**		j' acqu**isse**
	il dormit	il dorm**ît**		il acquit	il acqu**ît**
PARTIR		je part**isse**	**COURIR**		je cour**usse**
	il partit	il part**ît**		il courut	il cour**ût**
SERVIR		je serv**isse**	**MOURIR**		je mour**usse**
	il servit	il serv**ît**		il mourut	il mour**ût**
OUVRIR		j' ouvr**isse**	**VENIR**		je v**insse**
	il ouvrit	il ouvr**ît**		il vint	il v**înt**
FUIR		je fu**isse**	**TENIR**		je t**insse**
	il fuit	il fu**ît**		il tint	il t**înt**

1 Trouver le passé simple puis l'imparfait du subjonctif :

1. AVOIR : il ..., je ...
2. ÊTRE : il ..., tu ...
3. PARLER : il ..., elle ...
4. CHOISIR : il ..., vous ...
5. MÛRIR : il ..., ils ...
6. S'EN ALLER : il ..., je ...
7. DÉCOUVRIR : il ..., tu ...
8. APPARTENIR : il ..., tu ...
9. REVENIR : il ..., il ...
10. ESSAYER : il ..., nous ...
11. ACCOURIR : il ..., ils ...
12. MENTIR : il ..., je ...

2 Mettre les verbes à l'imparfait du subjonctif :

Les parents de Théodore lui répétaient tous les jours la même chose.

A. Il fallait que ...
1. il (RENTRER) vite à la maison et (ÉTUDIER) ses leçons,
2. il (ALLER) prendre un bain et (CHANGER) de vêtements,
3. il (OBÉIR) sans discuter.

B. Durant les longs dimanches, ils exigeaient que ...
1. ses amis (NE PAS VENIR) le voir,
2. il (SE TENIR) tranquille dans sa chambre,
3. il (NE PAS COURIR) dans tout l'appartement.

C. Il n'était pas étonnant que ...
1. il (SE SENTIR) frustré,
2. il (DEVENIR) révolté,
3. il (PARTIR) se promener le plus souvent possible.

3 Dans les citations suivantes, mettre le verbe à l'imparfait du subjonctif :

1. Malan [...] était peut-être le seul être qui (AVOIR) une pensée personnelle [...].
Albert Camus, *Le Premier Homme*, 1994.

2. Il leur suffisait d'évoquer les souvenirs de la dernière guerre pour qu'une dispute (ÉCLATER).
Andreï Makine, *Le Testament français*, © Mercure de France, 1995.

3. Elle usa sa garde-robe jusqu'à la trame sans que mon grand-père (S'AVISER) de la renouveler. À peine tolérait-on qu'elle (SORTIR).
Jean-Paul Sartre, *Les Mots*, 1964.

4. De sorte que ce bonsoir que j'aimais tant, j'en arrivais à souhaiter qu'il (VENIR) le plus tard possible, à ce que (SE PROLONGER) le temps de répit où maman n'était pas encore venue.
Marcel Proust, *Du côté de chez Swann*, 1913.

5. Il n'aimait pas être surpris. Il attendit que je (ÊTRE) tout près.
Julien Gracq, *Le Rivage des Syrtes*, 1951.

6. Elle s'exhortait au courage, il fallait qu'elle (CONQUÉRIR) sa place.
Emile Zola, *Au Bonheur des Dames*, 1883.

7. J'aurais voulu que mon père (RESTER) toute la journée et ne (REPARTIR) que le lendemain à l'aube.
Yves Berger, *Le Sud*, 1962.

8. La continuelle crainte de grand-mère était que nous (NE PAS AVOIR) assez à manger [...].
André Gide, *Si le grain ne meurt*, 1920.

9. [...] pour qu'on la (REMARQUER), elle se mit à faire de grands gestes et à parler très haut.
Gustave Flaubert, *L'Éducation sentimentale*, 1869.

10. Marthe m'avait donné un coupe-papier, exigeant que je ne (S'EN SERVIR) que pour ouvrir ses lettres.
Raymond Radiguet, *Le Diable au corps*, 1923.

VERBES DU 3e GROUPE

La terminaison est : **-isse, -isses, -ît, -issions, -issiez, -issent** ou **-usse, -usses, -ût, -ussions, -ussiez, ussent.**

en -endre, -ondre, -andre, -erdre, -ordre, -oudre, -eindre, -aindre, -oindre, -ttre, -pre, -cre, -aître, -oître

	Passé simple	Subj. imparfait		Passé simple	Subj. imparfait
PRENDRE	il prit	je pr**isse**	**METTRE**	il mit	je m**isse**
ATTENDRE	il attendit	j' attend**isse**	**BATTRE**	il battit	je batt**isse**
RÉPONDRE	il répondit	je répond**isse**	**ROMPRE**	il rompit	je romp**isse**
PERDRE	il perdit	je perd**isse**	**VAINCRE**	il vainquit	je vainqu**isse**
			NAÎTRE	il naquit	je naqu**isse**
PEINDRE	il peignit	je peign**isse**	**CONNAÎTRE**	il connut	je conn**usse**
CRAINDRE	il craignit	je craign**isse**	**CROÎTRE**	il crût	je cr**ûsse**
JOINDRE	il joignit	je joign**isse**	**RÉSOUDRE**	il résolut	je résol**usse**

en -aire, -ire, -ure, -uire, -ivre, -uivre

	Passé simple	Subj. imparfait		Passé simple	Subj. imparfait
PLAIRE		je pl**usse**	**FAIRE**		je f**isse**
		tu pl**usses**			tu f**isses**
	il plut	il pl**ût**		il fit	il f**ît**
		nous pl**ussions**			nous f**issions**
		vous pl**ussiez**			vous f**issiez**
		ils pl**ussent**			ils f**issent**
(SE) TAIRE	il (se) tut	je (me) t**usse**	**DISTRAIRE**	*n'existe pas*	*n'existe pas*
LIRE	il lut	je l**usse**	**DIRE**	il dit	je d**isse**
CONCLURE	il conclut	je concl**usse**	**ÉCRIRE**	il écrivit	j' écriv**isse**
VIVRE	il vécut	je véc**usse**	**TRADUIRE**	il traduisit	je traduis**isse**
			RIRE	il rit	je r**isse**
			SUFFIRE	il suffit	je suff**isse**
			SUIVRE	il suivit	je suiv**isse**

en -oire, -oir

	Passé simple	Subj. imparfait		Passé simple	Subj. imparfait
BOIRE	il but	je b**usse**			
CROIRE	il crut	je cr**usse**			
POUVOIR	il put	je p**usse**	**VOIR**	il vit	je v**isse**
VOULOIR	il voulut	je voul**usse**	**(S')ASSEOIR**	il (s')assit	je (m')ass**isse**
VALOIR	il valut	je val**usse**			
SAVOIR	il sut	je s**usse**			
RECEVOIR	il reçut	je reç**usse**			
DEVOIR	il dut	je d**usse**	**FALLOIR**	il fallut	il fall**ût**
ÉMOUVOIR	il émut	j' ém**usse**	**PLEUVOIR**	il plut	il pl**ût**

1 Donner pour chaque verbe le passé simple avec *il*, puis l'imparfait du subjonctif :

1. ATTENDRE : il ..., je ...
2. PRENDRE : il ..., tu ...
3. LIRE : il ..., il ...
4. VIVRE : il ..., nous ...
5. VOULOIR : il ..., ils ...
6. ÉCRIRE : il ..., tu ...
7. PEINDRE : il ..., vous ...
8. POUVOIR : il ..., ils ...
9. VAINCRE : il ..., nous ...
10. RIRE : il ..., vous ...
11. VOIR : il ..., nous ...
12. CROIRE : il ..., vous ...
13. CRAINDRE : il ..., il ...
14. SAVOIR : il ..., tu ...
15. CONCLURE : il ..., il ...
16. PERMETTRE : il ..., nous ...
17. RECONNAÎTRE : il ..., elles ...
18. CONDUIRE : il ..., vous ...
19. APERCEVOIR : il ..., je ...
20. JOINDRE : il ..., elles ...

2 Mettre les verbes à l'imparfait du subjonctif :

A. Il était merveilleux qu'...
1. elle (LIRE) dans mes pensées,
2. elle (VOIR) clair en moi,
3. elle (CROIRE) en ma bonne étoile,
4. elle (RÉSOUDRE) mes problèmes.

B. Ses parents acceptèrent qu'...
1. il (VIVRE) en bohème,
2. il (ÉCRIRE) des pièces de théâtre,
3. il (PEINDRE) d'immenses tableaux,
4. il (DEVOIR) leur emprunter de l'argent.

C. Nous souhaitions qu'...
1. elles (SUIVRE) nos conseils,
2. elles (FAIRE) des études,
3. elles (RECEVOIR) une formation,
4. elles (CONSTRUIRE) leur avenir.

D. Il était étonnant que ces entreprises ...
1. (CONCLURE) tant de marchés,
2. (ACCROÎTRE) tant leurs bénéfices,
3. (BATTRE) tant de concurrentes,
4. (REJOINDRE) les plus grandes.

3 Même exercice :

1. Elle fut blessée qu'il (PRENDRE) cette voix sèche et qu'il (RÉPONDRE) si brutalement.
2. J'étais furieux qu'il (PLEUVOIR) et que cela te (PLAIRE).
3. Je doutai qu'elle (CONNAÎTRE) la solution.
4. Elle avait peur qu'il (NE PAS SE TAIRE) ou qu'il en (DIRE) trop.
5. Théo admira qu'elle (COMPRENDRE) si vite le danger et qu'elle le (CRAINDRE) si peu.
6. Il était scandaleux que ce produit (VALOIR) si cher mais qu'il (FALLOIR) l'acheter.
7. Il était rare qu'il (NE PAS ATTEINDRE) son but ou qu'il (PERDRE) son temps et son argent.
8. Elle détestait qu'il la (ATTENDRE) sans rien faire et qu'il (PARAÎTRE) impatient.
9. Luc n'aimait pas qu'on (METTRE) sa parole en doute ni qu'on le (INTERROMPRE).
10. Il était bizarre qu'elle (NE RIEN SAVOIR) de lui et qu'elle le (CROIRE) fou.

4 Former la phrase et mettre le verbe à l'imparfait du subjonctif :

1. Il put marcher. Il fit de la rééducation jusqu'à ce qu'il ...
2. Elle devait témoigner. Elle garda le silence bien qu'elle ...
3. Il vainquit l'Everest. La préparation fut longue avant qu'il (ne) ...
4. Elle conduisit le bal avec lui. Il s'avança vers Sophie pour qu'elle ...
5. Ils burent toute la nuit. Ils jouèrent au poker, à moins qu'ils (ne) ...
6. Elle faisait bonne impression. On ne l'engagea pas, bien qu'elle ...
7. Ils aperçurent une île. Ils naviguèrent jusqu'à ce qu'ils ...
8. Elle naquit à Chinon. Elle vint au monde à Tours, à moins qu'elle (ne) ...
9. Elles ne voulaient pas être indiscrètes. Elles entrèrent quoiqu'elles ...
10. Il traduisit ma conférence. Je lui écrivis afin qu'il ...

ÊTRE, AVOIR, VERBES DU 1er, 2e ET 3e GROUPE

Pour former le subjonctif plus-que-parfait, conjuguer **AVOIR ou ÊTRE au subjonctif imparfait** et ajouter le **participe passé** (accorder comme aux temps composés de l'indicatif).

ÊTRE			AVOIR			ALLER		
j'	**eusse**	**été**	j'	**eusse**	**eu**	je	**fusse**	all**é**(e)
tu	**eusses**	**été**	tu	**eusses**	**eu**	tu	**fusses**	all**é**(e)
il	**eût**	**été**	il	**eût**	**eu**	il (elle)	**fût**	all**é**(e)
nous	**eussions**	**été**	nous	**eussions**	**eu**	nous	**fussions**	all**é**(e)**s**
vous	**eussiez**	**été**	vous	**eussiez**	**eu**	vous	**fussiez**	all**é**(e)**s**
ils	**eussent**	**été**	ils	**eussent**	**eu**	ils (elles)	**fussent**	all**é**(e)**s**

Verbes du 1er groupe

DONNER	j'	**eusse**	donné	**ARRIVER**	je	**fusse**	arriv**é**(e)

Verbes du 2e groupe

FINIR	j'	**eusse**	fini	**S'ÉVANOUIR**	je me	**fusse**	évanou**i**(e)

Verbes du 3e groupe

DORMIR	j'	**eusse**	dorm**i**
TENIR	j'	**eusse**	ten**u**
OUVRIR	j'	**eusse**	ouv**ert**
ACQUÉRIR	j'	**eusse**	acq**uis**
FUIR	j'	**eusse**	fu**i**
PRENDRE	j'	**eusse**	pr**is**
ATTENDRE	j'	**eusse**	attend**u**
RÉPONDRE	j'	**eusse**	répond**u**
PERDRE	j'	**eusse**	perd**u**
RÉSOUDRE	j'	**eusse**	résol**u**
PEINDRE	j'	**eusse**	pein**t**
CRAINDRE	j'	**eusse**	crain**t**
FAIRE	j'	**eusse**	fai**t**
SE TAIRE	*je me*	***fusse***	*t**u**(e)*
DIRE	j'	**eusse**	di**t**
LIRE	j'	**eusse**	l**u**
RIRE	j'	**eusse**	r**i**
CONCLURE	j'	**eusse**	concl**u**
TRADUIRE	j'	**eusse**	tradui**t**
VIVRE	j'	**eusse**	véc**u**
SUIVRE	j'	**eusse**	suiv**i**

PARTIR	je	**fusse**	part**i**(e)
VENIR	je	**fusse**	ven**u**(e)
DEVENIR	je	**fusse**	deven**u**(e)
SE SOUVENIR	je me	**fusse**	souven**u**(e)
MOURIR	je	**fusse**	m**ort**(e)
METTRE	j'	**eusse**	m**is**
BATTRE	j'	**eusse**	batt**u**
ROMPRE	j'	**eusse**	romp**u**
VAINCRE	j'	**eusse**	vainc**u**
CONNAÎTRE	j'	**eusse**	conn**u**
NAÎTRE	*je*	***fusse***	*n**é**(e)*
BOIRE	j'	**eusse**	b**u**
CROIRE	j'	**eusse**	cr**u**
POUVOIR	j'	**eusse**	p**u**
VOULOIR	j'	**eusse**	voul**u**
SAVOIR	j'	**eusse**	s**u**
RECEVOIR	j'	**eusse**	reç**u**
DEVOIR	j'	**eusse**	d**û**
VOIR	j'	**eusse**	v**u**
ASSEOIR	j'	**eusse**	ass**is**
S'ASSEOIR	*je me*	***fusse***	*ass**is**(e)*
FALLOIR	il	**eût**	fall**u**
PLEUVOIR	il	**eût**	pl**u**

1 Mettre les verbes entre parenthèses au plus-que-parfait du subjonctif :

A. Il fut heureux que nous :
1. (ALLER) en Normandie,
2. (AVOIR) un temps magnifique,
3. (CHOISIR) son petit village,
4. (VISITER) les environs,
5. (ÊTRE) satisfaits de notre journée.

Mais il fut désolé que nous :
6. (NE PAS DÉCOUVRIR) les environs,
7. (PARTIR) si tôt,
8. (NE PAS DORMIR) là-bas,
9. (NE PAS RESTER) plus longtemps.
10. (NE PAS VOULOIR) accepter son invitation.

B. Elle regretta que ses enfants :
1. (NE PAS FAIRE) de brillantes études,
2. (NE PAS OBTENIR) de bons diplômes,
3. (NE PAS DEVENIR) célèbres,
4. (NE PAS VIVRE) de grands moments,
5. (CRAINDRE) d'affronter la vie.

C. Ils ne comprirent pas que je :
1. (NE PAS TENIR) mes promesses,
2. (NE PAS ÉCRIRE),
3. (NE RIEN DIRE),
4. (SE TAIRE),
5. ou (MENTIR).

D. Nous fûmes contents que tu :
1. (REVOIR) ton oncle avant ton départ,
2. (RECEVOIR) tous tes amis,
3. (POUVOIR) leur faire tes adieux,
4. (SAVOIR) ne pas montrer ton chagrin.
5. (S'APERCEVOIR) de notre affection.

E. Je fus ravie que vous :
1. (PLAIRE) à mes parents,
2. (PRODUIRE) une bonne impression sur eux,
3. (SE SOUVENIR) de notre rencontre,
4. (VOULOIR) me revoir,
5. me (REJOINDRE).

F. Tu fus furieux qu'elle :
1. (NE PAS TE RECONNAÎTRE) ou (FEINDRE) de ne pas te reconnaître,
2. (NE PAS COMPRENDRE) tes sentiments,
3. (NE PAS RÉPONDRE) à tes lettres,
4. (NE PAS LES LIRE) peut-être,
5. (NE PAS SE RENDRE) à tes rendez-vous.

2 Dans ces phrases, mettre les verbes au plus-que-parfait du subjonctif :

1. Il en vint à douter que son gendre (EXISTER) et, pour finir, il l'oublia.

Jean-Paul Sartre, *Les Mots,* © Éd. Gallimard, 1964.

2. Je trouvais important qu'elle ne partît pas avant que je (POUVOIR) la regarder suffisamment, […].

Marcel Proust, *Du côté de chez Swann,* 1913.

3. […] pour avoir agi ainsi en somnambule, il fallait, à l'entendre, que depuis des mois elle (ACCUEILLIR) dans son cœur, qu'elle (NOURRIR) des pensées criminelles.

François Mauriac, *Thérèse Desqueyroux,* 1927.

4. Sans qu'elle (ENTENDRE) monter l'escalier, on frappa trois coups légers contre sa porte.

Guy de Maupassant, *Une Vie,* 1883.

5. La jeune femme, quoiqu'il lui (NE PAS DIRE) un mot d'amour, ne s'y était pas trompée.

Théophile Gautier, *Le Capitaine Fracasse,* 1863.

6. Dès qu'elle avait quitté la cuisine, ma mère s'y précipitait à son tour et vite, avant que Rose (PARTIR) au marché, révisait le menu et en décommandait les trois quarts.

André Gide, *Si le grain ne meurt,* 1920.

7. Il n'était pas un mot, pas un geste de cette vie sans mystère que je ne (TENTER) malgré moi de lui dissimuler, pas un instant où je ne (SE SENTIR) devant lui et en faute.

Julien Gracq, *Le Rivage des Syrtes,* 1951.

8. Une mode nouvelle viendrait détruire tout mon ouvrage […] ; et avant que tu (RECEVOIR) ma lettre, tout serait changé.

Montesquieu, *Lettres persanes,* 1721.

ÊTRE, AVOIR, VERBES DU 1er GROUPE ET ALLER, VERBES DU 2e GROUPE

Pour former le présent du conditionnel, prendre la **base du futur** et ajouter la terminaison de l'imparfait : **-ais, -ais, -ait, -ions, -iez, -aient**.

ÊTRE		AVOIR	
je	**serais**	j'	**aurais**
tu	**serais**	tu	**aurais**
il	**serait**	il	**aurait**
nous	**serions**	nous	**aurions**
vous	**seriez**	vous	**auriez**
ils	**seraient**	ils	**auraient**

Verbes du 1er groupe et ALLER

DONNER

je	donn**erais**
tu	donn**erais**
il	donn**erait**
nous	donn**erions**
vous	donn**eriez**
ils	donn**eraient**

ÉTUDIER j' étudierais
CONTINUER je continuerais
JOUER je jouerais
CRÉER je créerais
GAGNER je gagnerais
TRAVAILLER je travaillerais

AVANCER j' avancerais
CHANGER je changerais
ESSAYER *j' essaierais* ou *j' essayerais*
ESSUYER *j' essu**i**erais*
EMPLOYER *j' emplo**i**erais*
LEVER *je l**è**verais*
ESPÉRER *j' esp**é**rerais*
ACHETER *j' ach**è**terais*
JETER *je je**tt**erais*
PELER *je p**è**lerais*
APPELER *j' appe**ll**erais*

ENVOYER		*ALLER*	
j'	*env**errais***	*j'*	***irais***
tu	*env**errais***	*tu*	***irais***
il	*env**errait***	*il*	***irait***
nous	*env**errions***	*nous*	***irions***
vous	*env**erriez***	*vous*	***iriez***
ils	*env**erraient***	*ils*	***iraient***

Verbes du 2e groupe

FINIR

je	fin**irais**
tu	fin**irais**
il	fin**irait**
nous	fin**irions**
vous	fin**iriez**
ils	fin**iraient**

HAÏR je haïrais

S'ÉVANOUIR je m' évanouirais

1 **Mettre au conditionnel présent :** ÊTRE chanteur d'opéra,
AVOIR un grand succès,
CHANTER dans les grandes capitales du monde,
FINIR sa vie riche et célèbre.

2 **Mettre les verbes au futur puis au conditionnel présent.**

1. SE LEVER : je ...
2. DANSER : tu ...
3. GRANDIR : il ...
4. ESPÉRER : nous ...
5. RAJEUNIR : elles ...
6. ENVOYER : vous ...
7. S'APPELER : il ...
8. S'EN ALLER : tu ...
9. SE RÉJOUIR : vous ...
10. S'ÉTONNER : je ...
11. TRAVAILLER : nous ...
12. REMPLIR : ils ...
13. CRÉER : je ...
14. MINCIR : tu ...
15. SE RENCONTRER : vous ...

3 **Mettre la question au conditionnel présent :**

1. Est-ce que tu me (PRÊTER) ta moto ce soir ?
2. Pourquoi est-ce que ces filles (MENTIR) sans raison ?
3. Est-ce que vous (AVOIR) besoin d'un coup de main ?
4. Est-ce que ses projets (ABOUTIR) sans l'aide de son père ?
5. En cas d'incendie, est-ce que nous (DÉMÉNAGER) ?
6. Est-ce que ce (ÊTRE) utile de téléphoner à l'ambassade ?
7. Comment est-ce qu'on (RÉAGIR) dans cette situation ?
8. Pourquoi est -ce que tu (NE PAS GUÉRIR) ?
9. En cas de difficultés financières, est-ce que vous me (AIDER) ?
10. Pourquoi est-ce que je (NE PAS ESSAYER) de remporter ce marathon ?

4 **Terminer les phrases au conditionnel présent :**

1. Si j'étais poète, je (ÊTRE) ...
2. Si tu avais du temps, tu (VOYAGER) ...
3. S'il l'aimait vraiment, il (SE MARIER) avec ...
4. Si nous étions plus riches, nous (ACHETER) ...
5. Si elles étaient plus jeunes, elles (AVOIR) ...
6. Si j'avais des vacances, nous (S'EN ALLER) ...
7. Si je faisais du rangement, je (JETER) ...
8. Si j'avais un peu de chance, je (RÉUSSIR) ...
9. Si c' était plus facile, vous (CHANGER) ...
10. Si tu mangeais moins, tu (GROSSIR) ...
11. Si tu me le demandais, je (PAYER) ...
12. Si tu me donnais ton adresse, je te (ENVOYER) ...

5 **Dans ces textes, mettre les verbes au conditionnel présent :**

A. Il percevait clairement cette vérité, le fond de sa vie désormais, que tant qu'elle (ÊTRE) là, tant qu'il la (AVOIR) près de lui, il ne (AVOIR) besoin de rien [...].

Victor Hugo, *Les Misérables,* 1862.

B. La vie, là, (ÊTRE) facile, (ÊTRE) simple. Toutes les obligations, tous les problèmes qu'implique la vie matérielle (TROUVER) une solution naturelle. Une femme de ménage (ÊTRE) là chaque matin. [...] Il y (AVOIR) une cuisine vaste et claire [...].

Georges Pérec, *Les Choses,* © Éd. Julliard, 1965.

VERBES DU 3e GROUPE

Prendre la base du futur et ajouter la terminaison de l'imparfait :
-ais, -ais, -ait, -ions, -iez, -aient.

en -ir

DORMIR

je	dorm**ir**ais
tu	dorm**ir**ais
il	dorm**ir**ait
nous	dorm**ir**ions
vous	dorm**ir**iez
ils	dorm**ir**aient

PARTIR je partirais

MENTIR je mentirais
SENTIR je sentirais
SERVIR je servirais
BOUILLIR je bouillirais
OUVRIR j' ouvrirais
FUIR je fuirais
S'ENFUIR je m'enfuirais

Attention :

TENIR		***VENIR***	
je	***tiendr****ais*	*je*	***viendr****ais*
tu	***tiendr****ais*	*tu*	***viendr****ais*
il	***tiendr****ait*	*il*	***viendr****ait*
nous	***tiendr****ions*	*nous*	***viendr****ions*
vous	***tiendr****iez*	*vous*	***viendr****iez*
ils	***tiendr****aient*	*ils*	***viendr****aient*

SE SOUVENIR *je me souv**iendr**ais*

CUEILLIR *je cueill**er**ais*
COURIR *je cou**rr**ais*
MOURIR *je mou**rr**ais*
ACQUÉRIR *j' acqu**err**ais*

en -endre, -ondre, -andre, -erdre, -ordre, -oudre, -eindre, -aindre, -oindre

ATTENDRE j' atten**dr**ais
RÉPONDRE je répon**dr**ais
RÉPANDRE je répan**dr**ais
PERDRE je per**dr**ais
MORDRE je mor**dr**ais
RÉSOUDRE je résou**dr**ais
COUDRE je cou**dr**ais

PRENDRE

je	pren**dr**ais
tu	pren**dr**ais
il	pren**dr**ait
nous	pren**dr**ions
vous	pren**dr**iez
ils	pren**dr**aient

PEINDRE je pein**dr**ais
CRAINDRE je crain**dr**ais
JOINDRE je join**dr**ais

1 **Conjuguer les verbes au conditionnel présent :** OUVRIR la porte,
PRENDRE l'air,
COURIR sur l'herbe.

2 **Mettre les verbes au futur puis au conditionnel présent :**

1. Il dort.
2. Nous peignons.
3. Je cueille.
4. Tu viens.
5. Vous perdez.
6. Elle tient.
7. Tu te souviens.
8. Je m'enfuis.
9. Il répond.
10. Vous servez.
11. Ils mentent.
12. Vous partez.
13. J'attends.
14. Tu crains.
15. Ils acquièrent.

3 **Mettre la question au conditionnel présent :**

1. Est-ce que tu crois qu'il (PARTIR) sans nous dire au revoir ?
2. Est-ce que, avec beaucoup de diplomatie, tu (OBTENIR) sa permission ?
3. Pourquoi est-ce que je (REVENIR) ?
4. En cas de révolution, où est-ce que nous (FUIR) ?
5. Pourquoi est-ce que je me (PERDRE) ?
6. À quel moment est-ce qu'ils nous (REJOINDRE) ?
7. En cas de besoin, est-ce que tu (PRENDRE) sa défense ?
8. Sans déjeuner, est-ce que nous (MOURIR) de faim ?
9. En cas de panique, est-ce qu'ils (INTERVENIR) ?
10. Est-ce que vous (ACQUÉRIR) ce château pour un prix raisonnable ?

4 **RÉVISION**

Mettre les verbes au conditionnel présent :

A. *Romain (six ans) et Sybille (sept ans) parlent :*

- Si tu étais une maman, combien d'enfants (AVOIR)-tu ?
- J'en (AVOIR) six. Ils (ÊTRE) tous roux avec des yeux violets.
- Et où est-ce que vous (HABITER) ?
- Dans un pays où il (NE PAS Y AVOIR) d'hiver, ni de neige. Ils (COURIR) dans un grand jardin, ils (S'ENFUIR) partout quand je les (APPELER).
- Est-ce qu'ils te (DÉSOBÉIR) ?
- Ils (NE JAMAIS MENTIR), mais ils (OUBLIER) souvent de me raconter les choses importantes pour les parents. À l'école, ils (TRICHER), mais on (NE JAMAIS les SURPRENDRE). Ils (SE DÉBROUILLER).
- Est-ce que tu les (GRONDER) ?
- Non, mais je les (MORDRE) très fort !

B. *Avant de s'endormir, la petite fille rêvait :*

Est-ce que Violaine et Gérard viennent cet été avec nous ? Nous passons le mois de juillet à Méailles ; le matin, nous allons nager dans la cascade, nous écoutons le bruit de l'eau. Le soleil brille et tape sur les rochers. Notre peau est brûlante. Vous, vous arrivez vers midi. Nous pique-niquons tous ensemble au bord de l'eau. Comme d'habitude, les abeilles essaient de nous attaquer ; moi, je crie très fort, mais Gérard leur jette de l'eau et elles fuient. Après, tout le monde dort un moment à l'ombre sauf Violaine qui s'en va et cueille des fleurs sauvages. Nous restons là jusqu'au crépuscule à regarder le ciel, loin de la ville, loin de la foule, loin du bruit.

VERBES DU 3e GROUPE

Prendre la base du futur et ajouter la terminaison de l'imparfait :
-ais, -ais, -ait, -ions, -iez, -aient (sauf *faire, voir, pouvoir, savoir, vouloir, valoir, falloir*).

en **-aire, -ire, -ure, -uire, -ivre, -uivre, -ttre, -pre, -cre, -aître, -oître, -oire**

FAIRE		DIRE		METTRE	
je	*ferais*	je	dirais	je	mettrais
tu	*ferais*	tu	dirais	tu	mettrais
il	*ferait*	il	dirait	il	mettrait
nous	*ferions*	nous	dirions	nous	mettrions
vous	*feriez*	vous	diriez	vous	mettriez
ils	*feraient*	ils	diraient	ils	mettraient

PLAIRE	je plairais	**LIRE**	je	lirais	**BATTRE**	je	battrais
(SE) TAIRE	je (me) tairais	**ÉCRIRE**	j'	écrirais	**ROMPRE**	je	romprais
DISTRAIRE	je distrairais	**RIRE**	je	rirais	**VAINCRE**	je	vaincrais
TRADUIRE	je traduirais	**CONCLURE**	je	conclurais	**CONNAÎTRE**	je	connaîtrais
VIVRE	je vivrais	**EXCLURE**	j'	exclurais	**CROÎTRE**	je	croîtrais
SUIVRE	je suivrais				**BOIRE**	je	boirais
					CROIRE	je	croirais

en **-oir**

PRÉVOIR		*VOIR*		*POUVOIR*	
je	prévoirais	*je*	*verrais*	*je*	*pourrais*
tu	prévoirais	*tu*	*verrais*	*tu*	*pourrais*
il	prévoirait	*il*	*verrait*	*il*	*pourrait*
nous	prévoirions	*nous*	*verrions*	*nous*	*pourrions*
vous	prévoiriez	*vous*	*verriez*	*vous*	*pourriez*
ils	prévoiraient	*ils*	*verraient*	*ils*	*pourraient*

DEVOIR		*ÉMOUVOIR*		*RECEVOIR*	
je	*devrais*	*j'*	*émouvrais*	*je*	*recevrais*
tu	*devrais*	*tu*	*émouvrais*	*tu*	*recevrais*
il	*devrait*	*il*	*émouvrait*	*il*	*recevrait*
nous	*devrions*	*nous*	*émouvrions*	*nous*	*recevrions*
vous	*devriez*	*vous*	*émouvriez*	*vous*	*recevriez*
ils	*devraient*	*ils*	*émouvraient*	*ils*	*recevraient*

PLEUVOIR *il pleuvrait*

SAVOIR		*VOULOIR*		*VALOIR*	
je	*saurais*	*je*	*voudrais*	*je*	*vaudrais*
tu	*saurais*	*tu*	*voudrais*	*tu*	*vaudrais*
il	*saurait*	*il*	*voudrait*	*il*	*vaudrait*
nous	*saurions*	*nous*	*voudrions*	*nous*	*vaudrions*
vous	*sauriez*	*vous*	*voudriez*	*vous*	*vaudriez*
ils	*sauraient*	*ils*	*voudraient*	*ils*	*vaudraient*

FALLOIR *il faudrait*

(S')ASSEOIR
je (m') assoirais
ou je (m') assiérais

1 **Mettre les verbes suivants au présent du conditionnel aux personnes indiquées :**

1. ÉCRIRE : tu ..., vous ...
2. TRADUIRE : il ..., nous ...
3. PLEUVOIR : il ...
4. CONCLURE : tu ..., vous ...
5. BATTRE : nous ..., elles ...
6. CONNAÎTRE : elle ..., nous ...
7. VIVRE : vous ..., ils ...
8. SAVOIR : tu ..., il ...
9. VOIR : elle ..., vous ...
10. APERCEVOIR : je ..., nous ...
11. FALLOIR : il ...
12. CONDUIRE : tu ..., ils ...
13. METTRE : je ..., vous ...
14. S'ASSEOIR : il ..., elles ...
15. SE TAIRE : nous ..., ils ...

2 **Mettre les verbes au conditionnel présent :**

A. Si je pouvais...

1. Je (DIRE) ce que je pense,
2. j'(ÉCRIRE) des romans,
3. je (CONNAÎTRE) des artistes,
4. je les (RECEVOIR) dans mon château,
5. je (FAIRE) des fêtes somptueuses.
6. Je (CONCLURE) des contrats fabuleux
7. je (DISTRAIRE) les gens,
8. je les (CONVAINCRE),
9. je (PLAIRE) à tout le monde,
10. je (VIVRE) de grands moments !

B. Remplacer *je* par *nous*.

3 **Terminer les phrases en utilisant le verbe DEVOIR au conditionnel présent à la personne demandée pour donner des conseils :**

1. Pour ne pas grossir, tu ...
2. Pour être en meilleure santé, ils ...
3. Pour avoir des amis, vous ...
4. Pour ne pas arriver en retard, nous ...
5. Pour être plus attirante, elle ...

4 **Utiliser un des verbes suivants au conditionnel présent pour poser la question et y répondre :**

A. S'ASSEOIR, REVOIR, SUIVRE, VALOIR, VOULOIR.

1. Si tu pouvais, est-ce que tu ... m'accompagner ?
2. Si vous aviez le temps, est-ce que vous ... cette exposition ?
3. Si j'étais plus convaincante, est-ce qu'il ... mes conseils ?
4. Si ces bijoux étaient vrais, combien ... -ils ?
5. S'il y avait une place libre, est-ce que tu te ... près de lui ?

B. PERMETTRE, PRÉVOIR, RECEVOIR, RECONNAÎTRE, VIVRE.

1. Si nous avions plus d'argent, est-ce que nous ... mieux ?
2. Si tes beaux-parents venaient chez toi, comment les ...-tu ?
3. Si on le leur demandait, est-ce que nos parents nous ... d'inviter tous nos amis ?
4. Si tu ne me voyais pas pendant dix ans, est-ce que tu me ... ?
5. Si vous étiez économiste, quels changements ...-vous pour les années à venir ?

5 **Mettre les verbes donnés au conditionnel présent :**

1. VOULOIR / POUVOIR : Je ... bien me présenter à ce concours, mais le ...-je ?
2. FAIRE / SAVOIR : Elle ... ce travail avec plaisir, mais ...-elle le faire ?
3. DIRE / CROIRE : Il lui ... volontiers qu'il l'aime, mais le ...-elle ?
4. S'ASSEOIR / ROMPRE : Je me ... bien sur ses genoux, mais cela ...-il la glace ?
5. ÉCRIRE / LIRE : Vous lui ... volontiers, mais ...-il votre lettre ?
6. FALLOIR / VALOIR : Il ... y aller, mais cela en ...-il la peine ?

ÊTRE, AVOIR, VERBES DU 1er GROUPE ET ALLER, VERBES DU 2e GROUPE

Pour former le conditionnel passé, conjuguer **AVOIR ou ÊTRE au conditionnel présent** et ajouter le **participe passé** (accord comme au passé composé).

Il existe un conditionnel passé 2e forme, littéraire, qui se conjugue comme le subjonctif plus-que-parfait (voir page 124).

ÊTRE

			2e forme		
j'	**aurais**	**été**	j'	eusse	été
tu	**aurais**	**été**	tu	eusses	été
il	**aurait**	**été**	il	eût	été
nous	**aurions**	**été**	nous	eussions	été
vous	**auriez**	**été**	vous	eussiez	été
ils	**auraient**	**été**	ils	eussent	été

AVOIR

			2e forme		
j'	**aurais**	**eu**	j'	eusse	eu
tu	**aurais**	**eu**	tu	eusses	eu
il	**aurait**	**eu**	il	eût	eu
nous	**aurions**	**eu**	nous	eussions	eu
vous	**auriez**	**eu**	vous	eussiez	eu
ils	**auraient**	**eu**	ils	eussent	eu

Verbes du 1er groupe et ALLER

DONNER

			2e forme		
j'	**aurais**	donn**é**	j'	eusse	donné
tu	**aurais**	donn**é**	tu	eusses	donné
il	**aurait**	donn**é**	il	eût	donné
nous	**aurions**	donn**é**	nous	eussions	donné
vous	**auriez**	donn**é**	vous	eussiez	donné
ils	**auraient**	donn**é**	ils	eussent	donné

ALLER

			2e forme		
je	**serais**	all**é**(e)	je	fusse	allé(e)
tu	**serais**	all**é**(e)	tu	fusses	allé(e)
il	**serait**	all**é**	il	fût	allé
nous	**serions**	all**é**(e)**s**	nous	fussions	allé(e)
vous	**seriez**	all**é**(e)**s**	vous	fussiez	allé(e)
ils	**seraient**	all**és**	ils	fussent	allés

ÉTUDIER	j'	**aurais**	étudi**é**	j'eusse étudié
JOUER	j'	**aurais**	jou**é**	j'eusse joué
CRÉER	j'	**aurais**	cré**é**	j'eusse créé
ESSAYER	j'	**aurais**	essay**é**	j'eusse essayé
ACHETER	j'	**aurais**	achet**é**	j'eusse acheté
APPELER	j'	**aurais**	appel**é**	j'eusse appelé

ARRIVER	je	**serais**	arriv**é**(e)	je fusse arrivé(e)
RESTER	je	**serais**	rest**é**(e)	je fusse resté(e)
TOMBER	je	**serais**	tomb**é**(e)	je fusse tombé(e)

Verbes du 2e groupe

FINIR

			2e forme		
j'	**aurais**	fin**i**	j'	eusse	fini
tu	**aurais**	fin**i**	tu	eusses	fini
il	**aurait**	fin**i**	il	eût	fini
nous	**aurions**	fin**i**	nous	eussions	fini
vous	**auriez**	fin**i**	vous	eussiez	fini
ils	**auraient**	fin**i**	ils	eussent	fini

HAÏR	j' **aurais** haï	j'eusse haï
S'ÉVANOUIR	je me **serais** évanou**i**(e)	je me fusse évanoui(e)

1 Mettre les verbes au conditionnel passé :

A.

1. Pourquoi est-il si en colère ? Est-ce que je (ÊTRE) incorrect, je (AVOIR) un mot de trop, je (ALLER) trop loin ou est-ce que je lui (CRÉER) des ennuis ?
2. Comment se fait-il que tu aies raté ton examen ? Est-ce que tu (NE PAS ASSEZ TRAVAILLER), tu (NE PAS ÉTUDIER) tout ton programme, tu (TOMBER) sur un sujet vraiment très difficile, ou est-ce que tu (JOUER) trop souvent au tennis ?
3. Pourquoi a-t-il eu cet accident de voiture ? Est-ce qu'il (ESSAYER) de doubler à un mauvais moment, il (ACCÉLÉRER) brutalement, il (DÉPASSER) sans visibilité ? Mais pourquoi donc est-ce qu'il (SE JETER) ainsi contre un arbre ?

B.

1. Si tu avais gagné à la loterie, tu (ÊTRE) fou de joie.
2. Si tu nous avais aidés, nous (AVOIR) moins de travail.
3. S'ils avaient pu, ils (ALLER) en Thaïlande.
4. Si elle ne m'avait pas emmené en voiture, je (APPELER) un taxi.
5. Si le téléphone n'avait pas sonné toute la soirée, je (FINIR) de lire ce livre.

2 Mettre les verbes au conditionnel passé :

A.

1. Avec un réveil, tu (SE LEVER) à l'heure.
2. Avec un peu de patience, il (MAIGRIR) de quelques kilos.
3. Avec beaucoup d'énergie, vous (EMBELLIR) cette maison.
4. Avec un tout petit peu d'argent, je (INVESTIR) dans cette entreprise.
5. Avec un peu plus de chance, les négociations (ABOUTIR).
6. Avec un peu de soleil, les fruits (MÛRIR) plus vite.
7. En cas de problème, je suis sûr qu'il nous (AVERTIR).
8. En cas de difficulté technique, l'avion (ATTERRIR).
9. En cas de crise, la consommation des ménages (FAIBLIR).
10. En tout cas, vous (AGIR) de la même façon que moi.

B.

1. Si j'avais su, je (NE PAS SE DÉPLACER), je (RESTER) tranquillement chez moi.
2. Si tu avais pu, tu (ACHETER) un château en France.
3. Si elle avait voulu, nous (SE MARIER) tout de suite.
4. Si tu n'avais pas eu de système d'alarme, les voleurs (ENTRER) plus facilement.
5. Au cas où vous l'auriez appelé à l'aide, il (ARRIVER) tout de suite.

C.

1. Je préfère vous dire la vérité car, avec le temps, est-ce que vous (NE PAS FINIR) par la connaître, est-ce que vous (NE PAS ME HAÏR) ?
2. On ne voit pas pourquoi les joueurs de cette équipe (NE PAS SAISIR) leur chance, (NE PAS RÉUSSIR) à dominer leurs adversaires, (NE PAS GAGNER) le match.

3 Mettre les verbes au conditionnel passé 2e forme :

1. Fabien (DONNER) cher pour le savoir. — Antoine de Saint-Exupéry, *Vol de nuit,* 1931.

2. Harry ne (ÉPROUVER) aucun plaisir à dire que son père était médecin et son oncle président du tribunal. Il les (PRÉFÉRER) coiffeurs connus ou garagistes considérables. Là, il aurait eu de quoi se vanter. — Félicien Marceau, *Bergère légère,* 1953.

VERBES DU 3e GROUPE

Conjuguer **AVOIR ou ÊTRE au conditionnel présent** et ajouter le **participe passé**.

Le passé 2e forme, littéraire, se conjugue comme le subjonctif plus-que-parfait (voir page 124).

en -ir

DORMIR					
			2e forme		
j'	**aurais**	dormi	j'	eusse	dormi
tu	**aurais**	dormi	tu	eusses	dormi
il	**aurait**	dormi	il	eût	dormi
nous	**aurions**	dormi	nous	eussions	dormi
vous	**auriez**	dormi	vous	eussiez	dormi
ils	**auraient**	dormi	ils	eussent	dormi

PARTIR					
			2e forme		
je	**serais**	parti(e)	je	fusse	parti(e)
tu	**serais**	parti(e)	tu	fusses	parti(e)
il	**serait**	parti	il	fût	parti
nous	**serions**	parti(e)s	nous	fussions	parti(e)s
vous	**seriez**	parti(e)s	vous	fussiez	parti(e)s
ils	**seraient**	partis	ils	fussent	partis

SENTIR	j' **aurais** senti	j'eusse senti
SERVIR	j' **aurais** servi	j'eusse servi
FUIR	j' **aurais** fui	j'eusse fui
CUEILLIR	j' **aurais** cueilli	j'eusse cueilli
TENIR	j' **aurais** tenu	j'eusse tenu
COURIR	j' **aurais** couru	j'eusse couru
ACQUERIR	j' **aurais** acquis	j'eusse acquis
OUVRIR	j' **aurais** ouvert	j'eusse ouvert

SORTIR	je **serais** sorti(e)	je fusse sorti(e)
S'ENFUIR	je me **serais** enfui(e)	je me fusse enfui(e)
VENIR	je **serais** venu(e)	je fusse venu(e)
DEVENIR	je **serais** devenu(e)	je fusse devenu(e)
SE SOUVENIR	je me **serais** souvenu(e)	je me fusse souvenu(e)
MOURIR	je **serais** mort(e)	je fusse mort(e)

en -endre, -ondre, -andre, -erdre, -ordre, -oudre, -eindre, -aindre, -oindre, -ttre, -pre, -cre, -aître, -oître

ATTENDRE	j' **aurais** attendu	j'eusse attendu
RÉPONDRE	j' **aurais** répondu	j'eusse répondu
PERDRE	j' **aurais** perdu	j'eusse perdu
MORDRE	j' **aurais** mordu	j'eusse mordu
RÉSOUDRE	j' **aurais** résolu	j'eusse résolu
BATTRE	j' **aurais** battu	j'eusse battu
ROMPRE	j' **aurais** rompu	j'eusse rompu
VAINCRE	j' **aurais** vaincu	j'eusse vaincu
CONNAÎTRE	j' **aurais** connu	j'eusse connu
CROÎTRE	j' **aurais** crû	j'eusse crû

PRENDRE	j' **aurais** pris	j'eusse pris
PEINDRE	j' **aurais** peint	j'eusse peint
CRAINDRE	j' **aurais** craint	j'eusse craint
JOINDRE	j' **aurais** joint	j'eusse joint
DISSOUDRE	j' **aurais** dissous	j'eusse dissous
METTRE	j' **aurais** mis	j'eusse mis
NAÎTRE	*je **serais** né(e)*	*je fusse né(e)*

1 Mettre les verbes au conditionnel passé :

A.
1. Si tu n'étais pas arrivée chez moi, je (DORMIR) toute la journée.
2. Si personne n'avait arrosé nos plantes pendant notre absence, elles (MOURIR).
3. Si vous aviez oublié votre carte de crédit, vous (SE SENTIR) gêné.
4. Si j'avais pu, je (DEVENIR) chef d'orchestre.
5. Si nous n'avions pas eu envie de voir ton frère, nous (PARTIR).

B.
1. Si tu me l'avais demandé, je te (ATTENDRE).
2. Si le gardien de but ne s'était pas blessé, cette équipe (VAINCRE) l'autre.
3. Si tes parents n'avaient pas vécu à l'étranger, je les (CONNAÎTRE).
4. S' il y avait eu un avion pour Lisbonne ce soir, je le (PRENDRE).
5. Si j'avais su de quoi tu étais capable, je (METTRE) fin à notre association.

C.
1. Sans ton entraîneur, tu (NE PAS ATTEINDRE) ce niveau.
2. Sans toi, je (S'ENFUIR), je (ROMPRE) tout contact avec ma famille.
3. Sans ce nouvel incident, je (RÉSOUDRE) le problème très vite.
4. Sans césarienne, cet enfant (NAÎTRE) dans de mauvaises conditions.
5. Sans mon agenda, je (NE PAS SE SOUVENIR) de ce rendez-vous.

2 Mettre les verbes au conditionnel passé :

1. J'ai perdu le premier match du tournoi. Sinon je (sûrement BATTRE) les autres joueurs, je (COURIR) pour attraper toutes les balles, pour gagner, je (CONQUÉRIR) le titre de champion.
2. Alors que nous étions si bien sur la plage, pourquoi est-ce que nous (SORTIR) tôt le matin pour visiter le pays, nous (SOUFFRIR) de la chaleur, nous (REVENIR) épuisés ?
3. Et comment est-ce que vous (ACQUÉRIR) ce somptueux bateau ? Qui vous (APPRENDRE) à le diriger ? Quels océans est-ce que vous (PARCOURIR) ?
4. Mais pourquoi est-ce qu'une fois de plus tu le (SECOURIR), tu le (SOUTENIR) moralement, tu lui (OFFRIR) l'hospitalité, pour le voir repartir sans un mot ?
5. Avec un peu plus d'intuition, je (PRESSENTIR) sa fragilité, je la (RECUEILLIR), elle me (OUVRIR) son coeur, et aujourd'hui elle (NE PAS MOURIR).

3 RÉVISION

Mettre le verbe au conditionnel passé 2e forme :

1. Le bonheur d'un autre homme (NE PAS RÉSISTER) à un tel coup.

François Mauriac, *Thérèse Desqueyroux,* 1927.

2. Qui (CHERCHER), à Châteauneuf et à Orléans même, un salon de coiffure pour dames ?

Maurice Genevoix, *Trente mille jours,* 1980.

3. […] il serra la main à tous ces amis du passé qu'il (CONNAÎTRE) et (AIMER), s'il avait eu l'esprit de naître plus tôt.

Jules Verne, *Paris au XXe siècle,* 1994.

4. À aucun prix, il ne (CONSENTIR) à reconnaître ses torts.

Romain Rolland, *Jean-Christophe,* 1903.

5. Frédéric, comme s'il (ne rien ENTENDRE), demeura muet.

Gustave Flaubert, *L'Education sentimentale*, 1869.

VERBES DU 3e GROUPE

Conjuguer **AVOIR ou ÊTRE au conditionnel présent** et ajouter le **participe passé**.
Le passé 2e forme, littéraire, se conjugue comme le subjonctif plus-que-parfait (voir page 124).

en -aire, -ire, -ure, -uire, -ivre, -uivre

PLAIRE

			2e forme		
j'	**aurais**	pl**u**	j'	eusse	plu
tu	**aurais**	pl**u**	tu	eusses	plu
il	**aurait**	pl**u**	il	eût	plu
nous	**aurions**	pl**u**	nous	eussions	plu
vous	**auriez**	pl**u**	vous	eussiez	plu
ils	**auraient**	pl**u**	ils	eussent	plu

FAIRE

			2e forme		
j'	**aurais**	fait	j'	eusse	fait
tu	**aurais**	fait	tu	eusses	fait
il	**aurait**	fait	il	eût	fait
nous	**aurions**	fait	nous	eussions	fait
vous	**auriez**	fait	vous	eussiez	fait
ils	**auraient**	fait	ils	eussent	fait

SE TAIRE	*je me **serais** **tu**(e)*	*je me fusse tu(e)*
LIRE	j' **aurais** **lu**	j'eusse lu
CONCLURE	j' **aurais** concl**u**	j'eusse conclu
VIVRE	j' **aurais** **vécu**	j'eusse vécu
RIRE	j' **aurais** **ri**	j'eusse ri
SUFFIRE	j' **aurais** suff**i**	j'eusse suffi
SUIVRE	j' **aurais** suiv**i**	j'eusse suivi

DIRE	j' **aurais** dit	j'eusse dit
ÉCRIRE	j' **aurais** écrit	j'eusse écrit
TRADUIRE	j' **aurais** traduit	j'eusse traduit

en -oire, -oir

BOIRE	j' **aurais** **bu**	j'eusse bu
CROIRE	j' **aurais** **cru**	j'eusse cru

POUVOIR

			2e forme		
j'	**aurais**	**pu**	j'	eusse	pu
tu	**aurais**	**pu**	tu	eusses	pu
il	**aurait**	**pu**	il	eût	pu
nous	**aurions**	**pu**	nous	eussions	pu
vous	**auriez**	**pu**	vous	eussiez	pu
ils	**auraient**	**pu**	ils	eussent	pu

VOULOIR	j' **aurais** voul**u**	j'eusse voulu
VALOIR	j' **aurais** val**u**	j'eusse valu
SAVOIR	j' **aurais** **su**	j'eusse su
RECEVOIR	j' **aurais** reç**u**	j'eusse reçu
DEVOIR	j' **aurais** d**û**	j'eusse dû
VOIR	j' **aurais** **vu**	j'eusse vu
ÉMOUVOIR	j' **aurais** ém**u**	j'eusse ému
FALLOIR	il **aurait** fall**u**	il eût fallu
PLEUVOIR	il **aurait** pl**u**	il eût plu

ASSEOIR	j' **aurais** assis	j'eusse assis
S'ASSEOIR	*je me **serais** assis(e)*	*je me fusse assis(e)*

1 Mettre les verbes au conditionnel passé, puis au pluriel :

A. Si j'avais menti...
1. qu'est-ce que tu (DIRE) ?
2. Est-ce que tu (RIRE) ?
3. Est-ce que tu me (CONTREDIRE) ?
4. Est-ce que tu me (MAUDIRE) ?
5. Qu'est-ce que tu en (CONCLURE) ?

B. Si tu avais eu du temps...
1. qu'est-ce que tu (FAIRE) ?
2. Je (LIRE) ou je (ÉCRIRE) une chanson.
3. Je (SUIVRE) un match à la télévision.
4. Je (SÉDUIRE) la voisine.
5. Je (VIVRE) chaque minute avec intensité.

2 Mettre les verbes proposés au conditionnel passé :

A.
1. ÉCRIRE-INSCRIRE : Vous ... à temps, je vous ...
2. CONDUIRE-SE PRODUIRE : Tu ... plus lentement, cet accident ne .... pas ...
3. RIRE-SUFFIRE : Ils .... Cela ... à le mettre en colère.
4. CONTREDIRE-INTERDIRE : Nous te ..., tu nous ... de parler.
5. LIRE-FAIRE : Ils ... le mode d'emploi, ils ne ... pas ... cette bêtise.

B.
1. Si vous aviez pu, est-ce que vous (POURSUIVRE) vos études ?
2. S'ils n'avaient pas mis leur ceinture de sécurité, ils (NE PAS SURVIVRE).
3. Si j'avais été contagieux, le médecin me (INTERDIRE) de sortir.
4. Si cela avait été possible, je (INCLURE) un chèque dans ma lettre.
5. Si nous avions su, nous (NE PAS DÉFAIRE) nos valises.
6. Cela me (NE PAS DÉPLAIRE) d'aller à Tahiti si on m'avait payé le voyage.
7. Sans votre intervention, est-ce que ces escrocs (SE SOUSTRAIRE) à la justice ?
8. En cas d'erreur, est-ce que vous (REFAIRE) tous vos calculs ?
9. Au cas où tu (NE PAS PLAIRE) à ses parents, est-ce qu'il t'aurait épousée ?
10. Au cas où on m'aurait interrogé, je (SE TAIRE).

3 Même exercice :

A.
1. Je (NE PAS VOIR) ce film sans toi !
2. Nous (POUVOIR) déménager en 1995.
3. Vous (bien VOULOIR) lui faire plaisir.
4. Est-ce que tu (CROIRE) à son succès ?
5. Ce rapt (ÉMOUVOIR) la France entière.

B.
1. Il (FALLOIR) l'écouter.
2. Il (VALOIR) mieux ne pas venir.
3. À ta place, je (NE PAS SAVOIR) quoi faire.
4. Ils (NE PAS DEVOIR) résister.
5. Tu ne (S'APERCEVOIR) de rien.

C.
1. Je prévois de prendre un taxi au cas où Antoine (BOIRE) trop.
2. Au cas où il (PLEUVOIR), la fête aurait tourné à la catastrophe.
3. Nous (S'ASSEOIR) par terre au cas où nous n'aurions pas trouvé de place.
4. Au cas où je (NE PAS RECEVOIR) ta lettre lundi, je te préviendrais.
5. Au cas où ils (NE PAS PRÉVOIR) de moyen de transport, prenons notre voiture.

4 Mettre les verbes au conditionnel passé, puis au conditionnel passé 2e forme :

1. Devant son air angélique, il (FALLOIR) se méfier.
2. À ce moment-là, vous (DEVOIR) le rencontrer.
3. Ne pas jouer ? Ils (DÉCEVOIR) les spectateurs !
4. Sans ta mise en garde, je le (CROIRE) sur parole.
5. Nous (VIVRE) heureux sans ces événements.
6. En cas de difficulté, tu (ENTREVOIR) une solution.

5 Dans ces phrases, mettre les verbes au conditionnel passé 2e forme :

A. On (DIRE) qu'il saisissait toutes les occasions de rire aux éclats. Victor Hugo, *Les Misérables*, 1862.

B. C'était l'après-midi, la chambre (DEVOIR) être déserte. Maurice Genevoix, *Trente mille jours*, 1980.

C. Un grand silence régnait sur les berges prochaines [...]. On (POUVOIR) se croire au cœur de l'été.
Alain Fournier, *Le Grand Meaulnes*, 1913.

ÊTRE, AVOIR, VERBES DU 1er GROUPE ET ALLER, VERBES DU 2e GROUPE ET DU 3e GROUPE en -ir

L'impératif n'existe qu'à la deuxième personne du singulier *(tu)*, la première personne du pluriel *(nous)*, et la deuxième personne du pluriel *(vous)*. Il se conjugue, en général, comme le présent de l'indicatif. On ne dit pas le sujet du verbe.

	Forme affirmative	Forme négative	Exemples
ÊTRE	**Sois** **Soyons** **Soyez**	Ne sois pas Ne soyons pas Ne soyez pas	*Sois sage !*
AVOIR	**Aie** **Ayons** **Ayez**	N'aie pas N'ayons pas N'ayez pas	*N'aie pas peur !*

Verbes du 1er groupe et ALLER

DONNER	Donn**e** Donnons Donnez	Ne donn**e** pas Ne donnons pas Ne donnez pas	*Donne-moi du sel !* *Donne**s-en** à Léo !* *Donnez-lui la main !*
ALLER	*V**a*** *Allons* *Allez*	*Ne v**a** pas* *N'allons pas* *N'allez pas*	*Va**s-y** ! N'y va pas !*
S'EN ALLER	*Va-t-en* *Allons-nous-en* *Allez-vous-en*	*Ne t'en va pas* *Ne nous en allons pas* *Ne vous en allez pas*	

Verbes du 2e groupe

FINIR	Finis Finissons Finissez	Ne finis pas Ne finissons pas Ne finissez pas	*Finis ton repas !* *Finis-le !* *Ne le finis pas !*

Verbes du 3^e groupe

DORMIR	Dors Dormons Dormez	Ne dors pas Ne dormons pas Ne dormez pas	*Dors bien !*
PARTIR	Pars	Ne pars pas	*Partons vite !*
COURIR	Cours	Ne cours pas	*Courez vers lui !*
OUVRIR	Ouvr**e**	N'ouvr**e** pas	*Ouvr**e** la porte !*
FUIR	Fuis	Ne fuyez pas	*Fuyons !*
VENIR	Viens Venons Venez	Ne viens pas Ne venons pas Ne venez pas	*Viens ici !*
TENIR	Tiens	Ne tiens pas	*Tiens le chien !*
SE SOUVENIR	*Souviens-toi*	*Ne vous souvenez pas*	*Souvenons-nous en !*

1 Conjuguer les phrases à l'impératif présent :

A. aux trois personnes :

1. Être à l'heure.
2. Avoir du courage.
3. Parler doucement.
4. Aller au lit.
5. Finir ses devoirs.
6. Ne pas désobéir.
7. Ne pas sortir.
8. Ne pas courir.
9. Ne pas cueillir ces fleurs.
10. Ne pas fuir.

B. à la deuxième personne du singulier :

1. Travailler bien.
2. Gagner la partie.
3. Étudier sérieusement.
4. Jouer vite.
5. Continuer à parler.
6. Commencer à manger.
7. Corriger ces fautes.
8. Payer la facture.
9. Essuyer la table.
10. Envoyer la lettre.
11. Répéter la phrase.
12. Compléter le verbe.
13. Acheter du pain.
14. Jeter ces vieilles chaussettes.
15. Peler ces fruits.
16. Appeler la police.
17. Épeler ton nom.
18. S'en aller le plus loin possible.
19. S'occuper de ton frère.
20. Se méfier de lui.

C. à la deuxième personne du pluriel :

1. Choisir le vin.
2. Maigrir de dix kilos.
3. Ne pas s'évanouir.
4. Ne pas réagir.
5. Ne pas trahir ce secret.
6. Ne pas mentir.
7. Ne pas s'endormir.
8. Ne pas entrouvrir cette fenêtre.
9. Ne pas s'enfuir.
10. Ne pas discourir inutilement.

D. à la première personne du pluriel :

1. Se déshabiller.
2. Se coucher.
3. Avertir tout le monde.
4. Revenir demain.
5. Prévenir le médecin.
6. Ne pas se salir.
7. Ne pas être pessimiste.
8. Ne pas punir cet enfant.
9. Ne pas repartir ce soir.
10. Ne pas oublier de régler l'addition.

2 Mettre les verbes à l'impératif :

Exemple : Il faut te souvenir de lui. Il ne faut pas l'oublier. → Souviens-toi de lui ! Ne l'oublie pas !

A.

1. Il faut te réveiller, te lever, te laver, t'habiller, te préparer pour sortir.
2. Il faut me donner la main, regarder avant de traverser la rue, être prudent.
3. Il ne faut pas pleurer, avoir peur, t'inquiéter. Il faut te calmer.
4. Il ne faut pas me quitter, m'abandonner, me trahir, me fuir. Il faut m'aider.
5. Il ne faut pas me gronder, me punir, me fesser. Il faut me laisser tranquille.
6. Il faut t'épanouir, découvrir le monde, réussir ta vie.
7. Il faut être poli, te tenir bien à table, te servir le dernier.

B.

1. Avec moi, tu ne blagueras pas, tu ne tricheras pas, tu agiras.
2. Nous nous unirons, nous réfléchirons, nous établirons un plan d'action.
3. Tu deviendras plus sportif, tu courras, tu acquerras de la force.
4. Vous ne foncerez pas, vous ralentirez, puis vous maintiendrez votre vitesse.
5. Tu joueras avec moi, tu ne t'en iras pas, tu ne me laisseras pas tout seul.
6. Tu t'abstiendras de critiquer, tu t'excuseras, tu partiras sans rien dire.

VERBES DU 3e GROUPE

en **-aire, -ire, -ure, -uire, -ivre, -ttre, -pre, -cre, -endre, -ondre, -andre, -erdre, -ordre, -oudre, -eindre, -aindre, -oindre, -oire, -oir**

FAIRE	PLAIRE	SE TAIRE	DISTRAIRE
Fais	Plais	Tais-toi	Distrais
Faisons	Plaisons	Taisons-nous	Distrayons
Faites	Plaisez	Taisez-vous	Distrayez

LIRE	DIRE	ÉCRIRE	RIRE
Lis	Dis	Écris	Ris
Lisons	Disons	Écrivons	Rions
Lisez	Dites	Écrivez	Riez

CONCLURE	TRADUIRE	VIVRE	SUIVRE
Conclus	Traduis	Vis	Suis
Concluons	Traduisons	Vivons	Suivons
Concluez	Traduisez	Vivez	Suivez

METTRE	BATTRE	ROMPRE	VAINCRE
Mets	Bats	Romps	Vaincs
Mettons	Battons	Rompons	Vainquons
Mettez	Battez	Rompez	Vainquez

ATTENDRE	PRENDRE	RÉPONDRE	PERDRE
Attends	Prends	Réponds	Perds
Attendons	Prenons	Répondons	Perdons
Attendez	Prenez	Répondez	Perdez

RÉSOUDRE	PEINDRE	CRAINDRE	JOINDRE
Résous	Peins	Crains	Joins
Résolvons	Peignons	Craignons	Joignons
Résolvez	Peignez	Craignez	Joignez

BOIRE	CROIRE	RECEVOIR	S'ASSEOIR
Bois	Crois	Reçois	Assois-toi
Buvons	Croyons	Recevons	Assoyons-nous
Buvez	Croyez	Recevez	Assoyez-vous
			Assieds-toi
			Asseyons-nous
			Asseyez-vous

VOIR	*VOULOIR*	*SAVOIR*
Vois	*Veuille*	*Sache*
Voyons	*Veuillons*	*Sachons*
Voyez	*Veuillez*	*Sachez*

FALLOIR, PLEUVOIR, POUVOIR, VALOIR : *l'impératif n'existe pas.*
CONNAÎTRE, CROÎTRE, COUDRE, MOUDRE, DEVOIR, ÉMOUVOIR *ainsi que* ***ACQUÉRIR*** *et* ***MOURIR*** *se conjuguent à l'impératif présent comme au présent de l'indicatif.*

1 **Conjuguer à l'impératif présent :** FAIRE attention, SE TAIRE et ATTENDRE.

2 **A. Mettre les verbes à l'impératif :**

1. Catherine, (NE PAS BOIRE) d' alcool et (NE PAS CONDUIRE) trop vite !
2. Mais (SE DISTRAIRE), (VAINCRE) ta timidité !
3. (NE RIEN CRAINDRE) et (SOURIRE) !
4. (NE PAS PRENDRE) cet air triste !
5. (CROIRE)-moi et (SUIVRE) mes conseils !

B. Refaire les phrases en commençant par : Catherine et Sophie, ...

3 **Mettre les verbes à l'impératif :**

A. Utiliser la deuxième personne du singulier :

1. (ECRIRE)-moi !
2. (RÉPONDRE) à mes lettres !
3. (LIRE)-les !
4. (COMPRENDRE)-moi !
5. (ROMPRE) ce silence insupportable et (REJOINDRE)-moi !

B. Utiliser la première personne du pluriel :

1. (RÉSOUDRE) nos problèmes ! (FAIRE) quelque chose !
2. (COUDRE), (PEINDRE), (LIRE), (ÉCRIRE) !
3. Ou alors, (SE DISTRAIRE), (NE RIEN S'INTERDIRE) !
4. (SE PERMETTRE) toutes les folies, (NE PLUS ATTENDRE) !
5. (NE PLUS PERDRE) de temps, (SAVOIR) profiter de l'existence, (VIVRE) !

C. Utiliser la deuxième personne du singulier :

1. (NE PAS METTRE) tes coudes sur la table !
2. (NE PAS SE CONDUIRE) de cette façon !
3. (NE PAS ÉCRIRE) sur les murs !
4. (NE PAS FAIRE) de bruit ! (Ne pas rire) si fort !
5. (NE PAS MORDRE) ta sœur !
6. (NE PAS BATTRE) ton frère !
7. (NE PAS RÉPONDRE) comme ça à ton père !
8. (NE PAS S'ASSEOIR) sur la chaise cassée !
9. (NE PAS SE PLAINDRE), (NE RIEN DIRE) !
10. (NE PAS INTERROMPRE) tout le monde ! (SE TAIRE) !

4 **RÉVISION**

Utiliser la deuxième personne du pluriel pour ces formules de politesse :

1. Bonjour Madame, (VOULOIR) entrer, (ASSEOIR)-vous, je vous prie.
2. Chère Madame, (RECEVOIR) mes hommages.
3. (CROIRE), Monsieur, en mon fidèle souvenir.
4. (ACCEPTER), je vous prie, l'expression de mes sentiments les meilleurs.
5. (ÊTRE) assuré de ma sympathie respectueuse.
6. (AVOIR) l'obligeance de me raccompagner.
7. (SAVOIR) que vous serez toujours le bienvenu.

ÊTRE, AVOIR, VERBES DU 1er GROUPE ET ALLER, VERBES DU 2e ET DU 3e GROUPE

L'impératif passé est rare. Pour le former, conjuguer **AVOIR ou ÊTRE à l'impératif présent,** et ajouter le **participe passé.** On ne l'utilise jamais pour les verbes pronominaux.

ÊTRE		AVOIR	
Aie	été	**Aie**	eu
Ayons	été	**Ayons**	eu
Ayez	été	**Ayez**	eu

Verbes du 1er groupe et ALLER

DONNER	**Aie**	donn**é**	**ALLER**	**Sois**	all**é**(e)
	Ayons	donn**é**		**Soyons**	all**é**(e)**s**
	Ayez	donn**é**		**Soyez**	all**é**(e)**s**

Verbes du 2e groupe

FINIR	**Aie**	fin**i**

Verbes du 3e groupe

DORMIR	**Aie**	dorm**i**	**PARTIR**	**Sois**	part**i**(e)
TENIR	**Aie**	ten**u**	**VENIR**	**Sois**	ven**u**(e)
OUVRIR	**Aie**	ouv**ert**	**DEVENIR**	**Sois**	deven**u**(e)
ACQUÉRIR	**Aie**	acqu**is**	**MOURIR**	**Sois**	m**ort**(e)
FUIR	**Aie**	fu**i**			
ATTENDRE	**Aie**	attend**u**	**PERDRE**	**Aie**	perd**u**
PRENDRE	**Aie**	pr**is**	**RÉSOUDRE**	**Aie**	résol**u**
RÉPONDRE	**Aie**	répond**u**	**COUDRE**	**Aie**	cous**u**
PEINDRE	**Aie**	pein**t**			
CRAINDRE	**Aie**	crain**t**			
FAIRE	**Aie**	fai**t**	**METTRE**	**Aie**	m**is**
DIRE	**Aie**	di**t**	**BATTRE**	**Aie**	batt**u**
TRADUIRE	**Aie**	tradui**t**	**ROMPRE**	**Aie**	romp**u**
RIRE	**Aie**	r**i**	**VAINCRE**	**Aie**	vainc**u**
LIRE	**Aie**	l**u**	**CONNAÎTRE**	**Aie**	conn**u**
CONCLURE	**Aie**	concl**u**	*NAÎTRE*	*pas d'impératif passé*	
VIVRE	**Aie**	véc**u**	**BOIRE**	**Aie**	b**u**
SUIVRE	**Aie**	suiv**i**	**CROIRE**	**Aie**	cr**u**
POUVOIR	**Aie**	p**u**	**RECEVOIR**	**Aie**	reç**u**
VOULOIR	**Aie**	voul**u**	**VOIR**	**Aie**	v**u**
SAVOIR	**Aie**	s**u**			
DEVOIR	**Aie**	d**û**	**ASSEOIR**	**Aie**	ass**is**

1 Mettre les verbes à l'impératif passé à la personne indiquée :

1. (Nous) : AVOIR
2. (Vous) : ÊTRE
3. (Tu) : MONTRER
4. (Vous) : ALLER
5. (Nous) : FINIR
6. (Vous) : VENIR
7. (Tu) : ÉCRIRE
8. (Vous) : OFFRIR
9. (Tu) : FAIRE
10. (Tu) : NE PAS PRENDRE

2 Mettre les verbes à l'impératif passé :

A.

1. Vous : ARRIVER avant le début de l'opéra, on ferme les portes de la salle.
2. Vous : DONNER leur bain aux enfants avant de les coucher.
3. Tu : FINIR ton travail avant de sortir avec tes copains.
4. Vous : DESSERVIR la table et tout RANGER avant mon retour.
5. Tu : SORTIR de ton bain quand je rentrerai.

B.

1. Vous : PRENDRE votre décision avant de revenir me voir.
2. Vous : REPEINDRE cette pièce avant de quitter les lieux.
3. Vous : RÉPONDRE à cette lettre avant trois jours, vous gagnerez un prix.
4. Vous : RENDRE ces livres à la bibliothèque avant le 15 Mai.
5. Tu : RÉSOUDRE ce problème avant demain.

3 Choisir la forme la plus adaptée au sens de la phrase :

A.

1. Avant l'orage, ... ayez cueilli / n'ayez pas cueilli tous les fruits.
2. À cinq heures, ... soyez partis/ ne soyez pas partis avec vos affaires.
3. Avant la sonnerie, ... ayez fini / n'ayez pas fini votre examen.
4. Avant le 1er mars, ... ayez payé / n'ayez pas payé vos impôts.
5. Avant demain, ... ayez démenti / n'ayez pas démenti cette rumeur.

B.

1. Ayez répondu / N'ayez pas répondu avant la fin de la semaine.
2. Soyez revenus / Ne soyez pas revenus avant dix heures. Je ne serai pas là.
3. Ayez bien revu / N'ayez pas bien revu ces verbes pour votre examen.
4. Ayez tout dit / N'ayez rien dit à Marc avant le jour J. Il aura la surprise.
5. Ayez beaucoup bu/ N'ayez rien bu avant votre prise de sang.

4 Mettre le verbe à l'impératif passé et finir la phrase :

1. Avant de le juger, – ACQUÉRIR) la certitude de ... (vous)
2. Avant de te marier, – (ROMPRE) ... (tu)
3. Avant de partir le matin, – (AVALER) ... (vous)
4. Avant de mourir, – (FAIRE) ... (tu)
5. Avant de signer, – (bien RELIRE) ... (nous)
6. Avant la fin du mois, – (REVENIR) ... (vous)
7. Avant d'ouvrir cette boîte de conserve, – (CONTRÔLER) ... (vous)
8. Avant de dîner, – (METTRE) ... (tu)
9. Avant de condamner cet homme, – (PRENDRE CONNAISSANCE DE) ... (vous)
10. Avant de séduire cette fille, – (VAINCRE) ... (tu)

ÊTRE, AVOIR, VERBES DU 1er GROUPE ET ALLER, VERBES DU 2e ET DU 3e GROUPE en -ir

Pour former le participe présent de tous les verbes, prendre le **radical** du présent de l'indicatif à la 1ère personne du pluriel et ajouter la terminaison **-ant** qui reste invariable.
Attention au pronom des verbes pronominaux qui change selon les personnes.

ÊTRE	**Étant**	**AVOIR**	**Ayant**

Verbes du 1er groupe et ALLER

	Présent de l'indicatif	Participe présent
DONNER	nous donnons	Donn**ant**
ÉTUDIER	nous étudions	Étudi**ant**
JOUER	nous jouons	Jou**ant**
CRÉER	nnous créons	Cré**ant**
GAGNER	nous gagnons	Gagn**ant**
TRAVAILLER	nous travaillons	Travaill**ant**
AVANCER	*nous avançons*	*Avanç**ant***
CHANGER	*nous changeons*	*Change**ant***
ESSAYER	nous essayons	Essay**ant**
LEVER	nous levons	Lev**ant**
ESPÉRER	nous espérons	Espér**ant**
ACHETER	nous achetons	Achet**ant**

	Présent de l'indicatif	Participe présent
APPELER	nous appelons	Appel**ant**
ALLER	nous allons	All**ant**

S'EN ALLER

m'	en	all**ant**
t'	en	all**ant**
s'	en	all**ant**
nous	en	all**ant**
vous	en	all**ant**
s'	en	all**ant**

Verbes du 2e groupe

FINIR	nous finissons	Finiss**ant**
HAÏR	nous haïssons	Haïss**ant**
S'ÉVANOUIR		S'évanouiss**ant**

Verbes du 3e groupe en -ir

DORMIR	nous dormons	Dorm**ant**
PARTIR	nous partons	Part**ant**
MENTIR	nous mentons	Ment**ant**
SENTIR	nous sentons	Sent**ant**
SERVIR	nous servons	Serv**ant**
SORTIR	nous sortons	Sort**ant**
BOUILLIR	nous bouillons	Bouill**ant**
COURIR	nous courons	Cour**ant**
OUVRIR	nous ouvrons	Ouvr**ant**
CUEILLIR	nous cueillons	Cueill**ant**
OFFRIR	nous offrons	Offr**ant**
FUIR	nous fuyons	Fuy**ant**
S'ENFUIR		S'enfuy**ant**
ACQUÉRIR	nous acquérons	Acquér**ant**
VENIR	nous venons	Ven**ant**
DEVENIR	nous devenons	Deven**ant**
SE SOUVENIR		Se souven**ant**
TENIR	nous tenons	Ten**ant**
OBTENIR	nous obtenons	Obten**ant**
MOURIR	nous mourons	Mour**ant**

1 Mettre les verbes au participe présent :

A.
1. (ÊTRE) de bonne humeur, (AVOIR) du temps, je suis resté à la terrasse du café.
2. Ne (ACHETER) jamais rien, il ne peut pas connaître le prix des choses.
3. Je me souviens des enfants (JOUER), (CRIER), (COURIR), (BONDIR), heureux !
4. Nos voisins (ALLER) vivre un an au Chili, nous avons pu louer leur grand appartement.
5. Edith (TRAVAILLER) la nuit et Patrick (FINIR) tard le soir, ils se voyaient rarement.

B.
1. (NE PLUS VENIR) aux réunions, tu n'es plus au courant de rien.
2. Grégoire (NE JAMAIS TENIR) ses promesses, personne ne lui fait confiance.
3. (NE RIEN OBTENIR) de l'administration, nous abandonnons notre projet.
4. Le climat te (CONVENIR) très bien, tu devrais venir habiter ici.
5. La maison (NE PAS leur APPARTENIR), ils ne pouvaient pas y faire de travaux.

C. Mettre les verbes pronominaux au participe présent (attention au pronom) :
(Se lever) brusquement, tu es sortie. → Te levant brusquement, tu es sortie.
1. (SE RÉVEILLER) trop tard pour aller à mon cours, je suis resté au lit.
2. (S'ÉVANOUIR) pour un oui ou pour un non, elle inquiétait sa famille.
3. (SE SERVIR) habituellement d'une calculatrice, tu ne sais plus compter.
4. (SE SOUVENIR) mal du chemin à prendre, nous sommes arrivés en retard.
5. (S'EN ALLER) définitivement, vous avez fait une soirée d'adieux.

2 Mettre les verbes au gérondif (*en* + participe présent) :

A. *Exemple : (GRANDIR), elle ressemble à son père. → En grandissant, elle ressemble à son père.*
1. Il regarde la télévision (SUCER) son pouce.
2. Ne parle pas (MANGER) !
3. (ESSAYER) de la persuader, nous avons perdu notre temps.
4. Elle s'est fait mal au dos (CUEILLIR) des fleurs.
5. (OUVRIR) la porte, tu as été très étonné de me voir.

B. *Exemple : Tu l'as réveillé, tu parlais trop fort. → Tu l'as réveillé en parlant trop fort.*
1. Vous lui ferez plaisir, vous serez à l'heure.
2. Tu arriveras à bien parler français, tu auras confiance en toi.
3. Je suis devenu un spécialiste de cinéma, j'allais voir un film par jour.
4. L'avion a heurté violemment le sol, il a atterri.
5. La petite fille est tombée du lit, elle dormait.
6. N'oublie pas de fermer la porte à clé quand tu partiras.
7. Le terroriste a pris un otage, il s'est enfui.
8. On connaît mal les gens quand on ne vit pas avec eux.
9. Elle a maigri, elle ne suivait aucun régime.
10. Il a remercié le public, il a conclu sa conférence.

3 Mettre les verbes au gérondif ou au participe présent :

1. En (ENTRER) dans le magasin qui soldait des vêtements, j'ai été effrayée de voir un flot de clientes (ALLER), (VENIR), (SE BOUSCULER), (FOUILLER), (CHOISIR) avec frénésie, (ESSAYER), (APPELER) une vendeuse, (PAYER), (PARTIR) avec des sacs pleins, et je suis sortie aussitôt.

2. Vous aurez le droit de vote en (ACQUÉRIR) la nationalité française. Vous obtiendrez celle-ci en (REMPLIR) des conditions très précises, en (OFFRIR) des garanties de toutes sortes et en (FOURNIR) tous les papiers nécessaires. (DEMANDER) ma naturalisation en ce moment, je sais de quoi je parle !

VERBES DU 3e GROUPE

Prendre le **radical** du présent de l'indicatif à la 1ère personne du pluriel et ajouter la terminaison **-ant** qui reste invariable (sauf *savoir*).

en -endre, -ondre, -andre, -erdre, -ordre, -oudre, -eindre, -aindre, -oindre, -ttre, -pre, -cre, -aître, -oître

	Présent de l'indicatif	Participe présent
ATTENDRE	nous attendons	Attend**ant**
RÉPONDRE	nous répondons	Répond**ant**
PERDRE	nous perdons	Perd**ant**
MORDRE	nous mordons	Mord**ant**
RÉSOUDRE	nous résolvons	Résolv**ant**
COUDRE	nous cousons	Cous**ant**
METTRE	nous mettons	Mett**ant**
BATTRE	nous battons	Batt**ant**
ROMPRE	nous rompons	Romp**ant**
VAINCRE	nous vainquons	Vainqu**ant**
PRENDRE	nous prenons	Pren**ant**
PEINDRE	nous peignons	Peign**ant**
CRAINDRE	nous craignons	Craign**ant**
JOINDRE	nous joignons	Joign**ant**
CONNAÎTRE	nous connaissons	Connaiss**ant**
NAÎTRE	nous naissons	Naiss**ant**
CROÎTRE	nous croissons	Croiss**ant**

en -aire, -ire, -ure, -uire, -ivre, -uivre

	Présent de l'indicatif	Participe présent
FAIRE	nous faisons	Fais**ant**
PLAIRE	nous plaisons	Plais**ant**
(SE) TAIRE	nous (nous) taisons	(Se) tais**ant**
LIRE	nous lisons	Lis**ant**
DIRE	nous disons	Dis**ant**
SUFFIRE	nous suffisons	Suffis**ant**
TRADUIRE	nous traduisons	Traduis**ant**
DISTRAIRE	nous distrayons	Distray**ant**
RIRE	nous rions	Ri**ant**
CONCLURE	nous concluons	Conclu**ant**
ÉCRIRE	nous écrivons	Écriv**ant**
VIVRE	nous vivons	Viv**ant**
SUIVRE	nous suivons	Suiv**ant**

en -oire, -oir

	Présent de l'indicatif	Participe présent
BOIRE	nous buvons	Buv**ant**
CROIRE	nous croyons	Croy**ant**
POUVOIR	nous pouvons	Pouv**ant**
VOULOIR	nous voulons	Voul**ant**
VALOIR	nous valons	Val**ant**
VOIR	nous voyons	Voy**ant**
PLEUVOIR		Pleuv**ant**
FALLOIR		*n'existe pas*
SAVOIR		*Sach**ant***
RECEVOIR	nous recevons	Recev**ant**
DEVOIR	nous devons	Dev**ant**
ÉMOUVOIR	nous émouvons	Émouv**ant**
(S')ASSEOIR	nous (nous) asseyons	(s')assey**ant**
	nous (nous) assoyons	(s')assoy**ant**

1 Mettre les verbes au gérondif (*en* + participe présent) :

Exemple : Je suis tombé, je descendais l'escalier quatre à quatre.
→ Je suis tombé en descendant l'escalier quatre à quatre.

1. Elle s'est tordu la cheville, elle faisait du patin à glace.
2. Il a attrapé une contravention, il conduisait beaucoup trop vite.
3. Nous prenons un café, nous attendons l'heure du train.
4. Tu chantes toujours, tu prends ta douche.
5. Le gouvernement réussirait, il résoudrait le problème de l'emploi.
6. Elle s'est brûlée, elle mettait un gâteau dans le four.
7. Vous le dérangez beaucoup, vous l'interrompez sans arrêt.
8. Je me suis consolé, j'ai bu.
9. Vous avez gagné sa confiance, vous l'avez cru.
10. Elle a commis une faute, elle voulait trop bien faire.

2 Mettre les verbes au participe présent :

A.

1. Il a souvent peint des personnages (LIRE) ou (ÉCRIRE).
2. Les maris (BATTRE) leur femme ne sont pas des exceptions !
3. J'ai aperçu un homme (REMETTRE) un mystérieux paquet à un autre.
4. Notre équipe (VAINCRE) très largement l'équipe adverse, ce serait le rêve !
5. Une franche explication (PARAÎTRE) utile, nous avons pris rendez-vous.

B.

1. (NE PAS SAVOIR) ce qu'il voulait, (NE PAS COMPRENDRE) sa langue, je n'ai pas pu l'aider.
2. Elle était toujours dans son coin, (NE RIEN DIRE), (NE JAMAIS SOURIRE).
3. La (CONNAÎTRE), j'étais sûr qu'elle serait en retard !
4. Me (RECEVOIR) entre deux clients, le dentiste m'a soigné aussitôt.
5. Jean (NE PAS lui RÉPONDRE), Lucie s'énerva.

C. Mettre les verbes pronominaux au participe présent (attention au pronom) :

Exemple : (SE CROIRE) le plus fort aux échecs, tu as été surpris de perdre la partie.
→ Te croyant le plus fort aux échecs, tu as été surpris de perdre la partie.

1. (SE PLAIRE) à Chamonix, je ne vois pas pourquoi j'irais ailleurs !
2. (SE TAIRE) tout à coup, tu as vu que ton auditoire dormait !
3. (SE VOIR) encerclés par les ennemis, les habitants du village avaient très peur.
4. (S'EXTRAIRE) difficilement de sa voiture de course, le pilote échappa au feu.
5. (S'ASSEOIR) toujours à côté du radiateur, vous n'avez jamais froid.

3 Mettre les verbes au participe présent :

1. Du haut de l'escalier, j'observais les voyageurs de l'avion de Rome (ATTENDRE) leurs bagages, (CRAINDRE) de ne pas les voir arriver, (CROIRE) les voir cent fois puis les (RECONNAÎTRE) enfin, les (PRENDRE) avec soulagement, les (METTRE) sur un chariot et (REJOINDRE) leurs compagnons de voyage pour passer la douane.

2. En (ENTENDRE) son nom, Emeline n'en crut pas ses oreilles. Elle s'approcha en (SOURIRE) des membres du jury et, la joie (SE PEINDRE) sur son visage, elle s'inclina en (RECEVOIR) son diplôme des mains du Président.

3. Une manifestation (DEVOIR) avoir lieu, le préfet de police, (SAVOIR) qu'il y aurait des violences, crut bien faire en la (INTERDIRE). Mais les manifestants, (NE PAS POUVOIR) descendre dans la rue et (VOULOIR) se faire entendre, envahirent la préfecture.

ÊTRE, AVOIR, VERBES DU 1er GROUPE ET ALLER, VERBES DU 2e ET DU 3e GROUPE

Pour former le participe passé composé, mettre AVOIR ou ÊTRE au **participe présent**, et ajouter le **participe passé** (accorder comme aux temps composés)

ÊTRE	Ayant **été**	AVOIR	Ayant **eu**

Verbes du 1er groupe et ALLER

DONNER	**Ayant** donn**é**	ALLER	**Étant** all**é**(e)
ACHETER	**Ayant** achet**é**	ARRIVER	**Étant** arriv**é**(e)

Verbes du 2e groupe

FINIR	**Ayant** fin**i**	S'ÉVANOUIR	**S'étant** évanou**i**(e)

Verbes du 3e groupe

DORMIR	**Ayant** dorm**i**	PARTIR	**Étant** part**i**(e)
TENIR	**Ayant** ten**u**	VENIR	**Étant** ven**u**(e)
OUVRIR	**Ayant** ouv**ert**	DEVENIR	**Étant** deven**u**(e)
ACQUERIR	**Ayant** acq**uis**	SE SOUVENIR	**S'étant** souven**u**(e)
FUIR	**Ayant** fu**i**	MOURIR	**Étant** mor**t**(e)
PRENDRE	**Ayant** pr**is**	METTRE	**Ayant** m**is**
ATTENDRE	**Ayant** attend**u**	BATTRE	**Ayant** batt**u**
RÉPONDRE	**Ayant** répond**u**	ROMPRE	**Ayant** romp**u**
PERDRE	**Ayant** perd**u**	VAINCRE	**Ayant** vainc**u**
RÉSOUDRE	**Ayant** résol**u**	CONNAÎTRE	**Ayant** conn**u**
		NAÎTRE	***Étant*** *né(e)*
PEINDRE	**Ayant** pein**t**		
CRAINDRE	**Ayant** crain**t**	BOIRE	**Ayant** b**u**
		CROIRE	**Ayant** cr**u**
FAIRE	**Ayant** fai**t**	POUVOIR	**Ayant** p**u**
SE TAIRE	***S'étant*** *tu(e)*	VOULOIR	**Ayant** voul**u**
		SAVOIR	**Ayant** s**u**
DIRE	**Ayant** di**t**	RECEVOIR	**Ayant** reç**u**
LIRE	**Ayant** l**u**	DEVOIR	**Ayant** d**û**
RIRE	**Ayant** r**i**	VOIR	**Ayant** v**u**
ÉCRIRE	**Ayant** écri**t**	FALLOIR	*n'existe pas*
CONCLURE	**Ayant** concl**u**	PLEUVOIR	**Ayant** pl**u**
TRADUIRE	**Ayant** tradui**t**		
VIVRE	**Ayant** **vécu**	ASSEOIR	**Ayant** ass**is**
SUIVRE	**Ayant** suiv**i**	*S'ASSEOIR*	***S'étant*** *assis(e)*

1 Mettre le verbe au participe passé composé :

Exemple : (DANSER) toute la soirée, elle était très fatiguée.
→ Ayant dansé toute la soirée, elle était très fatiguée.

A.

1. (ÊTRE) malade la semaine dernière, il est encore faible.
2. (AVOIR) une mauvaise grippe, il se remet doucement.
3. (DÉJÀ ALLER) voir cette exposition, je préfère aller au cinéma.
4. (ACHETER) cette maison en 1990, il a dû la revendre l'année dernière.
5. (RESTER) un mois à la montagne, ils sont en pleine forme.
6. (FAIRE) beaucoup d'erreurs, (DIRE) beaucoup de bêtises, je n'étais plus crédible.
7. (OUVRIR) un compte à la banque, il peut avoir un chéquier.
8. (bien DORMIR), je suis de bonne humeur ce matin.
9. (PERDRE) 10 kilos, elle était ravie.
10. (PARTIR) en retard, tu ne pourras pas arriver à l'heure !

B.

1. (RESSENTIR) une violente émotion, elle se mit à pleurer.
2. (PRENDRE) des vacances, ils semblent moins fatigués.
3. (ATTEINDRE) leur but, ils purent se reposer.
4. (NE PAS POUVOIR) ralentir, j'ai eu un accident.
5. (DEVOIR) s'arrêter de fumer, il était devenu très nerveux.
6. (NE PAS SAVOIR), (NE PAS VOULOIR) se comprendre, ils se sont séparés.
7. (S'ASSEOIR) près de moi, elle engagea la conversation.
8. (BOIRE) son café, elle alluma une cigarette.
9. (FINIR) de parler, il se leva et sortit.
10. (VAINCRE) ma peur, je m'avançai dans l'obscurité.

2 Utiliser l'un de ces verbes au participe passé composé :

ACQUÉRIR, CROIRE, RECEVOIR, ROMPRE, VOIR.

1. ... les amarres, il décida de prendre le large.
   ... avec ses amis et sa famille, il partit seul.
2. ... de l'argent, je décidai de faire la fête.
   ... une ovation, la danseuse salua son public avec émotion.
3. Les tableaux de ce peintre ... de la valeur, nous ne pouvons plus nous les offrir.
   ... la certitude de leur échec, ils s'en allèrent dépités.
4. ... faire une bonne affaire en achetant cette voiture, tu as dû déchanter : elle n'avait plus de freins !
5. ... son mari enlacer sa meilleure amie, elle resta bouche bée.
   N'... pas ... le chien traverser la route, le chauffeur faillit l'écraser.

3 Mettre le verbe au participe passé sans utiliser le verbe ÊTRE ou AVOIR :

Exemple : (RESTER) seule, elle a regardé la télévision toute la soirée.
→ Restée seule, elle a regardé la télévision toute la soirée.

1. Sitôt (DIRE), sitôt (FAIRE).
2. Une fois (RENTRER) chez nous, nous pourrons dîner.
3. Aussitôt (SORTIR), il fut surpris par le froid.
4. Les touristes, (REVENIR) de la plage, prenaient un verre au bar.
5. (DEVENIR) folle de douleur, elle se mit à hurler.

ÊTRE, AVOIR, VERBES DU 1er GROUPE ET ALLER, VERBES DU 2e GROUPE ET DU 3e GROUPE en -ir

L'infinitif présent est la forme de base du verbe.
Pour former l'infinitif passé, mettre **AVOIR ou ÊTRE à l'infinitif présent** et ajouter le **participe passé** (accorder comme aux temps composés).

Infinitif présent	Infinitif passé	Infinitif présent	Infinitif passé
ÊTRE	Avoir été	AVOIR	Avoir eu

Verbes du 1er groupe et ALLER

Infinitif présent	Infinitif passé	Infinitif présent	Infinitif passé
DONNER	**Avoir** donné	ALLER	**Être** all**é**(e)(s)
JOUER	**Avoir** joué	ARRIVER	**Être** arriv**é**(e)(s)
ÉTUDIER	**Avoir** étudié	RESTER	**Être** rest**é**(e)(s)
ACHETER	**Avoir** acheté	TOMBER	**Être** tomb**é**(e)(s)

Verbes du 2e groupe

Infinitif présent	Infinitif passé	Infinitif présent	Infinitif passé
FINIR	**Avoir** fini	S'ÉVANOUIR	S'**être** évanou**i**(e)(s)
HAÏR	**Avoir** haï		

Verbes du 3e groupe en -ir

Infinitif présent	Infinitif passé	Infinitif présent	Infinitif passé
DORMIR	**Avoir** dormi	PARTIR	**Être** part**i**(e)(s)
SENTIR	**Avoir** senti	SORTIR	**Être** sort**i**(e)(s)
CUEILLIR	**Avoir** cueilli	S'ENFUIR	S'**être** enfu**i**(e)(s)
FUIR	**Avoir** fui		
COURIR	**Avoir** cour**u**	VENIR	**Être** ven**u**(e)(s)
TENIR	**Avoir** ten**u**	DEVENIR	**Être** deven**u**(e)(s)
RETENIR	**Avoir** reten**u**	REVENIR	**Être** reven**u**(e)(s)
OBTENIR	**Avoir** obten**u**	SE SOUVENIR	S'**être** souven**u**(e)(s)
OUVRIR	**Avoir** ouv**ert**	MOURIR	**Être** m**ort**(e)(s)
OFFRIR	**Avoir** off**ert**		
SOUFFRIR	**Avoir** souff**ert**		
ACQUERIR	**Avoir** acqu**is**		
CONQUERIR	**Avoir** conqu**is**		

1 Trouver l'infinitif présent et passé de chaque verbe :

A.
1. J'espère
2. Ils s'appellent
3. Elle rebondissait
4. Il a obtenu
5. J'ai découvert
6. Ils sont morts
7. Ils viendront
8. Tu enverras
9. Nous irons

B.
1. Il essaiera
2. Elle cueillera
3. Nous acquerrons
4. Tu te levas
5. Ils créèrent
6. Vous choisîtes
7. Elle devint
8. Il accourut
9. Ils finirent

C.
1. Ils aient
2. Je m'en aille
3. Tu sois
4. Je maintienne
5. Tu dormes
6. J'attende
7. Il jetterait
8. Elles courraient
9. Agissons.

2 Transformer l'impératif en infinitif présent :

Exemple : Ne touchez pas les objets exposés. → Ne pas toucher les objets exposés.

1. Ne marchez pas sur les pelouses.
2. N'applaudissez pas entre chaque morceau de musique.
3. Ne vous séparez pas de vos bagages.
4. Ne franchissez jamais cette limite : explosif dangereux.
5. N'assourdissez pas les voisins avec une batterie de jazz.
6. Ne donnez pas ce médicament aux bébés de moins de trois mois.
7. Ne sortez pas en ville après vingt-deux heures.
8. Ne vous endormez pas au volant.
9. N'ouvrez pas cette porte.
10. Ne remplissez pas la piscine avant les travaux.

3 Mettre le verbe :

A. **à l'infinitif présent, à la forme négative :**

Exemple : Elle ne voyage pas seule. Elle préfère … . → Elle préfère ne pas voyager seule.

1. Il ne ment pas. Il essaie de …
2. Elle ne trouvera pas de travail. Elle redoute de …
3. Tu ne réfléchis pas trop. Je te conseille de …
4. Ils ne ressentent rien. Ils continuent à …
5. Je ne deviendrai pas le meilleur. J'ai peur de …

B. **à l'infinitif présent, avec la préposition *sans* :**

Exemple : Elle entre et elle ne frappe pas. → Elle entre sans frapper.

1. Nous avons marché longtemps et nous ne sommes pas fatigués.
2. J'ai demandé une augmentation de salaire et je ne l'ai pas obtenue.
3. Ses enfants lui obéissent et ils ne discutent pas.
4. Tu sautes en parachute et tu n'as pas peur.
5 Il travaillait vite et il ne posait pas de questions.

C. **à l'infinitif passé, avec la préposition *sans* :**

Exemple : Elle est entrée et elle n'a pas frappé. → Elle est entrée sans avoir frappé.

1. Il a vieilli mais il n'a pas changé.
2. Ils quittent le restaurant et ils n'ont pas payé.
3. Nous avons trouvé une chambre d'hôtel et nous n'avions pas réservé.
4. Elles sont arrivées et elles n'avaient pas prévenu.
5. Il avait assisté à toute la discussion et il n'avait pas ouvert la bouche.

VERBES DU 3e GROUPE

L'infinitif présent est la forme de base du verbe.
Pour former l'infinitif passé, mettre **AVOIR ou ÊTRE à l'infinitif présent**
et ajouter le **participe passé** (accorder comme aux temps composés).

en **-endre, -ondre, -andre, -erdre, -ordre, -oudre, -eindre, -aindre, -oindre, -ttre, -pre, -cre, -aître, -oître, -aire, -ire, -ure, -uire, -ivre, -uivre, -oire, -oir**

Infinitif présent	Infinitif passé	Infinitif présent	Infinitif passé
PRENDRE	**Avoir** pris	METTRE	**Avoir** mis
ATTENDRE	**Avoir** attendu	BATTRE	**Avoir** battu
RÉPONDRE	**Avoir** répondu	ROMPRE	**Avoir** rompu
RÉPANDRE	**Avoir** répandu	VAINCRE	**Avoir** vaincu
PERDRE	**Avoir** perdu		
COUDRE	**Avoir** cousu	CONNAÎTRE	**Avoir** connu
RÉSOUDRE	**Avoir** résolu	*NAÎTRE*	***Être*** *né(e)(s)*
MOUDRE	**Avoir** moulu	CROÎTRE	**Avoir** crû
PEINDRE	**Avoir** peint		
CRAINDRE	**Avoir** craint		
JOINDRE	**Avoir** joint		
FAIRE	**Avoir** fait	PLAIRE	**Avoir** plu
DISTRAIRE	**Avoir** distrait	*SE TAIRE*	*S'être tu(e)(s)*
DIRE	**Avoir** dit	LIRE	**Avoir** lu
ÉCRIRE	**Avoir** écrit		
TRADUIRE	**Avoir** traduit		
RIRE	**Avoir** ri	CONCLURE	**Avoir** conclu
SUFFIRE	**Avoir** suffi	EXCLURE	**Avoir** exclu
SUIVRE	**Avoir** suivi	VIVRE	**Avoir** vécu
POUVOIR	**Avoir** pu	BOIRE	**Avoir** bu
VOULOIR	**Avoir** voulu	CROIRE	**Avoir** cru
VALOIR	**Avoir** valu		
SAVOIR	**Avoir** su	FALLOIR	n'existe pas
RECEVOIR	**Avoir** reçu	PLEUVOIR	**Avoir** plu
DEVOIR	**Avoir** dû		
VOIR	**Avoir** vu	ASSEOIR	**Avoir** assis(e)(s)
ÉMOUVOIR	**Avoir** ému	*S'ASSEOIR*	*S'être assis(e)(s)*

1 Trouver l'infinitif présent et passé de chaque verbe :

A.
1. Ils buvaient
2. Tu disparaissais
3. Elle comprenait
4. Ils doivent
5. Nous avons vécu
6. Vous peignez
7. Cela m'a plu
8. Il a plu toute la nuit.
9. Vous avez cru
10. Elle est née
11. J'ai reçu
12. Elle a pu

B.
1. Il verra
2. Tu sauras
3. Il s'assiéra
4. Nous suivrons
5. Tu résoudras
6. Il voudra
7. Cela vaudra
8. Vous émouvrez
9. Ils feront

C.
1. Ils mirent
2. Nous lûmes
3. Ils se revirent
4. Il fallut
5. Je crûs
6. Ils déçurent
7. Vous connûtes
8. Ils prédirent
9. Nous craignîmes

D.
1. Il dise
2. J'aperçoive
3. Tu apparaisses
4. Je prenne
5. Tu couses
6. Elle promette
7. Il rie
8. Je traduise
9. Tu te taises

2 Mettre le verbe à l'infinitif :

A. à la forme négative :

Exemple : Tu essaies de ... Tu dis des bêtises. → Tu essaies de ne pas dire de bêtises.

1. Elle espère ... Elle perdra son travail.
2. Je commence à ... Je commets des erreurs.
3. Tu continues à ... Tu veux faire l'ascension de l'Everest.
4. Nous nous efforçons de ... Nous faisons du bruit.
5. Il est capable de ... Il dort pendant vingt-quatre heures d'affilée.

B. avec la préposition *sans* :

Exemple : Tu critiques et tu ne sais rien. → Tu critiques sans rien savoir.

1. Tu lis un livre et tu ne le comprends pas.
2. Ils le jugeaient et ils ne connaissaient pas son problème.
3. Vous me troublez et vous ne le voulez pas.
4. Il avait envie de progresser et il ne suivait aucun conseil.
5. Nous l'écoutions et nous ne disions rien.

3 Trouver le verbe qui convient au sens et le mettre à l'infinitif passé :

1. BOIRE, DORMIR, METTRE, MORDRE, OUVRIR, PRENDRE.
   Après ... longtemps, après ... les yeux, après ... son café, après ... dans une pomme, après ... ses vêtements, après ... son sac, elle est sortie.

2. CONNAÎTRE, COURIR, DEVENIR, VIVRE.
   Après ... le monde, après ... l'amour, après ... heureux, après ... vieux, il se repose enfin.

4 Mettre le verbe à l'infinitif passé (attention à l'accord du participe passé) :

1. Après (DEVENIR) blême, après (ATTENDRE), après (ENTENDRE) « adieu », après (NE RIEN DIRE), après (SE TAIRE), elle a disparu.

2. Après (SE VOIR), après (SE RECONNAÎTRE), après (SE REJOINDRE), après (S'EMBRASSER), après (S'AIMER), ils se sont quittés.

Pour conjuguer le verbe au passif, utiliser le verbe **ÊTRE** à tous les modes et tous les temps et ajouter le **participe passé**, qui s'accorde toujours avec le sujet.

Attention : ne peuvent se mettre à la forme passive que les verbes des 1er, 2e et 3e groupes qui se conjuguent avec le verbe AVOIR et qui peuvent avoir un complément d'objet direct.

Indicatif

Présent — **AIMER**

je	**suis**	aimé(e)
tu	**es**	aimé(e)
il (elle)	**est**	aimé(e)
nous	**sommes**	aimé(e)s
vous	**êtes**	aimé(e)s
ils (elles)	**sont**	aimé(e)s

Passé composé — **GUÉRIR**

j'	**ai été**	guéri(e)
tu	**as été**	guéri(e)
il (elle)	**a été**	guéri(e)
nous	**avons été**	guéri(e)s
vous	**avez été**	guéri(e)s
ils (elles)	**ont été**	guéri(e)s

Imparfait — **SERVIR**

j'	**étais**	servi(e)
tu	**étais**	servi(e)
il (elle)	**était**	servi(e)
nous	**étions**	servi(e)s
vous	**étiez**	servi(e)s
ils (elles)	**étaient**	servi(e)s

Plus-que-parfait — **TENIR**

j'	**avais été**	tenu(e)
tu	**avais été**	tenu(e)
il (elle)	**avait été**	tenu(e)
nous	**avions été**	tenu(e)s
vous	**aviez été**	tenu(e)s
ils (elles)	**avaient été**	tenu(e)s

Futur — **PRENDRE**

je	**serai**	pris(e)
tu	**seras**	pris(e)
il (elle)	**sera**	pris(e)
nous	**serons**	pris(e)s
vous	**serez**	pris(e)s
ils (elles)	**seront**	pris(e)s

Futur antérieur — **SÉDUIRE**

j'	**aurai été**	séduit(e)
tu	**auras été**	séduit(e)
il (elle)	**aura été**	séduit(e)
nous	**aurons été**	séduit(e)s
vous	**aurez été**	séduit(e)s
ils (elles)	**auront été**	séduit(e)s

Passé simple — **RECEVOIR**

je	**fus**	reçu(e)
tu	**fus**	reçu(e)
il (elle)	**fut**	reçu(e)
nous	**fûmes**	reçu(e)s
vous	**fûtes**	reçu(e)s
ils (elles)	**furent**	reçu(e)s

Passé antérieur — **PERDRE**

j'	**eus été**	perdu(e)
tu	**eus été**	perdu(e)
il (elle)	**eut été**	perdu(e)
nous	**eûmes été**	perdu(e)s
vous	**eûtes été**	perdu(e)s
ils (elles)	**eurent été**	perdu(e)s

Impératif

Présent — **VOIR**

Sois	vu(e)
Soyons	vu(e)s
Soyez	vu(e)s

Passé

N'existe pas

1 Mettre les verbes à la forme passive aux temps indiqués :

A. Présent, puis imparfait :
1. Je (AGACER) par un moustique.
2. Nous (GELER).
3. Ils (SUIVRE) par leur chien.
4. Vous (PUNIR) de votre curiosité.
5. Tu (CONNAÎTRE) pour ta gourmandise.

B. Passé composé, puis plus-que-parfait :
1. Cette maison (ACHETER) très cher.
2. De nouvelles salles (OUVRIR) au public.
3. Vous (SÉDUIRE) par son projet.
4. Je (NE PAS SOUTENIR) par ma famille.
5. Tu (INTERROMPRE) par un coup de sonnette.

C. Futur, puis futur antérieur :
1. Un banquet (OFFRIR) en son honneur.
2. Je (MAINTENIR) à mon poste.
3. Tu (DÉFENDRE) par un bon avocat.
4. Vous (SURPRENDRE) par sa gentillesse.
5. Ils (NE PAS RECONNAÎTRE) par le témoin.

D. Passé simple, puis passé antérieur :
1. En un instant, le sol (COUVRIR) de neige.
2. Ils (vite RECEVOIR) par le ministre.
3. Le résultat (ACQUÉRIR) en une minute.
4. En un clin d'œil, tout (DÉTRUIRE).
5. Elle (bientôt SOUSTRAIRE) à notre vue.

2 Mettre à l'impératif présent passif :

1. Anne et Loïc, (REMERCIER) de votre accueil !
2. Alain, (NE PAS VEXER) de cette plaisanterie !
3. Eva et Yvan, (UNIR) pour la vie !
4. Béatrice, (NE PAS VAINCRE) par l'adversité !
5. Vous et moi, (NE PAS DÉCOURAGER) !

3 Former des phrases à la forme passive au temps indiqué :

1. *Présent :* ces petites villes – NE PAS DESSERVIR – par le train.
2. *Imparfait :* le gagnant du Loto – de questions – ASSAILLIR.
3. *Passé composé :* INDUIRE – en erreur – vous – par un faux document.
4. *Plus-que-parfait :* M. Durand – de ses fonctions – DÉMETTRE.
5. *Passé composé :* SOUSTRAIRE – les terroristes – à la colère de la foule.
6. *Présent :* ATTEINDRE – ma soeur – d'un cancer.
7. *Futur :* cette lettre – comme une insulte – PERCEVOIR.
8. *Imparfait :* ASTREINDRE – à de longs trajets – les banlieusards.
9. *Futur antérieur :* REQUÉRIR – une peine très lourde – par le procureur général.
10. *Plus-que-parfait :* par le gouvernement – la nouvelle – DÉMENTIR.

4 Choisir le sujet et mettre à la forme passive au temps de votre choix :
La révolution de 1789, votre demande, le journaliste, le nom du retardataire, une valise.

1. ... INCLURE au dernier moment dans la liste des passagers.
2. ... OUBLIER dans la salle d'attente de l'aéroport.
3. ... SOUMETTRE à des pressions intolérables.
4. ... EXCLURE du programme de l'examen.
5. ... REJETER par le ministre.

5 Transformer ces titres d'articles en phrases au passé composé passif :

Exemple : Soutien des grévistes par les partis de gauche. → Les grévistes ont été soutenus par...
1. Destruction d'une usine par une explosion la nuit dernière.
2. Détournement d'un Boeing par des pirates de l'air.
3. Adoption par l'assemblée du projet de loi.
4. Découverte d'un virus par des chercheurs européens.
5. Nomination d'un médiateur au cours de la grève des transports.

Utiliser le verbe **ÊTRE** à tous les modes et tous les temps
et ajouter le **participe passé**, qui s'accorde toujours avec le sujet.

Attention : ne peuvent se mettre à la forme passive que les verbes des 1er, 2e et 3e groupes qui se conjuguent avec le verbe AVOIR et qui peuvent avoir un complément d'objet direct.

Subjonctif

Présent — **COUVRIR**

je	**sois**	couvert(e)
tu	**sois**	couvert(e)
il (elle)	**soit**	couvert(e)
nous	**soyons**	couvert(e)s
vous	**soyez**	couvert(e)s
ils (elles)	**soient**	couvert(e)s

Passé — **SUIVRE**

j'	**aie été**	suivi(e)
tu	**aies été**	suivi(e)
il (elle)	**ait été**	suivi(e)
nous	**ayons été**	suivi(e)s
vous	**ayez été**	suivi(e)s
ils (elles)	**aient été**	suivi(e)s

Imparfait — **ADMETTRE**

je	**fusse**	admis(e)
tu	**fusses**	admis(e)
il (elle)	**fût**	admis(e)
nous	**fussions**	admis(e)s
vous	**fussiez**	admis(e)s
ils (elles)	**fussent**	admis(e)s

Plus-que-parfait — **CRAINDRE**

j'	**eusse été**	craint(e)
tu	**eusses été**	craint(e)
il (elle)	**eût été**	craint(e)
nous	**eussions été**	craint(e)s
vous	**eussiez été**	craint(e)s
ils (elles)	**eussent été**	craint(e)s

Conditionnel

Présent — **CONNAÎTRE**

je	**serais**	connu(e)
tu	**serais**	connu(e)
il (elle)	**serait**	connu(e)
nous	**serions**	connu(e)s
vous	**seriez**	connu(e)s
ils (elles)	**seraient**	connu(e)s

Passé — **CROIRE**

j'	**aurais été**	cru(e)
tu	**aurais été**	cru(e)
il (elle)	**aurait été**	cru(e)
nous	**aurions été**	cru(e)s
vous	**auriez été**	cru(e)s
ils (elles)	**auraient été**	cru(e)s

Passé 2e forme — **BATTRE**

j'	**eusse été**	battu(e)
tu	**eusses été**	battu(e)
il (elle)	**eût été**	battu(e)
nous	**eussions été**	battu(e)s
vous	**eussiez été**	battu(e)s
ils (elles)	**eussent été**	battu(e)s

Infinitif

Présent	FAIRE	Passé
Être fait(e)(s)		**Avoir été** fait(e)(s)

Participe

Présent	INSCRIRE	Passé
Étant inscrit(e)(s)		**Ayant été** inscrit(e)(s)

1 Mettre les verbes à la forme passive aux temps indiqués :

A. Subjonctif présent, puis passé :

1. Il est normal que vous (ACCUEILLIR), que vous (bien SOIGNER).
2. Il est dommage que je (VAINCRE), que tu en (DÉCEVOIR).
3. Je doute que ces travaux (bien MENER), qu'ils (FINIR) correctement.
4. Je suis heureux que nous (RÉUNIR) et que nous (ASSOCIER) au même projet.
5. Je ne pense pas que ce livre (PUBLIER) chez cet éditeur ni qu'il (TRADUIRE).

B. Subjonctif imparfait, puis plus-que-parfait :

1. Tu voulais que la demande (FAIRE) par écrit.
2. Il était rare que je (CONTRAINDRE) à me taire.
3. Il était impossible que ce désastre (VOULOIR).
4. Il se pouvait qu'ils (COMPROMETTRE) avec lui.
5. Il ne fallait pas que nous (VOIR) ensemble.

C. Conditionnel présent, puis passé :

1. Votre culpabilité (ÉTABLIR), vous (JETER) en prison !
2. Les pompiers (PRÉVENIR) trop tard, nous (NE PAS SECOURIR) à temps.
3. L'île (NE PAS ATTEINDRE) par le cyclone, elle (ÉPARGNER).
4. Ces mesures (ÉTENDRE) à tous, elles (bien COMPRENDRE).
5. Tu (PRESSENTIR) pour ce poste, je (AVERTIR) le premier.

2 Mettre les verbes à l'infinitif passif :

1. Elle était furieuse de (RÉVEILLER, *passé*) à 5 heures du matin.
2. Il avait des chances de (ÉLIRE, *présent*) maire de sa ville.
3. Des vases très anciens viennent de (DÉCOUVRIR, *présent*) dans une épave.
4. Cette image peut (REPRODUIRE, *présent*) indéfiniment.
5. Des accords importants paraissent (CONCLURE, *passé*) avec les syndicats.
6. La décision va (PRENDRE, *présent*) d'un instant à l'autre.
7. La conductrice accidentée reconnaît (ÉBLOUIR, *passé*) par les phares d'une voiture.
8. Votre proposition n'a pas l'air de (TRANSMETTRE, *passé*) à l'intéressé.
9. Ces idées doivent (COMBATTRE, *présent*) par tous.
10. L'incendie semble (CIRCONSCRIRE, *passé*) au cours de la nuit.

3 Mettre les verbes au participe passif :

1. La lettre (CACHETER, *présent*), je n'ai pas osé l'ouvrir.
2. Le vin (METTRE, *passé*) en bouteilles à la propriété, j'en garantis la qualité.
3. (APERCEVOIR, *passé*) dans une Jaguar, ils passaient pour avoir fait fortune.
4. Les laitues (CUEILLIR, *présent*) chaque matin, elles sont toujours fraîches.
5. (CUIRE, *passé*) au feu de bois, ces viandes sont délicieuses.

4 Mettre les verbes au participe passif sans utiliser le verbe ÊTRE :

Exemple : Je vis avec un homme (APPELER) Boudu. → Je vis avec un homme appelé Boudu.

1. (ÉMOUVOIR) par le récit du témoin et (MOUVOIR) par un sentiment d'indulgence, les jurés acquittèrent l'accusé.
2. (RENDRE) célèbre par un film, (POURSUIVRE) par les photographes, elle était devenue une star internationale.
3. Voici l'édition (REVOIR) et (CORRIGER) de ce livre.
4. Les promeneurs, (SURPRENDRE) par l'orage et mal (PROTÉGER), sont rentrés trempés.
5. Récemment (ADMETTRE) dans l'équipe, (CHOISIR) pour sa taille et son sens du jeu, cette basketteuse fait des merveilles.

RÉVISION

Verbes au subjonctif, au conditionnel, à l'impératif, au participe et à l'infinitif

1 Mettre les verbes au subjonctif présent :

A.

Il faut que …

1. je suis à l'heure.
2. tu as raison.
3. nous y allons.
4. vous changez.
5. elle part.
6. il revient.
7. tu réfléchis.
8. il se sert seul.
9. je dors.
10. tu m'attends.
11. il prend son bain.
12. tu repeins le salon.
13. vous le connaissez.
14. elle répond.
15. nous résolvons cela.
16. tu me le dis.
17. je le fais.
18. il conduit mieux.
19. nous te suivons.
20. je bois de l'eau.
21. tu le revois.
22. elle reçoit ce fax.
23. tu sais tout.
24. nous pouvons parler.

B. *Qu'est-ce qu'une mère ambitieuse dit de son fils ?*
« Je veux qu'il (FAIRE) de bonnes études, qu'il (APPRENDRE) à se servir de nos relations, qu'il (DEVENIR) un personnage influent, qu'il (RÉSOUDRE) des conflits politiques internationaux, qu'il (CÔTOYER) des gens célèbres, qu'il (CONNAÎTRE) la célébrité, la gloire, qu'il (MOURIR) le plus tard possible. »

C. *Qu'est-ce qu' une mère pessimiste dit de son fils ?*
« Je doute qu'il (ÊTRE) très intelligent et créatif, qu'il (ACQUÉRIR) beaucoup de connaissances, qu'il (PARVENIR) à trouver un bon travail.
J'ai peur qu'il (SE CONDUIRE) mal, qu'il (SUIVRE) de mauvais conseils, qu'il (CHOISIR) des amis dangereux, qu'il ne (PLAIRE) à aucune fille, qu'il (FINIR) mal et que personne ne (POUVOIR) rien faire pour lui. »

D. *Le directeur de la société Confetti & Co explique à un chasseur de têtes quel type de collaborateur il désire embaucher.*
« Je veux qu'il …
– (AVOIR) le sens du contact et de l'échange,
– (ALLIER) une bonne culture générale à des compétences éprouvées,
– (POUVOIR) diriger des groupes de travail thématique,
– (CONCEVOIR), (ORGANISER), (ANIMER), (ÉVALUER) nos activités de formation,
– (POURSUIVRE) le développement et la recherche de nouveaux produits,
– (SAVOIR) développer notre chiffre d'affaires dans un environnement concurrentiel.
Je souhaite que notre entreprise (DEVENIR) la première sur le marché des confettis, qu'elle (RÉUSSIR) à s'imposer à l' échelon mondial, qu'elle (ATTEINDRE) les objectifs ambitieux que j'ai fixés pour les cinq prochaines années. »

2 Mettre les verbes au subjonctif présent, puis inventer un texte sur ce modèle :

Arnold ! Il faut que tu (METTRE) de l'ordre dans ta chambre ! Il faut que tu (FAIRE) ton lit, que tu (PASSER) l'aspirateur sur ta moquette, que tu (RANGER) tes affaires dans ton armoire et que tu (SORTIR) le chien. Il faudra ensuite que tu (VENIR) m'aider, il faudra que nous (ALLER) chercher ta grand-mère et que nous la (ACCOMPAGNER) chez le médecin.
Mais avant, je veux que tu (ÉTUDIER) toutes tes leçons, que tu les (APPRENDRE) bien, il faut que tu les (SAVOIR) parfaitement ! Dépêche-toi, tu as beaucoup de choses à faire et ne fais pas cette tête-là, tu n'es pas un enfant martyr !

3 Mettre les verbes de ces textes au subjonctif présent :

A. Je permets gentiment qu'on me (METTRE) mes souliers, des gouttes dans le nez, qu'on me (BROSSER) et qu'on me (LAVER), qu'on m'(HABILLER) et qu'on me (DÉSHABILLER), qu'on me (BICHONNER) et qu'on me (BOUCHONNER). Je ne connais rien de plus amusant que de jouer à être sage.

Jean-Paul Sartre, *Les Mots,* © Éd. Gallimard, 1964.

B. Ah, qu'on (SE SOUVENIR) de moi. Que l'on (PLEURER), que l'on (DÉSESPÉRER).
Que l'on (PERPÉTUER) ma mémoire dans tous les manuels d'histoire. Que tout le monde (CONNAÎTRE) ma vie par coeur. Que tous la (REVIVRE). Que les écoliers et les savants ne (AVOIR) pas d'autre sujet d'étude que moi, mon royaume, mes exploits. Qu'on (BRÛLER) tous les autres livres, qu'on (DÉTRUIRE) toutes les statues, qu'on (METTRE) la mienne sur toutes les places publiques. ... Que l'on (APPRENDRE) à lire en épelant mon nom : B-é-Bé, Bérenger ...

Ionesco, *Le Roi se meurt,* © Éd. Gallimard, 1962.

4 Mettre les verbes au subjonctif passé :

1. Je suis content que tu (NE PAS RATER) ton avion, que tu (POUVOIR) dormir, et que tes amis te (ACCUEILLIR) à ton arrivée à Malaga.
2. Pourquoi a-t-il raccroché avant que je (PARLER), qu'il (ENTENDRE) mon explication, que je lui (DIRE) la vérité ?
3. Je doute que les voleurs (OUVRIR) cette porte, qu'ils (FRANCHIR) ces fenêtres grillagées, qu'ils (suivre) ce couloir tortueux, et pourtant je constate qu'ils m'ont tout volé.
4. Bien que tu (RESTER) chez toi, hier, toute la soirée, je ne suis pas arrivé à te joindre.
5. Je suis touché que tu (ÊTRE) si compréhensif, que tu (REVENIR) pour me consoler, que tu (PRENDRE) la peine de me tenir compagnie hier toute la soirée.
6. Le rédacteur en chef tenait à ce que nous (FAIRE) la mise en page de la couverture, que nous (RELIRE) nos articles et que nous (FINIR) le bouclage du mensuel avant minuit.
7. Pourvu que Daniel (SAVOIR) répondre à ses examinateurs, et qu'il (RÉUSSIR) l'oral de son concours !
8. Je souhaitais tant qu'elle me (ÉCRIRE), qu'elle me (RÉPONDRE) avant ce soir, mais je suis déçu, ma boîte aux lettres est vide.
9. Bien que quelqu'un les (AVERTIR) du danger et qu'ils (FUIR), il est probable que la police les retrouvera.
10. Quelle chance que tu (MONTER) dans le premier avion, que tu (PARCOURIR) la moitié du globe et que tu (ARRIVER) à temps pour notre mariage !

5 Dans ces citations, mettre le verbe au subjonctif imparfait :

1. Susan trouvait fastidieux de faire le menu tous les matins et les comptes tous les soirs mais elle supportait mal qu'on les (FAIRE) à sa place. Jean-Paul Sartre, *les Mots,* © Éd. Gallimard, 1964.
2. Grand-mère tricotait des bas ; c'est la seule occupation que je lui (CONNAÎTRE).
André Gide, *Si le grain ne meurt,* 1920.
3. Il n'aurait jamais cru que les nuages, la nuit, (POUVOIR) éblouir.
Antoine de Saint-Exupéry, *Vol de Nuit,* 1931.
4. Poussée par l'inquiétude, elle attendait, dans le bureau des secrétaires, que Rivière la (RECEVOIR).
Antoine de Saint-Exupéry, *Vol de Nuit,* 1931.
5. Le soir tombait, et ils furent tous saisis par la crainte que la nuit les (SURPRENDRE) en ces lieux.
André Dhôtel, *L'enfant qui disait n'importe quoi,* 1990.
6. Pour cette fois, ni le président ni le duc n'osèrent se fâcher, quoique Julien (CROIRE) lire dans leurs yeux qu'ils en avaient bonne envie. Stendhal, *Le Rouge et le Noir,* 1830.
7. Cela n'aurait eu aucune importance que cet imbécile (DISPARAÎTRE) du nombre des vivants.
François Mauriac, *Thérèse Desqueyroux,* 1927.

6 Mettre les verbes au subjonctif imparfait :

Tu eusses été ravi, Brice,
que je te (ÉCRIRE)
que je te le (PROMETTRE)
et que je (PARTIR)
avec toi

Tu eusses été ému, Bruce,
que je te (VOULOIR)
et que je ne (SAVOIR)
ni que je ne (POUVOIR)
me passer de toi

Hélas, il fallut, Max,
que je te (QUITTER)
que je te (LAISSER)
que je m'en (ALLER)
sans toi.

7 Dans ces citations, mettre les verbes au subjonctif plus-que-parfait :

A. Quoiqu'il (ANNONCER) vouloir quitter la Maison-Vauquer, il y était encore dans les derniers jours du mois de janvier.
Honoré de Balzac, *Le Père Goriot,* 1834.

B. Tu me dirais de donner un coup de couteau au geôlier, que le crime serait commis avant que j'y (SONGER).
Stendhal, *Le Rouge et le Noir,* 1830.

C. Sans qu'elle (ENTENDRE) monter l'escalier, on frappa trois coups légers contre sa porte.
Guy de Maupassant, *Une Vie,* 1883.

D. La jeune femme, quoiqu'il (NE PAS LUI DIRE) un mot d'amour, ne s'y était pas trompée.
Théophile Gautier, *Le Capitaine Fracasse,* 1863.

8 Donner le futur puis le conditionnel présent des verbes suivants :

1. tu dois
2. nous courons
3. il vient
4. nous voyons
5. cela vaut mieux
6. ils savent
7. j'ai
8. vous tenez
9. tu perds
10. je peux
11. il faut
12. tu dois
13. elle va
14. ils essaient
15. il fait
16. tu veux
17. il pleut
18. elle part
19. je rencontre
20. ils envoient

9 Choisir le verbe et le mettre au conditionnel présent :

A. Si elle avait une baguette magique :
1. elle ... sur une île, elle ... un bateau,
2. elle ... des jours et des jours avant d'arriver,
3. et enfin, elle ... son île.

atteindre	mettre
prendre	se rendre

B.
1. Et là-bas, qu'est-ce qu'elle ... ?
2. Elle ..., elle ... et elle ...
Son prince charmant ?
3. Oui, et il ... très vite,
4. il la ...
5. des enfants ... et leur famille ...

attendre	peindre
séduire	faire
coudre	naître
croître	apparaître

C.
1. Les enfants ... à nager, à pêcher,
2. ils ... très vite tisser de jolis vêtements,
3. ils ... chanter, danser librement,
4. ils ne ... jamais travailler,
5. il ne leur ... jamais rien faire d'ennuyeux,
6. ils ... beaucoup, ils ... devant les oiseaux,
7. ils les ... du regard, puis ceux-ci .... dans le ciel
8. et ils ne les ... plus.

pouvoir	apprendre
devoir	rire
disparaître	savoir
s'émouvoir	suivre
falloir	voir

D. 1. Au crépuscule, ils ... au bord de l'eau avec leurs parents
2. et ils ... devant le coucher du soleil.
3. Ils ne ... jamais, ils ne ... jamais.
4. Ils ne ... pas quitter leur île, ils ... heureux.

se battre	vouloir
s'asseoir	vivre
se plaindre	se taire

10 Dans ces textes, mettre les verbes au conditionnel présent :

A. Charlotte (AIMER) que son père lui prenne la main, elle (VOULOIR) poser la tête sur sa poitrine. Peut-être qu'il (POUVOIR), lui, la comprendre et lui expliquer, elle ne sait pas exactement quoi, mais une chose importante qu'elle ignore et qui lui manque. Vivre avec lui, seule avec lui ! Elle le (SOIGNER), l'(ATTENDRE), elle (S'OCCUPER) de tout dans la maison, ils (PARTIR) ensemble en voyage, elle (FAIRE) et (DÉFAIRE) les valises, (RÉPONDRE) au téléphone, elle le (LAISSER) aller voir ses amies, mais c'est elle qui (VIVRE) avec lui.

Anne Philipe, *Un Été près de la mer*, 1977.

B. Ils (DÉCACHETER) leur courrier, ils (OUVRIR) les journaux. Ils (ALLUMER) une première cigarette. Ils (SORTIR). Leur travail ne les (RETENIR) que quelques heures, le matin. Ils (SE RETROUVER) pour déjeuner, d'un sandwich ou d'une grillade, selon leur humeur ; ils (PRENDRE) un café à une terrasse, puis (RENTRER) chez eux, à pied, lentement.

Georges Pérec, *Les Choses,* © Éd. Julliard, 1965.

C. Cartaud l'(EMMENER) dîner avec des amis à lui. Ensuite, elle ne savait pas très bien comment la soirée allait finir. [...] Elle me (CONFIER) une clé. C'était celle de l'appartement du boulevard Haussmann. Je (ALLER) chercher une valise, dans l'un des placards du cabinet du dentiste. [...] Je (PRENDRE) la valise et je la (RAMENER) ici, dans cette chambre. Voilà, c'était très simple. Elle me (TÉLÉPHONER) vers dix heures pour me dire où la rejoindre. [...] Et quelle (ÊTRE) la réaction de Cartaud quand il ne la (RETROUVER) plus ? Eh bien, il ne (POUVOIR) jamais se douter que c'était nous qui l'avions volée.

Patrick Modiano, *Du plus loin de l'oubli,* © Éd. Gallimard, 1996.

11 Dans ces phrases interrogatives, mettre les verbes au conditionnel passé :

1. Pourquoi ne sont-ils pas venus ? Est-ce qu'ils (NE PAS COMPRENDRE) où était notre rendez-vous, est-ce qu'ils nous (ATTENDRE) ailleurs ou bien est-ce qu'ils (NE PAS RECONNAÎTRE) le chemin et (SE PERDRE) complètement ?
2. Qu'est-ce que tu (FAIRE) à ma place ? Qu'est-ce que tu (DIRE) à un menteur pareil ? Est-ce que tu le (RECEVOIR) chez toi ? Est-ce que tu (POUVOIR) discuter calmement avec lui ?
3. Pourquoi cet enfant s'est-il endormi si difficilement ? Est-ce qu'il (FALLOIR) rester près de lui ? Est-ce qu'il (VALOIR mieux) lui lire une histoire ou est-ce qu'il (SUFFIRE) de lui chanter une berceuse ?
4. À la place de Sylvie, est-ce que je (PRENDRE) une décision différente ? Est-ce que, comme elle, je (CRAINDRE) la réaction de Christophe ? Est-ce que je (ROMPRE) carrément avec lui et je (SE REMETTRE) à travailler ?
5. Est-ce que nous (DEVOIR) mieux préparer ce dossier ? Est-ce que, ainsi, nous (CONDUIRE) les négociations avec plus d'efficacité ? Est-ce que nous (VAINCRE) les dernières objections ? Est-ce que nous (CONCLURE) cette affaire à notre avantage ?

12 Dans ces citations, mettre les verbes au conditionnel passé :

A. Ils (AIMER) être riches. Ils croyaient qu'ils (SAVOIR) l'être. Ils (SAVOIR) s'habiller, regarder, sourire comme des gens riches. Ils (AVOIR) le tact, la discrétion nécessaires. Ils (OUBLIER) leur richesse, (SAVOIR) ne pas l'étaler. Ils (NE PAS S'EN GLORIFIER). Ils la (RESPIRER). Leurs plaisirs (ÊTRE) intenses. Ils (AIMER) marcher, flâner, choisir, apprécier. Ils (AIMER) vivre. Leur vie (ÊTRE) un art de vivre.

Georges Pérec, *Les Choses,* © Éd. Julliard, 1965.

B. Fabien pensait à l'aube comme à une plage de sable doré où l'on (S'ÉCHOUER) après cette nuit dure. Sous l'avion menacé (NAÎTRE) le rivage des plaines. La terre tranquille (PORTER) ses fermes endormies et ses troupeaux et ses collines. Toutes les épaves qui roulaient dans l'ombre (DEVENIR) inoffensives.

Antoine de Saint-Exupéry, *Vol de Nuit,* 1931.

C. On m'avait promis que je ne mourrais que lorsque je le (DÉCIDER) moi-même.

Eugène Ionesco, *Le Roi se meurt,* © Éd. Gallimard, 1962.

13 Mettre les verbes à l'impératif présent :

A. À la deuxième personne du singulier :

1. Donner son avis, m' aider.
2. Acheter ce livre, le lire, se distraire.
3. Se méfier d'eux, les craindre.

B. À la deuxième personne du pluriel et à la forme négative :

1. Perdre du temps, m'attendre.
2. Lui répondre, l'appeler.
3. Croire en lui, lui faire confiance.

C. À la première personne du pluriel :

1. Prendre ces pulls, les mettre dans la valise.
2. Suivre cet homme, l'observer discrètement.
3. Dire des bêtises, faire des imprudences, vivre follement.

14 Donnez l'ordre contraire en changeant juste le verbe :

1. Ouvre cette porte !
2. Accélérez !
3. Oubliez cela !
4. Continuez à rire !
5. Acceptez tout !
6. Enerve-toi !
7. Ennuyez-vous bien !
8. Commencez vite !
9. Emprisonnez-le !
10. Allez-vous en !
11. Grossissez !
12. Décollons !
13. Lâche sa main !
14. Découds cette robe !
15. Allume la lampe !
16. Poussez !
17. Achète !
18. Parlez !

15 Fabriquez des slogans sur le modèle de ceux de Mai 1968 (recueillis par Julien Besançon, *Les murs ont la parole*, 1968) :

1. Changez la vie donc transformez son mode d'emploi.
2. Soyez réalistes, demandez l'impossible.
3. Cours, camarade, le vieux monde est derrière toi.
4. Cache-toi, objet.
5. Pacifistes de tous les pays, faites échec à toutes les entreprises guerrières.

16 Mettre les verbes de ce texte à l'impératif présent :

Mais (VOYAGER) ; (REGARDER) grouiller les races [...] (MONTER) en barque, (ÉLOIGNER)-vous du rivage couvert de foule [...]. (TRAVERSER) l'Europe dans un train rapide et (REGARDER) par la portière [...]. (ALLER) aux Indes, (ALLER) en Chine, et vous verrez encore s'agiter des milliards d'êtres qui naissent, vivent et meurent sans laisser plus de traces que la fourmi écrasée sur les routes.

Guy de Maupassant, *Un fou,* 1887.

17 Mettre les verbes à la deuxième personne du pluriel de l'impératif présent :

Le médecin : (ENTRER), Madame, (S'ASSEOIR), (DIRE)-moi de quoi vous souffrez.
La malade : Docteur, j'ai mal là.
Le médecin : (EXPLIQUER)-moi exactement quand vous avez mal.
La malade : Le soir, le matin et quelquefois entre les deux.
Le médecin : (VENIR) ici, (SE DÉSHABILLER), (S'ALLONGER), (NE PLUS RESPIRER), (FAIRE) Ah ! (NE RIEN CRAINDRE), je ne vous ferai pas mal. (DÉCRIRE)-moi les symptômes de votre douleur.
La malade : Docteur, je sens une pointe ici.
Le médecin : (SE DÉTENDRE), (VIVRE) tranquille, (ÊTRE) rassurée, (SAVOIR) que vous n'avez rien de grave. (S'ABSTENIR) de fumer vos trois paquets par jour, (SE RÉSOUDRE) à ne plus boire autant, (NE PAS SE MORFONDRE) chez vous, (APPRENDRE) à vous balader le nez au vent. Et si vous avez mal, (PRENDRE) un cachet d'aspirine.

18 Trouver un verbe et le mettre au participe présent :

1. Les joueurs ...
2. les chanteurs ...
3. les danseurs ...
4. les coiffeurs ...
5. les étudiants ...
6. les professeurs ...
7. les travailleurs ...
8. les bâtisseurs ...
9. les destructeurs ...
10. les conducteurs ...
11. les patients ...
12. les nerveux s'...
13. les dormeurs ...
14. les menteurs ...
15. les tricheurs ...
16. les voleurs ...
17. les juges ...
18. les amants s'...
19. les bébés ...
20. et les vieillards ... ainsi va la vie !

19 A. Mettre le verbe au participe présent :

1. Ne (CONNAÎTRE) personne,
2. ne (SAVOIR) où aller,
3. ne (POUVOIR) plus parler,
4. ne (CROIRE) plus à rien,
5. ne (VOULOIR) rien,
6. ne (DÉSIRER) rien,
7. (MAUDIRE) l'existence,
8. (HAÏR) ton absence,
9. (SUIVRE) mon destin,
10. n'(ATTENDRE) plus rien, je partis.

B. Choisir le verbe et le mettre au participe présent :

ALLÉGUER, S'AVÉRER, SE DÉPARTIR DE, DÉMORDRE, S'ABSTENIR DE, PALLIER.

1. ... de toute critique, il écouta patiemment et se tut.
2. Son habileté .... son manque d'organisation, elle se sortait de toutes les situations.
3. Virginie, ... de bonnes raisons, tenta de se justifier.
4. Ses efforts ... inutiles, il baissa les bras.
5. N'en ... pas, il s'entêta dans son erreur.

20 Mettre les verbes au participe passé composé :

1. (beaucoup MARCHER),
2. (beaucoup PLEURER),
3. (beaucoup DONNER),
4. mais (NE RIEN RECEVOIR),
5. (CROIRE) tout comprendre,
6. mais (NE RIEN COMPRENDRE),
7. (CROIRE) tout connaître,
8. mais (NE RIEN CONNAÎTRE),
9. (ESPÉRER) tout voir,
10. mais (NE PAS tout VOIR),
11. (S'EFFORCER) de tout savoir,
12. mais (NE PAS tout SAVOIR),
13. (PRÉTENDRE) tout lire,
14. mais (NE PAS tout LIRE),
15. (VOULOIR) écrire,
16. mais (NE RIEN ÉCRIRE),
17. (VOULOIR) tout dire,
18. mais (NE PAS tout DIRE),
19. (DEVOIR) se taire,
20. mais (NE PAS SE TAIRE),
21. (MENTIR),
22. (TRAHIR),
23. (HAÏR),
24. (AIMER), il a vécu.

21 Conseils aux automobilistes avant de prendre la route pour un week-end :

A. Mettre les impératifs à l'infinitif présent :
1. Ne partez pas le vendredi soir entre 16h et 22h !
2. Ne prenez pas l'autoroute, mais suivez les itinéraires conseillés !
3. Faites le plein d'essence et vérifiez le gonflage des pneus avant le départ !
4. Soyez prudents, respectez les limites de vitesse !
5. Sachez que le danger vient souvent des autres !

B. Mettre les infinitifs à l'impératif présent :
1. Ne pas boire d'alcool avant de prendre le volant.
2. Attacher les ceintures et s'assurer que les portes sont bien fermées.
3. Asseoir les petits enfants à l'arrière sur des sièges prévus pour eux.
4. Ne pas tenir le volant d'une seule main, ne pas mettre la radio trop fort.
5. Jeter souvent un coup d'oeil dans le rétroviseur. Faire très attention.

22 Trouver l'infinitif du verbe correspondant à ces noms :

A.
1. le regret
2. le départ
3. la descente
4. la prise
5. la lecture
6. l' inscription
7. la naissance
8. la pluie

B.
1. l' ouverture
2. la boisson
3. la rupture
4. la déception
5. la distraction
6. l' obscurité
7. le mensonge
8. l'obtention

C.
1. la dépendance
2. la confusion
3. la peinture
4. la conclusion
5. la poursuite
6. la croyance
7. le combat
8. l'abolition

23 Donner l'infinitif de la même famille que le nom pour retrouver le programme d'un mouvement écologiste :

1. Acquisition : ... un bout de terre.
2. Culture : ... son jardin.
3. Découverte : ... la joie d'une nourriture saine.
4. Gaspillage : Ne pas ... l'eau.
5. Contribution : ... à la sauvegarde des espaces naturels.
6. Protection : ... l'environnement.
7. Intervention : ... dans les mouvements associatifs.
8. Amélioration : ... les connaissances sur la culture biologique.
9. Construction : ... un monde équilibré pour l'avenir.
10. Fuite : Ne pas ... ses responsabilités de citoyen du monde.

24 Trouver le verbe à l'infinitif et faire une phrase au temps que vous préférez :

A.
1. la noyade
2. la trahison
3. l'invasion
4. le débat
5. la saleté
6. l'exclusion
7. la prétention
8. le concours

B.
1. la valeur
2. le soutien
3. la prévention
4. la conviction
5. la conquête
6. l'accueil
7. la contradiction
8. la réduction

C.
1. la promotion
2. la satisfaction
3. la perte
4. le plaisir
5. la prédiction
6. la volonté
7. l'apparition
8. l'acquisition

D.
1. la nuisance
2. l'entrevue
3. la connaissance
4. l'entretien
5. la compréhension
6. la résolution
7. la plainte
8. la venue

25 Mettre le verbe à l'infinitif passé :

A. 1. Il se rappelait (ÊTRE) jeune et beau, (AVOIR) du succès auprès des femmes.
2. Est-ce que tu es sûr de (DONNER) rendez-vous à Pierre à cinq heures ?
3. Je ne pense pas (FINIR) l'étude de ce dossier avant demain.
4. Nous regrettons de (NE PAS ALLER) à ce concert hier soir.
5. Est-ce que tu pourras (RENTRER) avant le dîner ?

B. 1. Tu es fou de (BOIRE) cinq vodkas, tu ne dois pas conduire !
2. Je suis désolé de (FAIRE) cette erreur.
3. Il pensait (tout DIRE), il croyait (RÉPONDRE) à toutes les questions.
4. Marion, est-ce que tu regrettes de (PARTIR) avant l'arrivée d'Alexis ?
5. Elle est furieuse de le (ATTENDRE) pendant une heure.

C. 1. Ils ont de la chance de (SORTIR) de leur voiture avant l'explosion.
2. Nous sommes ravis de (RECEVOIR) de leurs nouvelles.
3. Ils semblent (VIVRE) des moments difficiles l'année dernière.
4. Tu n'es pas certain de (ÉCRIRE) ces articles mais moi, je suis sûr de les (LIRE).
5. Est-ce que vous êtes content de (PRENDRE) votre petit déjeuner sur la terrasse ?

D. 1. Après (DORMIR) pendant deux jours, je me sens en pleine forme.
2. Il est en prison pour (COMMETTRE) plusieurs vols à main armée.
3. Je lui demandai de répéter sa phrase de peur de (mal COMPRENDRE).
4. Au lieu de (S'ABSTENIR), tu aurais mieux fait d'aller voter.
5. Ils sont partis sans (VOIR) leurs cousins, sans (POUVOIR) leur téléphoner.

26 Trouver le verbe qui convient au sens et le mettre à l'infinitif passé :

1. CONQUÉRIR, S'ENTRETENIR, VAINCRE, PARVENIR, VOIR.
Après ... au siège de l'entreprise, après ... les visages pessimistes de ses collaborateurs, après ... avec chacun d'entre eux, après ... leur résistance, après ... leur esprit par son intelligence brillante, il est sorti le sourire aux lèvres.

2. CROIRE, DÉFENDRE, GRANDIR, MÛRIR, NAÎTRE, PERDRE.
Après ... dans une famille traditionaliste, après ... dans un milieu protégé, après ... , après ... à toutes les idéologies de gauche, après ... défendu toutes les causes, après ... tout espoir, il s'est résolu à se taire.

3. COMBATTRE, DISPARAÎTRE, FAIRE, SE PLAINDRE.
Après ... de son manque de liberté, après ... l'autorité de son père, après ... de chez ses parents, après ... trembler toute sa famille, il est rentré chez lui.

4. S'ADMIRER, CHOISIR, COUDRE, ESSAYER.
Après ... un déguisement de Superman, après l' ... de ses mains, après l' ... , après ... dans son grand miroir, il s'est senti fier de lui.

27 Mettre les verbes au participe passé passif et les adapter aux noms proposés :

A. INTERDIRE
1. Visites ... après 20 heures.
2. Entrée ...
3. Film ... aux moins de 12 ans.
4. Jeux ...

B. PERDRE
1. Chiens ... sans collier.
2. Le temps ... ne se rattrape pas.
3. Les illusions ...
4. Une journée ...

C. BATTRE
1. Un chien ...
2. Une femme ...
3. Les yeux ...
4. Des œufs ...

28 **Choisir le nom qui correspond au participe passé passif ou à l'adjectif à sens passif :**

A.

1.	Chèques	échu
2.	Parole	ouvert
3.	Terme	classée
4.	Magasin	donnée
5.	Affaire	acceptés

B.

1.	Accord	jointe
2.	Lettre	acquis
3.	Avantages	conclu
4.	Places	clos
5.	Volets	réservées

C.

1.	Voyage	réduits
2.	Visites	requis
3.	Tarifs	guidées
4.	Délais	accompagnée
5.	Conduite	organisé

D.

1.	Train	cernés
2.	Baignade	emmêlés
3.	Cheveux	surveillée
4.	Joues	retardé
5.	Yeux	creusées

E.

1.	Bureaux	dessinée
2.	Dessins	fermés à 18 h.
3.	Bande	pris
4.	Rendez-vous	animés

F.

1.	Blessés	adoptés
2.	Vêtements	secourus
3.	Femme	déchirés
4.	Enfants	violée

29 **A. Mettre les verbes au participe passé passif et les placer dans la phrase :**
DÉCHIRER, DÉVÊTIR, ÉGARER, MOUVOIR, POURSUIVRE.

À moitié ... ,
les vêtements ...,
l'air ...,
... par le remords,
... par le désespoir, elle errait dans les rues de la ville.

B. Placer ces participes passés passifs pour restituer le texte de ces dépêches de l'Agence France Presse (*Le Monde*, 6 décembre 1995) :
adressé, autorisée, décidées, découverts, inculpé, jugés, présentée, révélé.

1. Israël : un soldat a été ... par une cour martiale de Haïfa.
2. Estonie : la demande d'adhésion à L'Union européenne a été officiellement ... par le gouvernement estonien.
3. Maroc : un mémorandum proposant d'introduire dans les textes de loi la notion de harcèlement sexuel vient d'être ... aux députés.
4. Nigéria : de nouvelles sanctions ont été ... par l'Union européenne.
5. Rwanda : un nouveau massacre a été ... par les Nations unies. Vingt cadavres ont été ... dans un camp de réfugiés.
6. Colombie : la désobéissance à la hiérarchie militaire et policière a été ... par la Cour constitutionnelle si les ordres violent les droits de l'homme.
7. Italie : seize ex-parlementaires seront ... à Naples pour avoir touché des pots-de-vin.

Index

Comment utiliser les deux index ?

1. Index des 75 verbes modèles (pp. 174-175) :

Exemple :

GROUPE	VERBE	INDICATIF								SUBJONCTIF				CONDIT.		IMPÉR.		PARTICIPE		INF.
		P	I	PC	PQP	F	FA	PS	PA	P	PAS	I	PQP	P	PAS	P	PAS	P	PAS	
1	acheter	**14**	40	50	64	70	78	82	90	104	114			126	132			144	148	150

- le 1 à gauche de l'infinitif vous indique que le verbe est du premier groupe ;
- l'infinitif vous permet de retrouver le verbe dans la liste par ordre alphabétique ;
- les lettres indiquent les différents temps : P = présent, I = imparfait, PC = passé composé, PQP = plus-que-parfait, F = futur, FA = futur antérieur, PS = passé simple, PA = passé antérieur, PAS = passé ;
- les chiffres suivants indiquent pour chaque mode et pour chaque temps les pages (de gauche dans le livre) où vous retrouverez ce verbe :

  14 signifie que vous trouverez l'indicatif présent à la page 14.
  Le chiffre en **gras** indique qu'à cette page le verbe est conjugué à toutes les personnes, sur un fond blanc ; c'est un verbe modèle.

  40 signifie que vous trouverez l'imparfait de l'indicatif à la page 40.
  Le chiffre en caractères normaux indique que le verbe est cité comme un exemple ou comme une référence pour aider l'étudiant.
- Enfin vous constatez que le verbe *acheter* ne comporte pas de chiffre dans la colonne du subjonctif imparfait : il n'est donc ni conjugué ni cité en exemple à ce temps-là car il ne présente aucune particularité. Vous comprenez alors qu'il fonctionne comme le modèle du premier groupe : *donner* (qui, lui, possède un chiffre pour chaque temps).

2. Index des 1000 verbes utilisés (pp. 168-173):

Premier exemple : **habiter** → *donner* 1 |

Il faut comprendre
- que le verbe est du 1er groupe,
- qu'il se conjugue comme (→) le verbe modèle *donner* à tous les temps.

Vous cherchez alors le verbe *donner* dans l'index des verbes modèles.

Second exemple : **confondre** 3 |
→ *répondre / attendre*

Il faut comprendre
- que le verbe *confondre* est du 3e groupe,
- qu'il se conjugue comme (→) le verbe *répondre* aux temps cités pour celui-ci dans l'index des modèles,
- qu'il se conjugue comme *attendre* aux autres temps.

Attention :
Les verbes pronominaux sont à leur place dans la liste alphabétique.
Exemple : s'enfuir est entre *enfreindre* et *engager*.
Il ne faut jamais oublier que les verbes pronominaux se conjuguent à tous les temps composés avec ÊTRE.

Index des 1000 verbes cités dans les pages de modèles de conjugaison (à gauche) ou dans les pages d'exercices (à droite)

(Les chiffres 1, 2 et 3 indiquent le groupe du verbe.)

échanger → *changer / donner* 1
échoir 3
dans ce livre, utilisé seulement au participe passé : *échu, échue*, p. 166.
échouer → *jouer / donner* 1
éclaircir → *finir* 2
éclairer → *donner* 1
éclater → *donner* 1
économiser → *donner* 1
écouter → *donner* 1
s'écrier → *étudier / donner* 1
ÉCRIRE → *ÉCRIRE* 3
effectuer → *continuer / donner* 1
effleurer → *donner* 1
effondrer → *donner* 1
s'efforcer → *avancer / donner* 1
effrayer → *essayer / donner* 1
égarer → *donner* 1
élancer → *avancer / donner* 1
élargir → *finir* 2
élever → *lever / donner* 1
élire → *lire* 3
éloigner → *gagner / donner* 1
embellir → *finir* 2
emboutir → *finir* 2
embrasser → *donner* 1
émettre → *mettre* 3
emmêler → *donner* 1
emmener → *lever / donner* 1
ÉMOUVOIR → *ÉMOUVOIR* 3
empaqueter → *jeter / donner* 1
s'emparer → *donner* 1
EMPLOYER → *EMPLOYER / DONNER* 1
emprisonner → *donner* 1
encourager → *changer / donner* 1
encourir → *courir* 3
endormir → *dormir* 3
enduire → *traduire* 3
endurcir → *finir* 2
enfermer → *donner* 1
enflammer → *donner* 1
enfouir → *finir* 2
enfreindre → *peindre* 3
s'enfuir → *fuir* 3
engager → *changer / donner* 1
engloutir → *finir* 2
enjoindre → *joindre* 3
enlacer → *avancer / donner* 1
enlaidir → *finir* 2
enlever → *lever / donner* 1
enliser → *donner* 1
ennuyer → *essuyer / donner* 1
s'enquérir → *acquérir* 3
enregistrer → *donner* 1
enrichir → *finir* 2
enseigner → *gagner / donner* 1
ensevelir → *finir* 2
ensorceler → *appeler / donner* 1
s'ensuivre → *suivre* 3
entendre → *attendre* 3
s'entremettre → *mettre* 3
entreprendre → *prendre* 3
entrer → *donner* 1
se conjugue avec ÊTRE ou AVOIR, p. 60.
entretenir → *tenir* 3
entrevoir → *voir* 3
entrouvrir → *ouvrir* 3
énumérer → *espérer / donner* 1
envahir → *finir* 2
envier → *étudier / donner* 1
s'envoler → *donner* 1
ENVOYER → *EMPLOYER / ENVOYER / DONNER* 1
épaissir → *finir* 2
épanouir → *finir* 2
épargner → *gagner / donner* 1
épeler → *appeler / donner* 1
épouser → *donner* 1
épousseter → *jeter / donner* 1
s'éprendre → *prendre* 3
éprouver → *donner* 1
équivaloir → *valoir* 3
errer → *donner* 1
ESPÉRER → *ESPÉRER / DONNER* 1
ESSAYER → *ESSAYER / DONNER* 1
ESSUYER → *ESSUYER / DONNER* 1
établir → *finir* 2
éteindre → *peindre* 3
étendre → *attendre* 3
éternuer → *continuer / donner* 1
étinceler → *appeler / donner* 1
étiqueter → *jeter / donner* 1
étonner → *donner* 1
étourdir → *finir* 2
ÊTRE → *ÊTRE*
étreindre → *peindre* 3
ÉTUDIER → *ÉTUDIER* 1
s'évader → *donner* 1
évaluer → *continuer / donner* 1
s'évanouir → *finir* 2
éviter → *donner* 1
évoluer → *continuer / donner* 1
évoquer → *donner* 1
exagérer → *espérer / donner* 1
exaspérer → *espérer* 1
exclure → *conclure* 3
excuser → *donner* 1
exercer → *avancer / donner* 1
exiger → *changer / donner* 1
exister → *donner* 1
expédier → *étudier / donner* 1
expliquer → *donner* 1
exprimer → *donner* 1
extraire → *distraire* 3

F

fâcher → *donner* 1
faiblir → *finir* 2
faillir 3
dans ce livre, utilisé au passé composé, p. 53.
FAIRE → *FAIRE* 3
FALLOIR → *FALLOIR* 3
fatiguer → *donner* 1
feindre → *peindre* 3
féliciter → *donner* 1
fendre → *attendre* 3
fermer → *donner* 1
fesser → *donner* 1
festoyer → *employer / donner* 1
feuilleter → *jeter / donner* 1
ficeler → *appeler / donner* 1
filer → *donner* 1
FINIR → *FINIR* 2
flamboyer → *employer / donner* 1
fléchir → *finir* 2
fleurir → *finir* 2
flotter → *donner* 1
foncer → *avancer / donner* 1
fonctionner → *donner* 1
fondre → *répondre / attendre* 3
forcer → *avancer / donner* 1
fouiller → *travailler / donner* 1
fournir → *finir* 2
fraîchir → *finir* 2
franchir → *finir* 2
frapper → *donner* 1
frémir → *finir* 2
frire 3
dans ce livre, utilisé seulement à l'indicatif présent, p.28 ; participe passé : *frit, frite*.
frôler → *donner* 1
FUIR → *FUIR* 3
fumer → *donner* 1
fureter → *acheter / donner* 1

G

GAGNER → *GAGNER / DONNER* 1
garantir → *finir* 2
garder → *donner* 1
garnir → *finir* 2
gaspiller → *travailler / donner* 1
geler → *peler / donner* 1
gémir → *finir* 2
gêner → *donner* 1
gérer → *espérer / donner* 1
glisser → *donner* 1
gonfler → *donner* 1
goûter → *donner* 1
grandir → *finir* 2
gravir → *finir* 2
griller → *travailler / donner* 1
grimper → *donner* 1
grommeler → *appeler / donner* 1
gronder → *donner* 1
grossir → *finir* 2
guérir → *finir* 2
guider → *donner* 1

H

habiller → *travailler / donner* 1
habiter → *donner* 1

photocopier → *étudier / donner* 1
photographier → *étudier / donner* 1
pianoter → *donner* 1
pique-niquer → *donner* 1
plaindre → *craindre* 3
PLAIRE → *PLAIRE* 3
pleurer → *donner* 1
PLEUVOIR → *PLEUVOIR* 3
plonger → *changer / donner* 1
poindre → *joindre* 3
n'existe qu'à la 3e personne de l'indicatif présent, du futur, du passé composé, du conditionnel présent.
polir → *finir* 2
polluer → *continuer / donner* 1
pondre → *répondre / attendre* 3
porter → *donner* 1
poser → *donner* 1
posséder → *espérer / donner* 1
poster → *donner* 1
pourrir → *finir* 2
poursuivre → *suivre* 3
pousser → *donner* 1
POUVOIR → *POUVOIR* 3
précéder → *espérer / donner* 1
précipiter → *donner* 1
prédire → *dire* 3
sauf à l'indicatif présent : *vous prédisez.*
préférer → *espérer / donner* 1
prélever → *lever / donner* 1
PRENDRE → *PRENDRE* 3
prescrire → *écrire* 3
présenter → *donner* 1
pressentir → *dormir* 3
presser → *donner* 1
prétendre → *attendre* 3
prêter → *donner* 1
prévaloir → *valoir* 3
prévenir → *venir* 3
mais se conjugue toujours avec AVOIR, p. 60.
prévoir → *voir* 3
sauf à l'indicatif futur, p. 76 ; sauf au conditionnel présent, p. 130.
prier → *étudier / donner* 1
procéder → *espérer / donner* 1
produire → *traduire* 3
profiter → *donner* 1
projeter → *jeter / donner* 1
proliférer → *espérer / donner* 1
prolonger → *changer / donner* 1
promener → *lever / donner* 1
promettre → *mettre* 3
promouvoir → *émouvoir* 3
proscrire → *écrire* 3
prospérer → *espérer / donner* 1
protéger → *changer / espérer / donner* 1
provenir → *venir* 3
se conjugue avec ÊTRE.
punir → *finir* 2

Q
questionner → *donner* 1
quitter → *donner* 1

R
rabattre → *battre* 3
raccourcir → *finir* 2
racheter → *acheter / donner* 1
raconter → *donner* 1
radoucir → *finir* 2
rafraîchir → *finir* 2
rajeunir → *finir* 2
ralentir → *finir* 2
ramener → *lever / donner* 1
ramollir → *finir* 2
ranger → *changer / donner* 1
rappeler → *appeler / donner* 1
rapprocher → *donner* 1
rater → *donner* 1
rayer → *essayer / donner* 1
réagir → *finir* 2
réapparaître → *connaître* 3
réapprendre → *prendre* 3
rebondir → *finir* 2
RECEVOIR → *RECEVOIR* 3
recommencer → *avancer / donner* 1
reconduire → *traduire* 3
reconnaître → *connaître* 3
reconquérir → *acquérir* 3
reconstruire → *traduire* 3
recoudre → *coudre* 3
recourir → *courir* 3
recouvrir → *ouvrir* 3
recréer → *créer / donner* 1
récrire → *écrire* 3
recueillir → *cueillir / dormir* 3
récupérer → *espérer / donner* 1
redescendre → *attendre* 3
se conjugue avec ÊTRE ou AVOIR, p. 60.
redevenir → *venir* 3
se conjugue avec ÊTRE.
rédiger → *changer / donner* 1
redire → *dire* 3
redormir → *dormir* 3
réduire → *traduire* 3
réélire → *lire* 3
refaire → *faire* 3
refermer → *donner* 1
réfléchir → *finir* 2
refléter → *espérer / donner* 1
refroidir → *finir* 2
refuser → *donner* 1
regagner → *gagner / donner* 1
regarder → *donner* 1
régler → *espérer / donner* 1
régner → *espérer / donner* 1
regretter → *donner* 1
réinscrire → *écrire* 3
rejeter → *jeter* 1
rejoindre → *joindre* 3
réjouir → *finir* 2
relever → *lever / donner* 1
relire → *lire* 3
remercier → *étudier / donner* 1
remettre → *mettre* 3
remonter → *donner* 1
se conjugue avec ÊTRE ou AVOIR, p. 60.
remoudre → *moudre* 3
remplacer → *avancer / donner* 1
remplir → *finir* 2
rémunérer → *espérer / donner* 1
renaître → *connaître* 3
sauf le participe passé, p. 60 ; le passé simple, p. 88 ; l'imparfait du subjonctif, p. 122.
rencontrer → *donner* 1
rendormir → *dormir* 3
rendre → *attendre* 3
renoncer → *avancer / donner* 1
renouveler → *appeler / donner* 1
rentrer → *donner* 1
se conjugue avec ÊTRE ou AVOIR, p. 60.
renverser → *donner* 1
renvoyer → *envoyer / donner* 1
répandre → *répondre* 3
reparaître → *connaître* 3
se conjugue avec ÊTRE ou AVOIR → *paraître.*
repartir → *partir* 3
se conjugue avec ÊTRE.
repasser → *donner* 1
se conjugue avec ÊTRE ou AVOIR, p. 60.
repeindre → *peindre* 3
se repentir → *dormir* 3
reperdre → *perdre* 3
repérer → *espérer / donner* 1
répéter → *espérer / donner* 1
replonger → *changer / donner* 1
RÉPONDRE → *RÉPONDRE / ATTENDRE* 3
reporter → *donner* 1
reposer → *donner* 1
reprendre → *prendre* 3
reproduire → *traduire* 3
requérir → *acquérir* 3
réserver → *donner* 1
résister → *donner* 1
RÉSOUDRE → *RÉSOUDRE* 3
respirer → *donner* 1
resplendir → *finir* 2
ressembler → *donner* 1
ressentir → *dormir* 3
resservir → *dormir* 3
ressortir → *dormir* 3
se conjugue avec ÊTRE ou AVOIR, p. 60.

Index des 75 verbes modèles présentés sur les pages de gauche : **conjugués** ou cités pour une particularité

(Les chiffres renvoient aux pages.)

GROUPE	VERBE	INDICATIF								SUBJONCTIF				CONDIT.		IMPÉR.		PARTICIPE		INF.
		P	I	PC	PQP	F	FA	PS	PA	P	PAS	I	PQP	P	PAS	P	PAS	P	PAS	
2	**finir**	**18**	**42**	**52**	**64**	**72**	78	**84**	90	**106**	**114**	120	124	**126**	**132**	**138**	142	144	148	150
3	**fuir**	**22**	42	52	66	72	78	84	90	106	116	120	124	128	134	138	142	144	148	150
1	**gagner**	**10**	40			70		82		104				126				144		
2	**haïr**	**18**	42	52	64	72	78	**84**	90	106	114	120		126	132			144		150
1	**jeter**	**14**	40			70		82		104				126						
3	**joindre**	26	44	54	66	**74**	80	86	92	108	116	122		128	134	140		146		152
1	**jouer**	**10**	40	50	64	70	78	82	90	104	114			126	132			144		150
1	**lever**	**14**	40			70		82		104				126				144		
3	**lire**	**28**	46	56	68	74	80	**86**	92	110	118	122	124	130	136	140	142	146	148	152
3	**mettre**	**32**	48	**54**	66	**74**	80	**88**	92	108	116	122	124	**130**	134	140	142	146	148	152
3	**moudre**	**24**	44	54		74		86		108				128						152
3	**mourir**	**22**	42	60	66	72	78	84	90	106	116	120	124	128	134		142	144	148	150
3	**ouvrir**	**20**	42	52	66	72	78	84	90	106	116	120	124	128	134	138	142	144	148	150
3	**partir**	**20**	42	**60**	**66**	**72**	78	84	90	106	**116**	120	124	128	**134**	138	142	144	148	150
3	**peindre**	**26**	**44**	**54**	66	**74**	80	86	92	108	116	122	124	128	134	140	142	146	148	152
1	**peler**	**14**	40			70		82		104				126						
3	**perdre**	**24**	44	54	66	**74**	80	86	92	108	116	122	124	128	134	140	142	146	148	152
3	**plaire**	**30**	46	**56**	**68**	74	80	86	92	110	**118**	**122**		130	**136**	140		146		152
3	**pleuvoir**	36	48	58	68	76	80	88	92	112	118	122	124	130	136			146	148	152
3	**pouvoir**	**36**	48	**58**	**68**	**76**	80	**88**	92	**112**	**118**	122	124	**130**	**136**		142	146	148	152
3	**prendre**	**24**	**44**	**54**	**66**	**74**	80	86	92	**108**	**116**	122	124	**128**	134	140	142	146	148	152
3	**recevoir**	**34**	48	**58**	68	76	80	**88**	92	**112**	118	122	124	**130**	136	140	142	146	148	152
3	**répondre**	**24**	44	54	66	74	80	86	92	108	116	122	124	128	134	140	142	146	148	152
3	**résoudre**	**24**	44	54	66	74	80	**86**	92	108	116	122	124	128	134	140	142	146	148	152
3	**rire**	**28**	46	56	68	74	80	86	92	**110**	118	122	124	130	136	140	142	146	148	152
3	**rompre**	**32**	48	54	66	74	80	88	92	108	116	122	124	130	134	140	142	146	148	152
3	**savoir**	**34**	48	**58**	68	**76**	80	88	92	**112**	118	122	124	**130**	136	140	142	146	148	152
3	**suivre**	**30**	46	**56**	68	74	80	86	92	110	118	122	124	130	136	140	142	146	148	152
3	**tenir**	**22**	42	52	66	**72**	78	**84**	90	106	116	120	124	**128**	134	138	142	144	148	150
3	**traduire**	**30**	46	**56**	68	74	80	86	92	110	118	122	124	130	136	140	142	146	148	152
1	**travailler**	**10**	40			70		82		104				126				144		
3	**vaincre**	**32**	48	54	66	74	80	88	92	**108**	116	122	124	130	134	140	142	146	148	152
3	**valoir**	**36**	48	58	68	**76**	80	88	92	**112**	118	122		**130**	136			146		152
3	**venir**	**22**	**42**	**60**	66	**72**	78	**84**	90	**106**	116	120	124	128	134	**138**	142	144	148	150
3	**vivre**	**30**	46	**56**	68	74	80	86	92	110	118	122	124	130	136	140	142	146	148	152
3	**voir**	**34**	**48**	**58**	**68**	**76**	80	88	92	**112**	118	122	124	**130**	136	140	142	146	148	152
3	**vouloir**	**36**	48	**58**	68	**76**	80	88	92	**112**	118	122	124	**130**	136	140	142	146	148	152

Sommaire

Imprimé en France par Hérissey à Évreux - N° 77590 - Dépôt légal N° 3963-08-97 - Collection N° 23 - Édition N° 02
15/5066/4